精神病性うつ病
病態の見立てと治療

著
コンラッド・M・シュワルツ
エドワード・ショーター

訳
上田　諭
澤山恵波

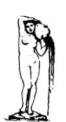

星和書店

Seiwa Shoten Publishers

2-5 Kamitakaido 1-Chome
Suginamiku Tokyo 168-0074, Japan

Psychotic Depression

by
Conrad M. Swartz, M.D. Ph.D.
Edward Shorter, Ph.D.

Translated from English
by
Satoshi Ueda, M.D.
Enami Sawayama, M.D.

English Edition Copyright © 2007 by Conrad M. Swartz and Edward Shorter
First published 2007 by Cambridge University Press
Japanese Edition Copyright © 2013 by Seiwa Shoten Publishers, Tokyo

序

　精神病性うつ病とは，精神病とうつ病の混成したものであるが，精神病とうつ病に切り分けることはできない。精神病とは，思考と行動が現実世界に結びつかないものになる症状のことである。言い換えればそれは，せん妄とまったく同様に生物学的な原因をもつ狂気の症状である。心理学者と力動的精神療法家たちは，疾患とは心理的葛藤によって生じる無意識の心理機制によって起こる心理学的状態であると考えている。彼らにとっては，「疾患」という言葉が「生物学的」という意味を表さないのである。われわれは読者の方々に，無意識の心理学によらず，狂気というもののもつ生物学的意味を思い出してほしい。うつ病は，いろいろな症状をもつが，なかでも物事をしっかり考えられる力を失わせる病である。精神病性うつ病の患者は，思考と行動と気分を障害する疾患にかかっている。彼らは，妄想的になるとともに気分障害にも苦しむ。それはまさしく身体的な病である。その病は患者と家族にとってつらい苦しみとなり，彼らがその苦しさを表現できないためにますますつらいものとなる。本書が目指すのは，医療関係者が精神病性うつ病の患者の様子を的確に表現したり，患者とともに治療の計画に取り組んだり，病気からの回復の見込みを説明したりするときの考え方を知ってもらうことである。本書では，精神病性うつ病の診断と治療について，患者の立場から，現在主流の考え方（なかにはいくらか新しい考え方もあるが）について懸念されることを，過去，現在，未来にわたって考える。

　本書は主に医師に向けたものである。診断と治療の責任は彼らの肩にかかっているからである。しかし同時に，「医学専門的」なものにしすぎず，医学に馴染みのない人たち，たとえば患者ら自身やその友人と家族をはじめ，精神科疾患に興味や好奇心をもつ人にとって近寄りがたいものにはし

ないことを心掛けた．もちろん，医師向けにも患者向けにもなるように書くことは難しい．医師がよく知っている医薬品や機器の名前は，医師以外の人にとっては馴染みのない用語の寄せ集めである．医師は，患者なら地獄の恐怖とも感じるような診断について冷静に考えたり，他の誰もがひどく恐れる治療を理性的に検討したりすることに慣れている．医師が医学学校で身につけてきた器具や手技の名前は，患者にはたいてい意味不明のものである．「脳波」くらいなら患者も聞いたことがあるかもしれないが．

　したがって，患者は診断に関する章を最後の一行まで熱心に読む必要はない．患者は自分のかかっている疾患だけに主に関心があるもので，想像しようと思えばできても実際には関係ない他の病的現象に関心はないはずだからである．また医師は，精神病性うつ病の主観的な側面——患者の体験としての精神病性うつ病——についての章を読んで，鷹揚な態度で微笑むかもしれない．しかし，本当はそうであってはいけない．あなた方の患者の病の体験をよく知り，患者が困っているときに，適切な援助やアドバイスができることが，医学の臨床実践の1つなのである．ある段階で医師は，自分自身あるいは近親者が同じ状態を経験するようなことでもなければ，患者が体験していることを感じられないのだと気づく．もちろん，忙しい日々の臨床の中で，この気づきは容易に見すごされる．医師の方々，あなた方の患者の経験していることすべてをわかっているなどとどうか思いこまないでほしい．すべてわかることなどないのだから．

　医学関係の方々は本書を読み終えたら，精神病性うつ病を診断し進んで治療することができるようになり，その結果，患者のためにさらに貢献できるようになるだろう．医学関係者でない読者は，この病は実に重い疾患ではあるが希望があるというメッセージを抱いて本を閉じることになる．これは，貴重なメッセージとして届くはずである．

　コンラッド・シュワルツは，臨床精神科医で，さまざまなテーマで著作を発表している学者であり，医学的治療，電気けいれん療法，精神薬理学を専門とする．工学博士（PhD），医学博士（MD）として多くの研究を残している．エドワード・ショーターは，精神医学史と精神薬理学を専門

とする博士（PhD）である。ショーターは，過去の時代から続く病苦の跡をたどりこのテーマにたどりついた。シュワルツは，生涯を患者の治療に費やしてきた。われわれの考え方は有用であり，精神病性うつ病と呼ばれるこの病が直面している問題の全体像を示すものである。

コンラッド・M・シュワルツ（Conrad M. Swartz）
エドワード・ショーター（Edward Shorter）

謝辞

　トロント大学医学史講座のSusan Bélanger, Heather Dichter, Ellen Tulchinskyは，本書の準備の多くの場面で大きく貢献してくれた。Cambridge University PressのMarc Straussと編集者Anula Lydiaの賢明なる助言と現実的な援助に特に感謝したい。

目　次

序 　　　　　　　　　　　　　　　　　　　　　　　　　　iii

1　はじめに　　　　　　　　　　　　　　　　　　　　　1
精神病性うつ病とは何か？　　　　　　　　　　　　　　　　3
患者たち　　　　　　　　　　　　　　　　　　　　　　　13
問題点　　　　　　　　　　　　　　　　　　　　　　　　16

2　精神病性うつ病の歴史　　　　　　　　　　　　　　21
メランコリーを区別すること　　　　　　　　　　　　　　24
浮き沈みする概念　　　　　　　　　　　　　　　　　　　39
DSM：「大うつ病」の下位分類としての精神病性うつ病　　 45
独立した疾患としての精神病性うつ病　　　　　　　　　　51

3　精神病性うつ病の診断　　　　　　　　　　　　　　63
DSMの精神病性うつ病の定義の問題　　　　　　　　　　 63
ICD-10の精神病性うつ病に関する記述の問題　　　　　　 69
精神病症状　　　　　　　　　　　　　　　　　　　　　　70
精神病性症状とエビデンス　　　　　　　　　　　　　　　72
精神病性うつ病の振る舞い　　　　　　　　　　　　　　　74
自殺行動　　　　　　　　　　　　　　　　　　　　　　　75
どういう人が精神病性うつ病になるか　　　　　　　　　　77
統合失調感情障害か精神病性うつ病か　　　　　　　　　　79
妄想性障害と精神病性うつ病　　　　　　　　　　　　　　82
急速交代型　　　　　　　　　　　　　　　　　　　　　　83

精神病性うつ病の下位亜型　　　　　　　　　　　　　　　　84
　　1. メランコリー型精神病性うつ病　84 ／ 2. 精神病優位型うつ病　87 ／
　　3. カタトニー（緊張病）型精神病性うつ病　96 ／ 4. 精神病等価うつ病　106 ／
　　5. 遅発性精神病性うつ病　106 ／ 6. 薬剤誘発性精神病性うつ病・ホルモン誘
　　発性精神病性うつ病（産後うつ病を含む）　109 ／
　　7. 粗大脳疾患型精神病性うつ病　111 ／偽精神病，にせの精神病性うつ病　117 ／
　　はっきりしない状況　121
　大うつ病における精神病性と非精神病性　　　　　　　　　　　124
　うつ病が誘発する不安障害　　　　　　　　　　　　　　　　126

4　患者の体験　　　　　　　　　　　　　　　　　　　　　133
　悲哀ではなく苦痛　　　　　　　　　　　　　　　　　　　　136
　妄想の内容　　　　　　　　　　　　　　　　　　　　　　　142
　予後　　　　　　　　　　　　　　　　　　　　　　　　　　145

5　歴史的見地からみた治療　　　　　　　　　　　　　　　151
　朗報を待つ病気　　　　　　　　　　　　　　　　　　　　　151
　けいれん療法　　　　　　　　　　　　　　　　　　　　　　154
　抗メランコリー薬療法：クロルプロマジン　　　　　　　　　157
　抗メランコリー薬療法：三環系抗うつ薬　　　　　　　　　　163
　抗メランコリー薬療法：新しい治療可能性　　　　　　　　　168

6　治療：落とし穴と抜け道　　　　　　　　　　　　　　177
　治療と管理　　　　　　　　　　　　　　　　　　　　　　　180
　治療研究のよくある落とし穴　　　　　　　　　　　　　　　183
　加味されない薬の作用　　　　　　　　　　　　　　　　　　185
　評価尺度の欠陥　　　　　　　　　　　　　　　　　　　　　190
　治療とECTを受ける場所　　　　　　　　　　　　　　　　　194
　通常の治療の流れ　　　　　　　　　　　　　　　　　　　　198

7　電気けいれん療法，薬物療法，その他　　201

電気けいれん療法（ECT）　201
ECTの方法　203
ECTのメカニズム　206
ECT後の再発防止　209
ECT 対 薬物療法　210
ECTと抗精神病薬の安全性　213
抗メランコリー薬単独　215
抗うつ薬による躁転　216
女性に対する三環系抗うつ薬とトリヨードサイロニン　219
リチウム　221
抗精神病薬単独　222
抗精神病薬と抗メランコリー薬の併用　226
抗メランコリー薬と抗精神病薬に第三の薬を追加　229
モノアミン酸化酵素阻害薬（MAOI）　230
ラモトリギン　231
セロトニン再取り込み阻害薬（SRI, SSRI）　231
抗精神病薬とフルオキセチンやパロキセチンとの併用　233
抗精神病薬とその他のSSRIの併用　236
抗コルチコイド薬　236
ミルタザピン，ネファゾドン，トピラマート　238
反復経頭蓋磁気刺激法（TMS）　239
外科的処置，深部脳刺激法，迷走神経刺激法　240

8　精神病性うつ病のタイプ別治療法　　243

メランコリー型精神病性うつ病　243
メランコリー型の再発予防　251
精神病優位型うつ病　253
　双極性混合状態型　253／脳機能低下型　254

抗精神病薬の扱い方　　　　　　　　　　　　　　　　　255
重症の不安障害の治療　　　　　　　　　　　　　　　255
精神病優位型の再発予防　　　　　　　　　　　　　　258
カタトニー型精神病性うつ病　　　　　　　　　　　　259
精神病等価うつ病　　　　　　　　　　　　　　　　　261
遅発性精神病性うつ病　　　　　　　　　　　　　　　262

　遅発性精神病に対するリチウム療法　262／
　遅発性精神病に対するカルベジロール療法　263／
　遅発性精神病に対するクロザピン療法　263／
　遅発性精神病に対する抗精神病薬療法　264

薬剤誘発性，ホルモン誘発性精神病性うつ病　　　　　264
てんかん患者の精神病性うつ病またはてんかん性精神病性うつ病
　　　——他の粗大脳疾患　　　　　　　　　　　　265
偽精神病　　　　　　　　　　　　　　　　　　　　　267
分類不能，不明，不明確なもの　　　　　　　　　　　268
残遺するうつ病症状とPTSD　　　　　　　　　　　　269

付録1　精神医学的概念のサマリーガイド　　　　　　271
付録2　向精神薬と治療のサマリーガイド　　　　　　277

文献　　　　　　　　　　　　　　　　　　　　　　　291

病態別治療の画期的提唱：訳者あとがきにかえて　　　313

索引〈一般〉　　　　　　　　　　　　　　　　　　　317
索引〈薬品名〉　　　　　　　　　　　　　　　　　　320

1 はじめに

　2001年6月20日，テキサス州ヒューストンに住むアンドリア・イエーツは，自分の子ども5人を自宅のバスタブに1人ずつ沈め溺れさせた。彼女は明らかに重症の病にかかっており，セルトラリン（ゾロフト），オランザピン（ジプレキサ），ハロペリドール，ロラゼパムをはじめとして多数の薬剤で治療されていた。主治医は，彼女に対する電気けいれん療法（ECT）を拒絶していた。「ECT はもっとずっと重篤な病気に行うものだ」[63]という根拠からだった。彼女はうつ病のせいでこの恐ろしい行動に走ったのだといわれた。しかし，それは正しくない。「大うつ病」は，具体的な疾患を示す呼称ではない。彼女がかかっていたのは，精神病性うつ病なのである。彼女に対する診断と評価は不適切であり，治療は明らかに不十分であった。彼女は病気によって，逃れられない衝動にとらわれていた。そうでなければ，子どもたちを地獄から救うのだという妄想的信念から子どもたちの頭を水中に押しやったりはしなかったであろう。

　イエーツ自身が地獄の口にとらわれていた。英国の週刊医学誌 Lancet の論説は1940年，うつ病を「すべての人間にふりかかる可能性のあるおそらく最も不快な病」と呼んだ[149]。イエーツも，精神病性うつ病という形で，その病を経験する境遇となった。精神医学は，彼女を救えたはずであった。しかし，彼女の診断と治療についての混乱がそれを妨げたのである。

　イエーツの話には，その後の展開がある。そこで彼女の病が精神病性うつ病であったという現実がついに理解された。上訴裁判所は，起訴に有利

な証言をした精神科医パーク・ディーツによって示された証拠は不正確だとして，有罪の原判決を覆した。2006年6月，再び判事の前に立った彼女は，無罪となった。「判事は起きた事実だけをみるのではなく，なぜそれが起きたかをみてくれた」と彼女の元夫は語った。「そうなのだ。彼女は精神病だった。それがすべての真実だ」。このときイエーツは，高度保安病院への無期限入院を命令された[14]。このようにして，イエーツの事件はこの疾患についての一般の無知に少し目を向けさせる結果になった。

　2002年から2006年の間の裁判中にイエーツに起こったことも，注目すべきことである。2002年には，彼女は身体的に体調良好であった。2006年，彼女はほとんど誰かわからないほどしまりなく太っていた。2006年の裁判前にテレビに映された拘置所での彼女の姿は，だらしない身なりで髪もぼさぼさだった。精神科治療の下で，彼女の外見は著しくひどくなっていた。どのような精神科治療をすればこんなに悪化するのか，そしてどういう治療ならそうならずにすむのか。人々は精神科治療によって烙印を押され自由を奪われることを恐れて精神科医を避けるが，よい治療とは，治療で汚名を受けたりきちんと行動ができなくなったりしないようにするものである。

　マーク・チェリーは，連続テレビドラマ「デスパレートな（切羽詰まった）妻たち」のプロデューサーで脚本家である。自分の母はイエーツと同じ経験をしそうになっていたと，彼が言ったことがある。ある夜，彼と母がイエーツの裁判のニュースを見ていたとき，母が「私自身も昔ほとんどこうだった」ともらした。チェリーはとても驚き，ひとりごちた。「私自身の母がそんなに切羽詰まっていたことがあるのだとしたら，どんな女性でも同じことを感じていて不思議はない」[144]。

　しかし，そうではない！　イエーツは妄想性うつ病に支配され，自分の子どもを殺した。どんなにストレスの重圧があったとしても，すべての女性が精神病性うつ病になるわけではない。それは，女性がみんな膵臓腫瘍や脊髄感染にかかるわけではないのと同じである。精神病性うつ病は，結核と同じ医学上の病気である。ストレスや重圧で説明できる一時的な問題

ではない。チェリーの母はあるとき，息子が語るには，車の窓から子どもたちを放り出したい気になったということだが，彼女は精神病性うつ病であったかもしれないし，そうでなかったかもしれない。いずれにせよ，精神病性うつ病は疾患であり，正常なストレスへの反応ではない。

精神病性うつ病とは何か？

　うつ病を2つの型に分ける古典的な精神医学の伝統がある[注1]。英国の精神薬理学界の最長老であるマイケル・シェファードが1959年に指摘したように，一方には病院うつ病があり，もう一方は「臨床的に不安がしばしば混入した症状を呈する『神経症性』『反応性』あるいは『外因性』などと呼びならわされる多くの患者群がみられた。その多くは，慢性で症状変動をともなう経過をとる」。その患者たちは，明らかに入院には適していなかった。たいていは「まったく医療機関を訪れることなく，薬局の薬剤師の助言や市販薬に頼っていた」[257]。

　うつ病の一方の型——シェファードのいう病院うつ病——では，脳生物学での説明が優勢であった。うつ病は憂うつから生じる。患者は不快な気分になり，妄想や幻覚をもったり昏迷に沈んだりすることもある。1920年に，ドイツの精神科医クルト・シュナイダーは，当時ケルンにいたが，患者がひどく緩慢になるこの種のうつ病に対してある名称を提案し，内因性

注1)　Aaron T Beckは，うつ病を2つに分ける型の中で，「内因性と反応性うつ病の区別」を好んだようである。T. A. Beck. 1967. *Depression: Clinical, experimental, and theoretical aspects*. New York: Hoeber/Harper & Row, p.66.「神経症性」うつ病と「精神病性」うつ病の違いに関する彼の議論については，pp.75～86を参照。また，David Goldberg and Peter Huxley. 1980. *Mental illness in the community: The pathway to psychiatric care*. London: Tavistock も参照。この著者らは，抑うつを呈する疾患には持続する型があると論じる。しかし，「この持続のどこかの時点において，気分の障害が対人的心理的な機能に障害を生み出す患者と，正常な恒常性のメカニズムがはたらく可能性が高い患者との間には，一線が引かれなければいけない」(p.15)と述べる。例として以下も参照を。P[er] Bech. 1988. A review of the antidepressant properties of serotonin reuptake inhibitors. *Adv Biol Psychiatry* 17: 58-69;「われわれは，うつ病の入院患者と外来患者を2つの異なった診断単位として分析したい」(p.60)

うつ病[注2]と呼んだ。これは，疾病分類を打ち立てたドイツのエミール・クレペリンが，生物学的で脳に内在し身体を支配するものという意味で使った「内因性」という用語を借りたのである。シュナイダーは，内因性うつ病をうつ病の第二の型，彼が「反応性」と呼んだ，入院とはたいてい縁のないうつ病と対比させた。反応性うつ病は，悲哀感を除けば，精神病性うつ病とはほとんど共通するものがない。ただ反応性うつ病も，患者が自殺の瀬戸際をさまようような重篤なものになることもある。しかし，反応性うつ病の患者は精神病性の症状を示すことはないし，専門用語として思考と行動が緩慢になることを示すときに使う「精神運動抑制」と同様の経験をすることもない。ここには，2つの異なった疾患があるのである。1つは，症状の中に重度で病的な緩慢さを含む疾患であり，もう1つは外的な出来事によって生じる疾患である。

　2つのうつ病があるのか，それとも1つなのか——そしてもし2つあるのなら，それは内因性と反応性に分けられるのか——という問題は，長い間議論されてきた[注3]。ここからその混乱の中に踏み込んでいくことになるが，精神疾患の歴史が語る多くの証言は2つのうつ病があることを示している。不十分な名称だと将来いわれることは十分知りつつ，便宜上，ここではそれを内因性と反応性-神経症性と呼ぶことにする。ただし，現状の科学ではこれを超える適切な名称はない。それをどう呼ぶことにしたとしても，チョークとチーズが異なるように，2つの種類のうつ病が存在する

注2) K. Schneider. 1920. Die schichtung des emotionalen lebens und der aufbau der depressionszustaende. *Zeitschrift fur die gesamte Neurol Pscyhiatr* 59: 281-6. "Bei der betrachtung der depressionszustaende gehen wir von dǝn beiden, in ihren extremen auspraegungen wohl characterisierten typen aus, der reinen motivlosen 'endogen' und der rein reaktiven depression"（うつ病の型を考える際，われわれは顕著な型として最も特徴づけられてきた2つの型を基本とする。それは，まったく原因なく生じる「内因性」うつ病と純粋に反応性のうつ病である；p.283.)

注3) Joe Mendels and Carl Cochrane (1968) は，内因性-反応性分類論の復活を論じ始めた。The nosology of depression: The endogenous-reactive concept. *Am J Psychiatry* 124 (Suppl): 1-11. 復活論へ初期に貢献したもう一つの論文は，I. Pilowsky et al. 1969. The classification of depression by numerical taxonomy. *Br J Psychiatry* 115: 937-45である。また，Michael Feinberg and Bernard J. Carroll. 1983. Separation of subtypes of depression using discriminant analysis. *J Affect Disord* 5: 129-39 も参照。

ことは基本的現実なのである。たいていの医師はおそらくこれに同意するはずである。たとえ，現在の公式の診断基準が提示する，個体差を無視して規準に従わせようとする単一うつ病論——米国精神医学会のDSM——を強制されてもである。

　うつ病二元論をとった者の中で有名なのは，ハーバード大のジョー・シルドクラウトである。1965年に彼は，精神医学に最も影響を与えた生物学的理論の1つを提案した。感情障害（うつ病と躁病）は，神経伝達物質ノルエピネフリンの代謝の異常に由来するとしたのである。ノルエピネフリンは化学的に神経伝達物質の「カテコラミン」の種類に属し，シルドクラウトの考えは，「感情障害のカテコラミン仮説」[注4]として有名になった。シルドクラウトがうつ病に2つの種類があると考えたのは他の研究者と同様であったが，のちに彼は，内因性うつ病を「ガス欠うつ病」と，反応性うつ病を「慢性性格因性うつ病」とそれぞれ表した。（彼は実際には，反応性という用語ではなく，「人生を妨げることが非常に多い…自己憐憫と演技的な性向をもつうつ病」といういい方をした。が，その意味は同じであった。つまり，ある性格だと慢性的につらい出来事に出合うのである）。彼は，内因性概念を「よりヨーロッパ的な考え」と呼び，「生気うつ病と呼べるかもしれない。それは，抑うつ気分を欠いていてもよく，生気減退，無気力，アンヘドニア，精神的制止を基本とした考えであるからだ」とした。そのようなうつ病は反応性のものとは異なり，「いまある対人的交流や周囲の出来事によって簡単に変わることはない。それは，ある意味固定した障害である」[注5]と彼は述べている。

　内因性うつ病をメランコリー（melancholia）と呼ぶ慣習がある。精神科医はかつてメランコリーという用語に抵抗したことがあった。深い憂うつが，「黒胆汁」とメランコリー体質についての体液理論と関連づけられていたかつての時代に立ち戻ることになるからであった。しかし結局，メ

注4)　Joseph J. Schildkraut, interview. 2000. The catecholamine hypothesis. In David Healy (ed.) *The Psychopharmacologists*, vol.3. London: Arnold, pp.111-34, at p. 131.
注5)　脚注4を参照

ランコリーという言葉のもつ歴史的な重要性から，多くの精神科医はいかにも専門用語といった響きの「内因性」よりもメランコリーを選んだ。バーナード・キャロルは，生物学的試験（デキサメサゾン抑制試験）がメランコリーにほぼ特異的なものであることを発見した後，1982年に強く断言した。「われわれの結果は，メランコリーが非内因性うつ病とは分類上異なる疾患単位であるという考えを決定的に支持するものだ」[43]。2006年にマイケル・アラン・テイラーとマックス・フィンクは，メランコリーが独立した診断として存在することを総合的な検討から再び支持した[304]。われわれの考えでは，メランコリーは内因性うつ病の1つの型であるが，一般的な見方に立てば，この2つの用語は互いに言い換えられるものである。

　内因性うつ病には多くの型がある。極期の状態として昏迷を生じる緊張病性うつ病では，動きや会話が少なくなる。メランコリー型のうつ病では，患者は病弱な姿をみせ，動きや会話はやはり「抑制された」状態になることが多い。本書は，幻覚と妄想を特徴とする「精神病性」と呼ばれる内因性うつ病の型を取りあげる。第3章で述べるように，精神病性うつ病にはさまざまな亜型があり，まさにそれ自体がほとんど独立した疾患単位である。精神病性うつ病は，実際にはそれ自体病名ではないが，うつ病と精神病に共通する特性をもった多くの疾患の集合体の名称である。内因性うつ病で入院している患者のおよそ半数は，精神病性なのである[注6]。

　精神病性うつ病には，大変な危険がある。患者の思考が妄想的になると，現実との接点が失われ，おそらくは幻覚で生じた侵入微生物を殺すために毒を飲んで（それで患者自身が死ぬことになるが）自殺しようと本気で考える。ロンドンのガイズ病院の精神科医トーマス・A・マンローが指摘したように，「うつ病の治療をすることは常に大きな責任である。患者の命は危険にさらされている」[186]のである。

注6）　アイオワ大学精神科病院に1935年から1940年に入院した単極性感情障害の225人の患者のうち（Iowa 500 Studyの一部），52%が妄想性であった。William Coryell and Ming T. Tsuang. 1982. Primary unipolar depression and the prognostic importance of delusions. *Arch Gen Psychiatry* 39: 1181-4を参照。

精神病性うつ病はまた，他人に対しても危険な存在となることがある。冒頭のイエーツの場合のように，眼前にあると思いこんだ地獄の炎や破滅から救おうと自分の子どもたちを殺してしまう精神病性うつ病の患者の悲惨な話が繰り返し聞かれる。英国Drug and Therapeutics Bulletin誌は，1965年5月，次のように忠告した。「重症のうつ病患者を入院させるもう一つの理由は，患者が，親戚や友人たちに苦痛があると勝手に思い込み，それを取り去ろうとして彼らを殺しかねないことである」[注7]。

したがって，精神病性うつ病を考える際には，種々の内因性うつ病，最後には入院になることの多いうつ病を論じることになる。一方で，反応性うつ病はストレスの下で緩やかに生じ，不安と怒りと不満が充満する。反応性うつ病の症状は，あいまいで実体がなく，主観的な傾向が強い。今日の精神医学において反応性の苦悩は，適応障害や大うつ病，「特定不能（NOS）」のうつ病，気分変調症から，全般性不安障害や他の不安障害などのすべての不安スペクトラム，さらには境界性などのパーソナリティ障害や解離性障害まで，すべての領域にわたる用語で呼ばれる傾向がある。神経症という用語が，以前は多くの症例に使われた。精神分析医たちは，かつてこのような患者に性格の障害があると考えていたが，その指摘は間違っているとはいえないだろう。慢性疲労症候群（以前の神経衰弱），厭世感，貧困と痛みと重い病気が生む情動の問題を含め，多くの二次的な状態は疑いなく，反応性症状の範疇に含まれる。

今日なされている膨大な「うつ病」診断の中で，多くの患者は反応性うつ病である。その抑うつは，憂うつからではなくつらい出来事に反応して生じたものだ。患者の思考と行動は，内因性うつ病のように異常に緩慢になったりはしていない。ECTがとても奏効する精神病性うつ病とは異なり，反応性うつ病にはECTは効果がない。ところで，「反応性うつ病」という表現は，症状要素に基づく新たな分類マニュアル，DSM-Ⅲの出現と

注7) May 28, 1965, Antidepressant therapy, *Drug and Therapeutics Bulletin* 3 (11): pp.41-3, at p.42.

ともに，米国の精神医学では1980年に廃止されている。しかしながら，反応性うつ病という用語は，輪郭を描くのが難しいような悲嘆と疲労と不安の入り混じった苦しみをもつ患者をよく表すものであり，無用なものとする理由はない[注8]。

内因性うつ病は，それとはまったく異なるものである。患者は必ずしも悲しんでいないが，思考と行動がのろくなり，ときには昏迷にまで至る。頭がなかなかはたらかない，動くのがおっくうで苦痛だと訴える。内因性うつ病のうち精神病性の症例では，動きが低下するとは限らない。歩き回り「私が悪い，私が悪いんだ」と繰り返す焦燥状態を示し，躁の徴候をみせることもある。ただ，重要な点は，患者がさまざまな種類の妄想に苦しんでいるということである。以前は，妄想は取り返しのつかない罪を犯したという観念をしばしば含んでいた。今日では，自分の臓器が硬い塊とかその類いのものに変わってしまったという心気妄想が目立つ。内因性の病気には，反応性のうつ病に対してはできた寛解するという約束をすることができない。もっとも，約8ヵ月たつと，改善していないたいていの内因性の患者もよくなってくる（さしあたっては）。内因性うつ病の患者は，しばしばすべてを忘れて無になってしまいたいという気持ちになりやすく，自殺が常に懸念される。よくなっていない患者のおそらく7人に1人は，現実にそこに至ってしまう。（しかし，非内因性うつ病の患者も自殺企図は少なくない。精神科救急病棟には，そういう患者が多い）。

「内因性うつ病は，虫垂炎と同じく急性の疾患と見なすべきだ。のんびりしているひまはない」。1960年のスカンジナビアのシンポジウムで，スウェーデンの精神科医がそう発言した。彼は，スウェーデンのリンショーピンで経験した男性患者のことを思い出していた。患者には「精神科診療

注8) 反応性うつ病に対して批判者がいないのは確かである。スイスの精神科医 H. J. Bein は書いている。「いわゆる反応性うつ病といわれるあらゆる状態において……もちろんそれは心の中に生まれてくるに違いない。『反応性』という限定句は，ある状況に対する観察者の共感を反映するものだ。」H. J. Bein. 1978. Prejudices in pharmacology and pharmacotherapy: Reserpine as a model for experimental research in depression. *Pharmakopsychiatrie Neuropsychopharmakologie* 11: 289-93, at p.291.

所での精査が勧められる」という情報がつけられていたが，それ以上の情報はなかった。「私たちは，相手の医師に電話したが，不在だったので，症例の詳細を教えてほしいと——通常することだが——手紙を書いた。返事が3日後にきたが，同じ日に患者は，5歳の娘をひきつれて自殺した」[注9]。要するに，内因性うつ病は「自律性」である。それは，何かいいことがあったからといってよくなることはない[注10]。恋人が戻ってきた？　それでも精神病性うつ病は改善することはない。精神薬理学者ドナルド・クラインはかつてDSM-Ⅲの立案者ロバート・スピッツァーにいらだちを交えて言った。「自律性うつ病と反応性うつ病の違いはこの版（1978年に世に出るDSM-Ⅲ-R）に書かれるべききわめて重要な問題だと思う。それは，気分反応性うつ病性障害の有用性を支持するものだ」[注11]。

　1994年のDSM-Ⅳは，もはやスピッツァーの意図の及ぶところにはなく，気分反応性の考え方を組み入れてはいなかったが，「非定型うつ病」と多く呼ばれていたものを意味する「非定型の特徴」という特定用語を大うつ病に加えた。しかし，この概念を考案した人々は，「気分の反応性」と並んで，基本的に神経の過敏を意味する「対人関係上の拒絶に過敏」を含めていた[5]。要するに彼らは，過敏さが大うつ病の自律性の一側面だと主張していたことになる。

　DSMの根本的な問題点は，内因性うつ病を認めることができなかったことにある。このマニュアルは，「理論を排す」と自称した。それは，成因について考えることをしないということであった。しかし，成因論を捨てたことによって，DSMは診断するものというよりむしろ診断不能を示すものになった。医学の他のどの分野でも，成因論は診断に必須なもので

注9)　Gerdt Wretmark, in discussion. In Erik S. Kristiansen (ed.) 1961. *Depression: Proceedings of the Scandinavian Symposium on Depression, 26-28 October 1960*. Copenhagen: Munksgaard. pp.138-9.
注10)　「自律性」うつ病と「反応性」うつ病の区別を先駆的に示したのは，英国の精神科医の次の論文である。R[obert] D[ick] Gillespie. 1929. The clinical differentiation of types of depression. *Guy's Hospital Reports* 79: 306-44.
注11)　Klein to Spitzer, March 19, 1986; American Psychiatric Association, Williams Papers, *DSM-Ⅲ-R*, box 2.

あり，根拠や科学的観察と密接に結びついている。精神科医は，たやすく診断不能の立場に立つべきではない（現代科学に基づいて有用な存在になること，あるいは診療することを望むなら）。

クレペリンが1899年に躁病とうつ病を単一の疾患「躁うつ病」としてまとめた[注12]後，ほぼ半世紀の間，内因性うつ病はしばしば躁うつ病とみなされた。しかし，患者の大半に躁病の証拠はなく，躁病の多くの患者にもうつ病の病歴はなかった。今日われわれは，「双極Ⅰ型」とも呼ぶ本当の躁うつ病と，単極性のうつ病（躁病をともなわないうつ病）を分けている。本書では主に，単極性うつ病と，双極性障害のうつ病相における精神病を扱う。ただ，率直にいうと，うつ病で入院する患者は遅かれ早かれ躁病のエピソードを現すものであって，生涯でみれば単極性の内因性うつ病と双極性障害の区別は意味がないと考える医師もいる[注13]。

要約すれば，内因性うつ病と反応性うつ病の基本的な違いは今日ほとんど見失われている。クルト・シュナイダー以来，うつ病の分類は消息通の言葉遊びのようになり，無数の種類が提案された。とくに，あらゆるものを取り込んだ大うつ病というあいまいなラベルと，非定型うつ病という特異性を装った亜型は，今のところ人気を得ている。しかし，無数の種類があるのではない。実際は，ただ2つの主たる疾患単位があるだけである。シュナイダーの内因性と反応性の区別には，時代の検証に耐えてきた堅固さがある。本書が多くの種類の中から精神病性うつ病を扱うのは，それが命を脅かす疾患であり，かつ治癒可能だからである。

2つのうつ病には，共通点がある。悲哀感を抱くか自己評価が低下し，あらゆることに苦悩を感じる。またどちらもストレスをきっかけに生じることがあるが，内因性うつ病では心理的なきっかけだけでなく，同時に生物学的な誘因があるはずである。時差ぼけ，コルチゾール高値を生じるス

注12) Emil Kraepelin. 1899. *Psychiatrie: Ein Lehrbuch für Studirende und Aerzte*, vol. 2, 6th edn. Leipzig: Barth, pp.359-425.
注13) たとえば以下を参照。Heinz E. Lehmann. 1971. Epidemiology of depressive deisorders. In Ronald R. Fieve (ed.) *Depression in the 1970's*. Amsterdam: Excerpta Medica, pp.21-30; 1970年に開催された検討会の会報。

トレス，不眠，食事量の不足，覚せい剤乱用はすべて，内因性うつ病の脳の器質的変化を引き起こす行動異常としてはたらく可能性がある。ダーラム大学のL・G・キローとR・F・ガーサイドが1963年のすぐれた論文の中で述べたように，「しばしば指摘されている重要なことは，内因性うつ病の急性発症の多くが侵襲的な環境要因によって引き起こされており，その意味では反応性といえるが，このことはその誘因がうつ病の成因として重要な役割を果たしていることを必ずしも意味しないということ」[129]なのである。

　もう一つの重要な点，それは罪である！　精神病性うつ病の患者は，まるで罪を負っているようにみえるが，通院可能なうつ病患者は自分たちが治してもらう権利があると思っている。精神病性うつ病の患者たちは，許されざる罪を犯したと神がみるならその罰を受けることを恐れていないし，死ぬことさえ恐れない。

　このように2つの疾患は異なる。それはちょうど，熱，咳，痰と同じ症状があるのに結核と肺炎が別の疾患であるのと同じである。内因性と反応性のうつ病性疾患を「うつ病」としてまとめることは，結核と肺炎を一緒にしてしまうこととほぼ同じ意味をもつ。それらは，違った予後とまったく異なる治療反応性，そしておそらく別々の生化学的，遺伝学的背景をもっている。われわれが論じているのは，同じものの差異ではなく，まったく異なった疾患についてなのである。

　本書では，精神病性うつ病の診断と治療のあらゆる問題を新たにみていきたい。製薬市場優先の精神薬理学上の先入観とDSM疾患分類にとらわれることなく，である。それらは，今日の精神医学がさまざまな観点を議論しないまま強固に原則だけを求める分野となる原因を作ったのである。精神病性うつ病に関して覆さなければならないような伝統的な知見が膨大にあるわけではない。過去30年間，精神医学はその病態に十分な注意を払ってこなかったのである（他の内因性うつ病についても同様にあまり考えてこなかった。）一方で精神医学は，メランコリーと単なる不満感の集合を，さらにいえば精神病性うつ病と反応性うつ病の混じり合ったものを，公式

に「大うつ病」と呼び，一般に対するその市場戦略には過度の注意を払ってきた。単一種の薬剤——選択的セロトニン再取り込み阻害薬（SSRI）——が，大うつ病の治療選択として製薬産業からは提供されたが，その薬剤は重症のうつ病には効果がないものであった[注14]。

そしていま，型にはまった知見ができあがっている。それは，SSRIが大うつ病の理想的治療薬だというものだ。だが，その知見は間違っている。大うつ病という特定の疾患はないし，SSRIは不安感のようなある種の気分変化の治療には効いても，抗うつ薬としての力は乏しい。SSRIの大うつ病の治療選択としての数多くの成功話——病気でないものに行われる治療といえない治療——が広まったが，多くの医師は患者が自然に改善する時期がくるまで治らないことに失望させられている。患者もまた，本当の回復につながる正しい診断と治療を受けることよりも，次から次へと無効な治療法を追い続けるようになってしまった。

すでに述べたように，精神病性うつ病の理想的な治療法はECTである。しかしこの考え方は，抗精神病薬と抗うつ薬の併用療法で進もうとしている今日の精神医学に少し入り込み始めたばかりである。

アイオワ大学のポール・ペニングロスは，精神病性うつ病を抗精神病薬で治療し，効果があったように思えたが自殺に至った4症例（21歳，23歳，24歳，38歳）を報告した[注15]。抗精神病薬が思考の障害のすべてを取り去ることはない。これが問題である。さらに，抗精神病薬は，重大な障害を

注14) 米国食品医薬品局（FDA）の薬物評価Ⅰ部門（the Office of Drug Evaluation Ⅰ）の責任者 Robert Templeは，専門委員会の会合でマイクの前でうっかり認めた。「（SSRIタイプの）薬剤が，それを服用して元気にやっているようにみえる人々に対してさえも，現実に少しでも有用なのかどうか見出す（必要がある）。……つまり，Tom [Laughren]が繰り返し指摘してきたように，SSRIのほとんどが効果を示していないという事実は，それが効かないことをすぐには意味しない。しかし一方，それが実際に効くというエビデンスはなく，それも見当違いではない。」FDA公文書, Joint Meeting of the CDER Psychopharmacologic Drugs Advisory Committee and the FDA Pediatric Advisory Committee, September 14, 2004, 写し p.55. この会合は，抗うつ薬による児童の自殺をもっぱら扱うものであったが，Templeはこのコメントを成人の治療の文脈で語った。Laughrenとは，FDAの精神薬理評価部の責任者である。

注15) R. Paul Penningroth, "Schizophrenia, depression, and suicide." Psychiatry Grand Rounds, University of Iowa Hospitals and Clinics, November 16, 1976.

起こす原因にもなる。つまり，抗精神病薬と抗うつ薬の併用が第一選択にならないことは明らかである。第一選択はECTなのである。次の選択が，三環系抗うつ薬（TCA）か，グラクソスミスクライン社が総称してブプロピオン（Wellbutrin）と名付けた薬剤である。これは精神病性うつ病のほぼ3分の1に効果を示す。その次には，種々雑多なものが続く。たとえば，フェネルジン（パーク・デービス社のNardil）のようなMAOIと称されるモノアミン酸化酵素を阻害する薬剤である。TCAにリチウムを加える方法もある。最後に，どれほど有効かははっきりしないが，TCAと抗精神病薬の併用もある。

患者たち

　1889年。ロンドン郊外のバージニア川流域にある中流階級のための私立神経科診療所であるホロウエイ精神病サナトリウムの閉鎖病棟。35歳のコンスタンスは，「急性期メランコリー」として連れてこられた。彼女は約2ヵ月前に出産し，診断書の1つによれば，その3週後に「恐ろしい考え」にとらわれた。「神経過敏で両手を握り締め，生きながら煮ゆでられてしまうと恐れて，自ら命を終わらせるのにナイフがほしいと求めた」。病前の彼女は，「頑健で活動的，健康で穏やかで，音楽が好き」であった。出産後，食欲がなくなり，眠れなくなった（子どもは世話をする女性がみていたようだった）。そんな客観的事実はないのに貧乏になると心配し始めた。カルテによると，「彼女は，自殺したいほどつらいがその勇気がないと語った。産まれた子どもには関心がないようにみえた」。彼女は，著名なロンドンの精神科医でかつてバージニア・ウルフをみたこともあるジョージ・サベイジ医師の診察を受けるようになった。サベイジ医師は，通称「ホロウエイ・ハウス」といわれるサナトリウムへ収容の準備をした。

　ホロウエイ・ハウスでは医師たちが，彼女が静脈を切ろうとしてつけた左腕の傷跡に気づいた。精神的に彼女は，「焦燥性メランコリー（melancholia agitata）」にかかっており，何か恐ろしい苦痛を味わうこ

とになるという妄想を抱いていた。髪をかきむしり，両手を握りしめ，ひどい苦悩の表情そのもので，自分が風呂につけられ生きたまま煮られてしまうからと，暗い部屋に入れて看護師も来られないところに閉じ込めてほしいと頼んだ。医師が訪れるたび，彼女は「これが最後です。ここでは見せかけといんちきばかり。みんな私を煮立った風呂に入れる用意をしているんだ」と言った。

　これが3月のことだった。5月までには彼女は，診療所の「戸外運動コート」でテニスをするほど元気を取り戻したが，テムズ川に入水しようと，看護師から鍵を盗みとり土手に向かったりもした。顔を傷で穴ができるまでつつき続け，「しゃべりながら両手に息を吹きつける神経質な癖が続いていて，『煮立った風呂』に今にも入れられるから今日が私の最後だと，了解できない同じ話をかたくなに言い続けた」。

　8月に，サベイジ医師は彼女を自宅に退院させた。慣れ親しんだ環境が彼女に違った効果を与えると期待してのことだった。（彼女を常に見守るだけの使用人が確かにいた）。10月には，サベイジ医師は，診療所の医師にコンスタンスがずっとよくなり，赤ちゃんの世話をし，食卓でも上座に座り一家の主人になっていると知らせた。「彼女の回復にとってただ1つ気になる兆候は，彼女がいまだに『私は，家を離れてどこかへ送られる必要なんてなかった』，『夫はおろか者だ』と言うことだ」[注16]。

　この症例は，出産を契機に生じた精神病性うつ病である。コンスタンスは，約10ヵ月間症状に苦しんだが，それは当時としては，ふつうのことであった。1889年には，うつ病に特別な治療はなく，焦燥の強い患者に対してパラアルデヒドのような軽い鎮静剤を用いるのみであった。彼女の担当医も家族も，ただ病が去るのを待つしかなかったのである。

　50年後，精神科医エリオット・スレーターは，1930年に南ロンドンのデンマークヒルにあるモーズレイ病院でみた典型的な妄想性のメランコ

注16) Holloway Sanatorium, patient files, at Wellcome Library for the History of Medicine, London. MS 5157, case no. 404.

リー患者を思い出していた。慢性的なメランコリーで，「やせて高齢の男性か女性で，枕から頭を浮かせたまま寝ていて，身動きもできなかった。何らかのパーキンソン様の病態があり，苦悩を刻んだような仮面様の顔で，話してもごくゆっくりとであった。患者に耳を傾けたとしても，どうにもならなかったし，彼らはひどい状態で，病と死と苦しい人生を運命づけられている存在であっただろう」。こういう患者たちの力になることはできなかったのか？ 「できることは何もなかった」と，スレーターはいう。「眠ってもらおうとすること，少しでも食事をとってもらうこと，頻繁に出合う拒食のときには経管栄養をすること，その他には何も」。このような昏迷から解け始めたら，今度は自殺を十分に警戒しなければならなかった，とスレーターは語った[注17]。

この時点で突然，精神病性うつ病は他の内因性うつ病と同様，あらゆる精神疾患の中で最も治りやすい病気の1つになった。1935年にブダペストの精神科医ラディスラス・メドゥナが，初のけいれん療法を考案したのである。それは，ヨーロッパでカルジアゾールという商品名で，米国ではメトラゾールの名で売られていたけいれん誘発剤ペンチレンテトラゾールを投与し，けいれんを引き起こすというものだった。メドゥナはメトラゾールを統合失調症の治療で使うつもりだったが，まもなくこの新しい治療が，精神病性うつ病を含めたうつ病にはるかに効果をもつことが明らかになった[注18]。3年後の1938年，ローマの精神科医ウゴ・ツェルレッティが，電気でけいれんを誘発するという新たな方法を発見した。ECTが生まれた瞬間であった[注19]。ECTは，けいれんが始まるのを待つ間の患者の不安が少ない点で，メトラゾールによるけいれん療法よりすぐれていると考えら

注17) Eliot Slater. 1993. Interview. In Greg Wilkinson (ed.) *Talking about psychiatry*. London: Gaskell, p.4.
注18) L. C. Cook and W. Ogden. 1938. Cardiazol convulsion therapy in nonschizophrenic reaction states. *Lancet* 235: 885-7.「精神病性うつ病」の5人の患者のうち4人が，カルジオゾールによるけいれん療法に良好な治療反応をみせた。
注19) この展開の詳細については，Edward Shorter and David Healy. In press. *Shock Therapy: The History of Electroconvulsive Treatment in Mental Illness*, Rutgers University Press, September, 2007 を参照。

れた。ECTではすぐに意識がなくなるのである。メトラゾールには部分けいれんの問題もあった。ECTは今日でも精神病性うつ病の望ましい治療法である。

問題点

　これまで述べた重要な進展の中にも，いくつかの答えの出ていない問題点がある。それは現在でもいまだ問題点として残っている。

　第一の点は，精神病性うつ病はなぜこの数十年減ってきているのかということである。今日精神病性うつ病は珍しい病気ではなく，内因性うつ病の15～30％は，妄想性の症状要素をもっているといわれる。しかし，以前はこの疾患での精神科病院入院例がずっと多かった。エディンバラ王立病院では，女性患者のうつ病の中での妄想性うつ病の割合が，1892年には75％だったのが，1942～1943年には39％に，1981～1982年には30％になった。この減少は統計学的に有意である（男性患者における減少も女性と並行していたが，有意ではなかった[68]）。もちろん，昔はより妄想の強い患者を選んで入院させるようにしていたとも考えられる。静かにしていられる患者は，自宅で静養していたのだろうか？　あるいは後年の家庭医は，患者の（現在では治癒可能な）身体面の苦痛を治すことに没頭していて，うつ病患者の妄想を見逃し入院を勧めなかっただけかもしれない。うつ病が慢性になると精神病性症状の存在が安易に「統合失調症」と見なされやすいので，統合失調症が精神病性うつ病の診断にとってかわることが増えている可能性もある。これらの見方は，多くの点で推論の域にあるかもしれないが，次のいくつかの研究はそれを確実なものにしている。

　スコットランドのクライトン王立病院（19世紀の2つの病院から作られた）における，妄想性うつ病の女性患者の割合は，1880～1889年の77％から，1970～1979年には19％になった。男性患者でも78％から31％に下がっていた。人口10万人あたりの数をみる疫学の点からも，減少は同様に大きなものであった。これは単に患者の集め方に違いがあるかもしれな

いという問題ではすまない。スコットランドではその間に，統合失調症患者の妄想の割合は変わっていなかったのである（人口10万人あたりでは増加した）[注20]。

最後に，フィンランドのヘルシンキ大学精神科クリニックでは，重症うつ病（「うつ病性精神病」と呼ばれたが必ずしも妄想をもつわけではない）の患者の中で，妄想を意味するとみてよい「強い明らかな罪業感」をもつ割合は，1900～1909年の30％から1930～1939年の9％に，1960～1969年には5％に下がっていた。「宗教的な症状が非常に多い」傾向も同様であった[注21]。

この3つの研究すべてで大きな減少傾向がみられたことからすると，われわれの考えは単なる推論とはいえないだろう。つまり真の疫学的変化が生じていた，精神病性うつ病が減っていたようにみえる。妄想性うつ病のような遺伝的要素をもった疾患の年余にわたる大きな変化は想定できるものではなく，背景の素因を強めたり弱くしたりする何らかの外的な要因がある可能性がある。この問題の難しさは，19世紀中に統合失調症の発生率がおそらく増えていたことを考えるときとまったく同様である[注22]。何らかの外的要因が，これらの脳の疾患を程度の差はあれ表面化させるように思われ，それを追求することで病因を探る手がかりも生まれることになる。

第二の問題は，ここでわれわれはどんな脳疾患を論じているのか，ということである。たとえば，高齢の患者で精神病性うつ病の新たな発症が，実際は内因性うつ病とパーキンソン病や脳血管性発作，認知症の前駆症状のような粗大な脳疾患とが入り混じったものであることがある。同様に，

注20) A. D. T. Robinson. 1988. A century of delusions in South West Scotland. *Br J Psychiatry* 153: 163-7. あまり説得力をもたないが，この研究に対する批判は，以下を参照。M. J. S. Morton, letter, 1988. *Br J Psychiatry* 153: 710-11.

注21) P. Niskanen and K. A. Achté. 1972. Disease pictures of depressive psychoses in the decades 1880-89, 1900-09, 1930-39 and 1960-69. *Psychiatria Fennica* 95-100. 妄想は，1880年代と1890年代の間ではいく分増えていた。

注22) Edward Shorter. 1997. *A history of psychiatry from the era of the asylum to the age of Prozac*, New York: John Wiley, pp.60-4 を参照。

若年患者の精神病性うつ病が，内因性うつ病とその他の精神病性疾患との混合であることはないのだろうか。明らかなことは，精神病性のものを含め内因性うつ病は反応性うつ病とは異なるということであり，その意味で特異な疾患であるということである。しかし，精神病性うつ病と統合失調症様疾患（かつては「急性統合失調症」と呼ばれた）とのつながりはどうなのか？　躁病とうつ病がともに生じることもあるので，それぞれの成因となる感情面の反対の変化が帳消しにされ，それ以外の二次的な精神病性の徴候が優勢になるのだろうか？　だとするとその結果，統合失調症に似た疾患になると予想されるが，現実にはそうではない。統合失調症様疾患が治療によって止められないとしたら，脳の様態が慢性精神病になって固定することがあるだろうか？　すなわち，慢性の統合失調症が発症初期に有効な治療がなされなかったことに由来することがありうるだろうか？
ロシアの天才バレエダンサーであるヴァーツラフ・ニジンスキーにはそのような経験があった。ニジンスキーは，子ども時代発症の中核群の統合失調症ではなく，適切な生物学的治療を受けずに固定化した急性精神疾患であった。（彼は，スイスでインスリン昏睡療法を初めて受けて改善し，専門家とともにニューヨークへ行きそれを続けたいと望んだが，米国領事館がビザの発給を拒んだため，渡米を断念した！）。

　主要ないくつかの精神疾患がただ一つの症状経過のみをもつという大きな概念がある。それは，統合失調症が，精神病性うつ病や精神病性の混合性躁うつ病の慢性の未治療の型である可能性を示すものである。うつ病性精神病と「狂気」とがどこかで関連しているという考え方は，19世紀のドイツ精神医学でEinheitspsychose，すなわち単一精神病の旗じるしの下に始まった[261]。実は「統合失調症」という独立した疾患単位などは存在せず，現在そう呼ばれる慢性の精神病状態障害は，はじめは精神病性うつ病と同じということがありうる。おそらくは軽症の型は感情障害に，重篤な急性型は精神病性うつ病になり，極端な持続性の型が統合失調症となる。ニューヨーク州立精神病院の前院長オーガスト・ホックとジョン・T・マッカーディは，1922年に書いている。「良性と悪性のメランコリーを鑑別す

ることができるかもしれない。前者は躁うつ病に，後者は早発痴呆（統合失調症）に関連している」[107]。精神病性うつ病は悪性メランコリーの1つなのだろうか？

　最近の研究はこの方向に向かっており，精神病性うつ病を非精神病性のうつ病よりも統合失調症に近いものとして考えるようになっている。2004年にS・クリスチャン・ヒルらイリノイ大学シカゴ校とピッツバーグ大学のグループは，単極性精神病性うつ病のエピソードを初発した患者群の「神経心理学的機能異常」——記憶，注意，遂行機能などの欠陥——を研究した。そこでわかったことは，たとえばこれらの患者の運動技能と遂行機能の欠損は，非精神病性うつ病の患者のものとは「劇的に」違いがあり，統合失調症のそれと似ているということである。彼らは，「精神病は，それがどこに起きようと……統合失調症かうつ病かに関係なく，広範な神経認知障害に共通するプロフィールに関連があるように思われる」と結論した[105]。

　翌2005年には，ロンドンの精神医学研究所のグループが，統合失調症と精神病性の躁うつ病患者の脳白質の欠損が，同じ前頭葉と頭頂葉の領域で生じる傾向があることを見出した。灰白質ではこれは異なり，統合失調症で広範囲の欠損があったが，精神病性うつ病ではほとんど欠損はなかった。白質は神経刺激を脳の各部まで伝達する役割をもつため，この所見から，「主要な型の精神病疾患はいずれも，広汎な神経認知ネットワークの各要素間の解剖学的連結が障害された結果であるという仮説が成り立つ」と著者らは考えた[175]。（歴史的にみれば，これらの見解は精神病についての最初の生物学的理論の1つに知らず知らず逆戻りしたものであるといわざるをえない。その理論とは，ドイツの精神科医カール・ウェルニッケが1900年に示した，「妄想状態」を脳の連絡神経線維の障害であるとする「連結遮断理論（sejunction theory）である[318]）。

　このような見方は，2つの重要な疾患である精神病性うつ病と統合失調症に共通の生物学的基礎があることを示唆するもので，非常に興味深い。最も肝心なこと，それは，精神病性うつ病について現在，答えと疑問があ

ることである．答えとは，患者をよくする方法があり，効果的な治療が受けられることである．一方疑問は，精神病性で内因性の症例がもつ特性である．特性についてもっとわかれば，他の精神医学の未知の事柄にも適用できるかもしれない．

2 精神病性うつ病の歴史

　精神医学にとって，過去は知の宝庫といってよい。昔の診断や治療法が，特許つきの薬物や製薬業界が推し進める診断より実はすぐれていることはよくある。精神医学史と精神病性うつ病の診断をある程度理解しておくことが有用なのはそのためである。

　歴史をみれば，精神病性うつ病には治療に対する反応性と予後の点で特異的なものがあるようである。それは今日でも重要な意味をもつ。もし医師が提供できる特定の治療を知らないのであれば，精神病性うつ病が他の疾患と異なるかどうかは大した問題ではなくなり，単に学問的な課題にすぎなくなるだろう。しかし現実には，重要な治療選択が存在する。また，精神病性うつ病にはさまざまな型があり，それぞれに治療に異なった反応を示す（第8章を参照）。さらには，医師は不安を抱く患者の家族に病気がどのように改善していくかについて伝えることができる。診断上の細かな点にこだわることは，学問の問題ではない。

　精神医学は長い間，このような治療選択を待ち望んでいた。チュービンゲン大学精神科教授のロバート・ガウプが，1926年に語っている。

　　　われわれが医師として望み必要としているものは，診断と分類である。それは，生活している人が病気でわれわれの前にあらわれたとき役に立つもの，また患者を気遣う家族が知りたい，これから，どうなるのか，よくなってくるのか慢性化するのか，正常に戻るのか，何年，何十年もの悪化を経て死に至ってしまうのかという問いに対して有用

なものである。この病気はどうなるのか？　われわれはどうしたらよいのか？（文献89．強調は原文通り）

したがって，鑑別されないままのうつ病性疾患の固まりから精神病性うつ病の像を作ることは，すぐれて実践的な課題なのである。

メランコリーには狂気の症状をもつ型があり，もたない型もある。このことは，医学の始まりのころから知られていたという事実がある。重い遺伝的要素がある疾患のことについては，時代を問わず医師はよく知っていただろうし，それは精神病性うつ病も例外ではない。したがって，結核や咽頭痛を誰が初めて記述したかを問うのが意味がないのと同様に，誰が精神性うつ病の「初の」記述をしたかを問うことはおそらく意味がない。1621年，メランコリーの研究者であるオックスフォードの牧師ロバート・バートンは，自身のうつ病の経験を含め，この主題についての一千年の医学的文献を振り返った。

　　悪魔と死への恐怖。それは，何か恐ろしい病気に苦しみ，どんなものを見てもおびえて震え，すぐにでも死んでしまうのではないかという恐怖である……病む人はガラスのように繊細で，近づいてくる人を誰も苦しめない。羽根のように軽いコルクであったり，鉛のように重かったりする。両腕が自分の肩から落ちてしまうと恐れ，また腹がおかしな音を立てるとおびえる者もいる。[注1]

医学の中で精神病性メランコリーの観察は，古くからなされている。

このような患者を医師が癒すことができなかったという事実も，同様に長い歴史をもっていた。17世紀の初め，バーゼルの町医者だったフェリックス・プラターは，そうした患者をみることが多かった。「ある画家の妻

注1)　Robert Burton. 1948/1621. *The anatomy of melancholy*. New York: Tudor, p. 328; 1651年に出された版からの引用。

は生来，ひとりでいるのが好きな傾向があった。家事に勤勉で，敬虔だが，悲しげで憂うつそうだった」。彼女は，夫からかつて結婚前に別の女性とつきあっていたと告白されたことで，嫉妬しがちな傾向もあった。1600年1月，息子がけんかをして殺されたという間違った知らせが彼女のもとに届いた。これが，重い抑うつの引き金となった。

　結婚当初からあった夫への嫉妬がよみがえり，燃え上がった。医師の指示によって息子が戻ってきても，彼女がそのとらわれから気持ちをそらすには十分ではなかった。何度も出血や下痢をしていたが，彼女にとってはそれよりずっと重大な精神的な苦痛を訴えた。ひどく苛立つようになり，家の中を昼夜なく始終走り回った。そして，死にたいと必死に訴え，友人に毒を盛ってくれるよう頼んだ。

　「ついには彼女は，神は自分を決して許すことはない，自分は永遠に罰せられるのだと絶望を語り，地獄の拷問が始まったと繰り返した。4ヵ月間このような状態が続いた後，彼女の妄想は，夫と子どもたちが毒を使って自分を殺したいと考えていると完全に確信するまでになった」。友人たちのあらゆる懇願も無駄に終わり，彼女の思いは，誰もが自分に毒を飲ませることを望んでいるということから離れなかった。彼女は，食事も水分も薬もまったくとらなかった。強制的に栄養を与えられると，それを吐き出して口をふき，盛られた毒を全部拭いとらなくてはならないと言った。友人たちが飲食物が無害であることを示すために，彼女の目の前で管から食べてみせても，彼女は，いまは毒は入っていないが自分が食べるときは違うのだと言い張った。彼女は，どんなものを与えられても決してとろうとしなかったが，

　　それでも，10日間の昼と夜を生きた。すでに4ヵ月にわたる病気のためにやつれ衰えていたことを考えるとそれは驚くべきことだった。彼女は亡くなる直前，宙を見上げて言った。「上へ，私は上の天国へ行く」。彼女はもはや話せなくなり，請われるまま祈るかのように両手を合わせて握りしめた。1600年4月4日午前4時，彼女は息を引き取っ

た。

　想像してみてほしい。プラターはそばにいて，患者が自ら餓死するのを見守ることしかできなかった。精神病性の妄想の中に患者が包み込まれていたからである[注2]。

　プラターにとってこれは，焦燥の強い精神病性の型として思い起こされる，メランコリーの明瞭な症例であった。精神病性うつ病はいつ，メランコリーの特別な一型として同定されるようになるのか？　また，それが独自の予後と治療をもつという意識はいつ始まるのであろうか？

メランコリーを区別すること

　以前の精神科診断では，メランコリー（抑うつ）とマニー（躁）は，健康な状態から認知症に至る長い道のりの上の停留所と考えられていた。すなわち，最初に患者はメランコリーになり，それからマニーに進展し，その後認知症になるのである。それぞれの停留所では，その特定の疾患のはっきりした症状が記述されていたが，ある疾患から次の疾患へ移り，最後には認知症と死に至るのが当然の経過であった。これは，うつ病や統合失調症を生むただ一つの脳疾患が基礎にあるとした「単一精神病（unitary psychosis）」の概念と完全に同一というわけではない。ただ，それは古代より親しまれた狂気についての概念の1つであった。ウィリアム・カレンのような論者たちがいた18世紀後半になって，この「単一精神病」の考え方は，個々の精神的状態を異なった疾患と考える新たな疾患分類にとって代わられるようになっていく。

注2)　Felix Platter. 1963/1602. *Observationes: Krankheitsbeobachtungen*. Berne: Huber, pp. 75-7, case71.

シムズ

　精神疾患を病像によってどのように分けるかの議論には，長い伝統がある。1799年，ロンドンの医師ジェイムズ・シムズは，精神疾患を今日よく知られる観点で分類した。シムズは，病気の初期の段階としてメランコリーを描いた。「彼らの会話は遅く，平静で，重苦しく，変化に乏しく，理屈っぽい。そして，悲哀に沈んでいる」。メランコリーは，はっきりと妄想的になることが多かった。「彼らの言葉少なさは少し形を変える。そして，友人や親戚に対して自分がしたある行動のことを，あるいは，神や人に決して許されないような自分の罪のことを，ぶつぶつ言うようになる。そこで言われる行動とは，まったく架空のことであることが多い」。妄想はまもなく固まってくる。「自分にかかわるすべてのことに猜疑的になり，非常に些細な出来事にさえ，自分に対する陰謀だと思う。友人がみんな敵になっていると考え，それはやりきれない思いにつながり，ついにはしばしば自殺に至る」。さらに続く。「生活上のふつうの言葉づかいや礼節にも関心をなくしてしまう」。シムズは「メランコリーは部分的なもので，マニーが普遍的な精神病である」という伝統的な考え方を主張する論者を評価しなかった。「白痴とせん妄を除けば普遍的な精神病というものはないと，私は考える」（シムズは，次のように結論した。これは今日でも十分意味のある警告である。「自然界のあらゆるものは連続した鎖であり，そこには，どんなに正確にそれを描写できる者でも区別して理解しやすくするのに当然必要な，裂け目や隙間すらないのである」）[268]。このように，数多くの論者——シムズは単に一例にすぎず，必ずしもその中の最初の論者ではない——が，狂気という大きな塊からメランコリーに特有の像を彫り出し始めたのである。

ギスラン

　最初にメランコリーを明らかな下位分類に分けた論者たちの1人に，ベルギーのゲント大学精神科の教授であったジョセフ・ギスランがいる。1852年に出版されよく引用される教科書で彼は，「全般性メランコリー」

として実際は精神病性の病像を描いている。

> こうしたメランコリーの患者たちは，自分を責める。彼らの口にのぼるのは，こうしておくべきだった，それをしておけばよかった，ということである。自分が罪となるようなひどい行動をしたと彼らは思っている。ある者は神をけがしたと言い，またある者は，自分や子どもたちの財産を売り渡してしまったかのように言う……。不吉な前兆にとらわれている者もいる。すなわち，警察が家を捜索にくる，投獄される，自分の立場をいやしく乱用した罪で罰せられる自身の姿が世界中に広がってしまう，と。(Guislain, 1852)

このようにギスランは，たとえば狂気をともなわないメランコリーのような「特別な」型があり，それは気分の要素を大きくもったものであると述べた。(この「狂気をともなわない〈sans délire〉」のくだりは，フランスの精神科医フィリップ・ピネルからの借用であった。ピネルは人格・思考面の悪化がないことを意図して「狂気なきマニー」という表現をしていた)。心気メランコリーと不安メランコリーもあった。ギスランの関心は，感情面の障害にだけあったのではなく，他種の症状にも目が向いていた。しかし，それは実によく考えられた分類であった[注3]。

19世紀は，ドイツの偉大な人物たちの影響を大きく受けた時代であった。フランス語が外交官の言語なら，ドイツ語は精神医学の言語である，という格言も生まれた。そのドイツ人たちはまもなく，精神病性メランコリーの輪郭を確かに描き始めた。

グリージンガー

19世紀半ばのドイツ精神医学の中心的存在は，チューリッヒ大学，そ

注3) J[oseph] Guislain. 1852. *Lecons orales sur les phrenopathies, ou traité théorique et pratique des maladies mentales*. Ghent: Hebbelynck, pp. 105, 111, 119, 126. ギスランは，メランコリーの他の型も提案していた。

の後ベルリン大学の精神医学教授をつとめたヴィルヘルム・グリージンガーであった。それは，1868年に51歳で虫垂炎のため早逝するまで続いた。グリージンガーは「精神疾患は脳病である」という警句と，ドイツ精神医学を完全に生物学に基盤を置くものにしたことで知られる。また，教科書でも有名であり，1861年に出版された第2版はなかでも影響力が大きい。そこでは，メランコリーが精神病性と非精神病性に識別され，経過と治療が異なる疾患であることが示されている。グリージンガーはメランコリー性「せん妄」についてこう記した。「メランコリーの初めと，いくつかの症例では全経過において，明らかな精神病像（せん妄）はない場合がある。患者は，自分の立場や周囲の状況を正しく判断できている。正確に自分の感情を分析し，それを取り去りたいと強く願いながら，そうすることができない」。

　グリージンガーは続ける。

　　　同じ明らかなメランコリー症例でも，重要な区別がある。患者が深い夢様の状態にいる例と，周囲の世界との関係が十分よくわかっている例である。前者はたいてい急性に発症し，「昏迷をともなったメランコリー」の状態と似ている。通常徐々に発症し慢性経過をとる後者のタイプよりも予後がよいのがふつうである。あたかも突然の目覚めのように早期に症状は終わるが，後者にはそういうことはない。[注4]

このように，グリージンガーにとって精神病性メランコリーは，突然の発症，激しい病像，早期の症状終結を示すものであり，非精神病性メランコリーは，慢性的な傾向をもっていた[注4]。（ここで細かいことに触れれば，グリージンガーは夢様状態に関して，緊張病性うつ病としてもみていた。これはうつ病性疾患の中の緊張病を示す一型で，昏迷とせん妄が中心病像

注4）　Wilhelm Griesinger. 1964/1861. *Die Pathologie und Therapie der psychischen Krankheiten*, 2nd edn. reprint Amsterdam: Bonset, p.233.　グリージンガーは，「狂気」は，メランコリーで始まり認知症に終わる単一の経過をとると信じていた。

となり精神病性うつ病と密接な関連があるが，診断用語として先に存在した。患者が抑うつ的で昏迷様で幻覚を呈していたら，それは緊張病性うつ病である）。

カールバウム

グリージンガー以後，次々に医学的貢献が続く。19世紀のドイツ精神医学の中心となる第二の人物が，グリージンガーの2年後，1863年に加わった。カール・カールバウムは，精神病理学研究に臨床的方法を使う主張を展開した功績で，19世紀の偉大な精神医学の論者の1人であったといえる。カールバウムはまた，緊張病と，躁うつ病（MDI；循環する疾患の概念はすでに知られていた）の周辺に位置し認知症に至らない「気分循環症（cyclothymia）」の病像も描き出した。まだアレンバーグの東プロイセン精神病院で下級医であった間に，博士号取得後の論文で述べた分類によると，彼は，悪化の経過をたどる精神障害の主要な型（ヴェザニア）であるメランコリーと，悪化傾向をみせないメランコリーをさす「気分変調メレーナ」（メレーナとはギリシャ時代，うつ病を意味した黒胆汁にあたる用語の1つである）を区別した。カールバウムは，完全に経験に基づく方法で研究を行い，当初の方針を投げ捨てアレンバーグでみてきたものだけを表現していくのだと述べた。

カールバウムにとってメランコリーとは，非常に悪性との意味をこめた病的過程のことをあたりさわりなく表現した用語「定型的な精神疾患」の最初の段階であった。主要な精神病が認知症へ至るのが，病的過程である。これは，30年後にエミール・クレペリンが提唱する早発痴呆のひな型になった。これに対し，気分変調メレーナは，「ヴェザニア」でなく「ヴェコルディア」であり，抑うつ気質や変動する経過をもつ抑うつ症候群のことを指した。ヴェザニアは痴呆へと進展するが，ヴェコルディアはそうではない。メランコリーと気分変調症はともに症状に精神病症状を含んでいた[123]。
（125年を経た1980年，DSM-ⅢにおいてAPA〈米国精神医学会〉は，カールバウムの気分変調症を，かつて「神経症性うつ病」と呼んでいた軽度の

慢性うつ状態を意味する言葉として，誰知らず復活させた。このマニュアルの内容は，実際上，慢性的な不機嫌との鑑別に困難をともなうものであり，次のように記されていた。「気分変調性障害が何年も持続したときには，気分の障害は人の『通常の』機能と簡単には鑑別できないことがある」[5]。それは，少しもうつ病ではない抑うつである）。カールバウムは明らかに，ヴェザニアのメランコリーの中に多くの統合失調症の症例を含めていた。しかし，ヴェコルディアとしては，メランコリーの中で悪化傾向を示さない精神病性の型，彼のいう気分変調症を選び出したのである。

　何ヵ月も元気の出ない中流階級上層の患者が「オープンな」（柵も鍵もない）個人の神経科診療所にかかる時代においては，「気分変調症」のような診断は，患者にとって好もしい結果と受け取られ，きわめて貴重なものであった。彼らは，非常に多くの人が神経梅毒で精神病や痴呆となって死ぬ時代に，気が変になったりぼけたりするつもりはないのである。当時，神経梅毒の原因はわかっていなかった。神経梅毒ではなく「精神病の進行麻痺」と呼ばれており，自慰行為や過労の結果であると考えられていて，恐れない人はいなかった。そのために，気分変調症という，頭がおかしいのではなく単に悩んでいるのだという診断を受けることは，個人で診療している神経科医と水療法家の治療を受けていることを示す貴重な名刺となったのである。外来患者に精神医学を施していたのはこうした人たちであった（厳密な意味での「精神科医」は精神病院か大学病院で入院患者をみていたのである）。だから，個人診療所に強い関心をもっていたロシアの精神科医――セイント・ピータースバーグ大学のテオドール・ティリング――は，こう言った。気分変調症は精神病性ではないかもしれないね。この診断の患者は認知症へと悪化することがないだけでなく，臨床上正気を失うこともないので，気分変調症は頭がおかしくなる病気だとみなされることもないのだ[注5]。このように，カールバウムの精神病性の気分変調症

注5）T[heodor] Tiling. 1879. Ueber Dysthymia und die offenen Curanstalten. *Jahrbuch für Psychiatrie*. 3: 171-86. ティリング自身は精神病院の精神科医であったが，なぜか「オープンな」個人診療所に強い関心をもっていた。

とティリングの非精神病性の気分変調症の2つがある。これは，今日みられる精神病性うつ病と非精神病性うつ病の相違の予兆となる構図である。

もちろん，ティリングの気分変調症は予後が良好で，マッサージや泥の風呂や電気や食事療法やその他の装備の整った身体治療に好ましい反応を示した。そうでなければ，患者がこの温泉のような開放的なクリニックにお金を注ぐことはないだろう。そこは夜と昼の違いほどに精神病院とは異なる場所である。慢性疲労症候群とまったく同様に，それは社会に求められた診断だったのである。

その間に，他のドイツの学者たちは，身体的な徴候をもとにしたメランコリーの識別に目を向けていた。1878年，イレノー精神病院院長であったハインリッヒ・シューレは，「沈黙型メランコリー」の患者の眉毛の内側端にできる特徴的な弧の形（アーチ）を「オメガ徴候」と名付けた。それはチャールズ・ダーウィンがすでに1872年に「嘆きの筋肉」と呼んでいた筋肉の弧形であった。これは，視野の狭窄が身体的にあらわれたもので，自殺念慮をもち悲嘆の声をあげる「活動型メランコリー」とは対照的な徴候であった[注6]。

この時代は，症状を脳の障害部位で説明するという解剖学的病理学の時代であった。ウィーン大学の精神医学教授テオドール・マイネルトの仕事により，将来を見透かすかのように，精神疾患では前頭葉が問題視された。精神病性メランコリーの主座は前頭葉にあると1882年に主張したのは，マイネルトの弟子のヨハン・フリッツであった[86]。（近年，「前頭葉機能低下」のテーマが前頭葉への関心をますます呼び覚ましている。）

デュマ

ここまで，現代において記憶に残るドイツの研究者たちの大部分を概観してきた。しかしここで，いまや完全に忘れ去られているフランスの重要

注6) Heinrich Schüle. 1878. *Handbuch der Geisteskrankheiten*. Leipzig: Vogel, p.439. 以下を参照。Charles Darwin. 1965/1872. *The expression of the emotions in man and animals*. Chicago: University of Chicago Press, pp.176-91.

な人物について述べなければならない。それはパリ大学のテオデュール・アルマン・リボーの弟子であるジョルジュ・デュマで，彼は1895年，メランコリーを単に気分や知力の病としてではなく，身体全体の病として確信をもって発表した。（彼にとって，メランコリーは主に精神病性のものであった）。デュマは，メランコリーは2つの起源をもつ可能性があると述べた。1つは知的な面（喪失，ショック）であり，1つは身体面（発熱，貧血）である。ただ，両方とも，精神だけでなく，身体のはたらきを鈍らせることによって波及し，進行する。血圧やあらゆる「分泌」，すべての身体機能が，メランコリーにおいては低下する。眉毛の先が斜めに上向く，口角が下がるというダーウィンの記述に彼は注目した。「メランコリーは，このようにまさに器質性疾患である。それを引き起こす身体的，心理学的原因が最初に影響を及ぼすのは，器質的側面に対してなのである」[注7]。デュマは，妄想的思考が生じるのは，身体的機能が障害されることにともなう当然の経過であると述べた。

　ドイツかフランスかは問題ではない。当時のヨーロッパの精神医学は，失われた大陸のようであった。この時代に続くアングロサクソン系の論者たちは，メランコリーの重要性を漠然と考えていたが，当時のヨーロッパの膨大な著作はまだ表にあらわれていなかった。標準的な指標となる考え方にデュマを追い求めてもみつからなかっただろう。カールバウムは，その時代に強烈な影響を与えていたのに，ほとんど誰も聞いたことがない名前であった。ティリングは，視野から完全に消えていた。しかしこれに対して，エミール・クレペリンは，今日精神科診断に通じている人なら誰の口にものぼる名前である。1980年のDSM-IIIは，米国のDSMシリーズを世界の精神医学の権威の書にしたが，その着想は，「クレペリン派」にあるといわれた。

注7)　Georges Dumas. 1895. *Les états intellectuels dans la mélancholie*. Paris: Alcan, p.138を引用。デュマは1894年に医師の資格を得たので，この思慮深い著作は博士論文だったに違いない。

クレペリン

エミール・クレペリンは，ドイツの2つの権威ある医学校において精神医学の教授をつとめた。1890年代のハイデルベルク大学と，第一次世界大戦前のミュンヘン大学である。少なくとも診断の点においては，クレペリンはおそらく現代精神医学でも中心的存在である。雑誌論文から医学的進歩をこつこつと読み集めることに慣れた今日の読者にとっては多少奇異に感じられるであろうが，クレペリンは自らの教科書を何度も改版する中で，新たな知見を伝えていった。彼の『Psychiatry：A textbook for students and physicians（精神医学：学生と医師のための教科書）』（邦題『精神医学総論』）は，1883年に初めて世に出た。しかし，興味深いことが起きたのは，1891年に彼がハイデルベルク大学の精神医学の教授になった後に出版された版においてである。ハイデルベルク大学精神科病院で，クレペリンは，各患者について正確な記録をとり続けることを始め，患者カルテの用紙1枚分のサマリーをその後の経過に基づいて，次々に積み重ねていくことができた。彼は，性格が荒廃していったり，痴呆となり死亡したりする悪化の経過をたどる患者が，多くの共通する臨床像をもっていることに注目した。精神の病は人生初期の彼らにふりかかったようであり，社交的な付き合いから彼らを引きこもらせた。つまり，病気によって人との交流に反応が鈍くなってしまった仮面のような顔をした若い男女が，未治療のままの精神病という時間の中にいるのである。教科書1893年版で，クレペリンはこのような患者に「早発痴呆（dementia praecox/premature dementia）」という診断を与えることを決めた（実際は，この患者たちは思考の障害をもち精神病性であったが痴呆ではなかった）。

余談であるが，チューリッヒ大学の精神科教授オイゲン・ブロイラーは1908年，このような患者を「統合失調症（schizophrenia）」として再び新たな病名の洗礼を施す（早発痴呆は，形容語として使うのには不都合だと彼は考えた。また，精神病や思考障害よりも核となる症状に焦点を当て，クレペリンが悲観的に考えたよりも患者の予後は悪くないと考えていた）。ブロイラーの弟子たちは，その教えに従い，重篤な精神疾患ならどれも躊

踏なく統合失調症と呼んだ。

その後，1899年の教科書第6版で，クレペリンは別のカルテの紙片の積み重ねの調査の結果から，その患者たちが浮動性の経過をたどり，動揺しながら精神病から抜け出し回復するようだと述べた。またそのような患者では，経過において気分の症状が早発痴呆の患者よりも顕著であるようにみえた。クレペリンは，この患者群を，早発痴呆とまったく異なる疾患「躁うつ（manic-depressive）」の病と呼ぶことにした。教科書はその後もさらに2つの版を重ね，1915年に8版で完結した。最後の版（その臨床版は1913年に上梓された）には，クレペリンの最終的な見解が示されていた。第一次世界大戦後，次の版に向けて取り組んでいるさなかに彼は亡くなったが，それは助手であるヨハネス・ランゲによって出版された。

先人たちが行っていた精神病性と非精神病性との間の区別でいえば，クレペリンの2つの大きな診断にあたる患者たちは，ほとんどすべて精神病性であった。精神病は，彼が作った広大なカテゴリー「躁うつ病（manic-depressive illness）」の中に，芝の種のようにばらまかれた。しかしクレペリンは，MDIの大きな水盤の上に，それなりの重要性をもついくつかの鑑別をたしかに残した。1913年の教科書で，包括的なカテゴリーであるMDIの中にうつ病の臨床上の型を鑑別しているのである[注8]。

それはまず，単純なうつ病である。「うつ状態の軽症型は，幻覚や体系的な妄想がなく，軽い精神的遅滞（Hemmung〈制止〉）の出現が特徴である。患者は，考えるのが難しくなり……思考を集中させることができず，要点をつかむこともできない。あたかも麻痺して前へ進めないかのようである」[141]。

第二には，強い精神病性をもった一連のうつ病下位亜型がある。あらゆる種類の妄想をもったうつ病である。クレペリンは，ドイツ語の用語で「Zwangsvorstellungen（強迫表象）」と書いた。これは文字どおり英語

注8）　E. Kraepelin. 1913. *Pscyhiatrie*: *Ein Lehrbuch für Studierende und Ärzte*, 8th edn, vol. 3 (2). Leipzig: Barth, pp.1183-395 on "das manisch-depressive Irresein."

に訳すと「compulsive thought（強迫思考）」となるが，文脈からみて，妄想的思考のことをいっているのは明らかである．さらにクレペリンは，主にメランコリーの特徴をもった型のうつ病を示し，また幻覚が優勢な型も描いた．また，最も重症である昏迷を呈す群もあり，さらに「深い夢様の意識障害」を意味する「せん妄様」のうつ病の群も存在した[141]．もちろんこれらは，別の疾患単位ではなく，単にMDIの臨床上のバリアントである．異なった予後や治療への反応をもつものではない．（早発痴呆にもうつ症状があるとクレペリン[141]は述べている）．

　しかしながら，クレペリンは鑑別すべき治療反応性の存在を実は認めていた．ドイツ市場にあらわれてきた臭化物あるいは合成性の睡眠薬が，一般的なうつ病への治療選択になると彼は感じていた．ただ，不安をともなううつ病に対して臭化塩と麻薬性薬剤の併用を勧めるにとどまった[141]．同様に彼は，異なる予後をもつ臨床的に異なるうつ病の型があると考えていた．1913年までに彼はうつ病に対しメランコリーという用語を用いるのをやめていたにもかかわらず，この年の版の教科書でうつ病のある特殊な群にその用語を残したのである．それは，中年期以降のメランコリー性うつ病である[141]．彼はそれまでこの「退行期メランコリー」をまったく別の疾患とみていたが，1913年，このような年代のメランコリーもMDIの中に吸収することになった．しかし一方で彼は，この特殊な群だけは脳の構造的変化をともない，他のうつ病より予後が悪いと考えたのである[141]．

　MDIという，その後の精神医学の50年に強烈な影響力をもつ単一の疾患単位のいかめしい構造の中に，1つの外れた存在があった．MDIの一部とならなかった「心因性」うつ病である．これは，すでに述べたMDIの軽症型である「単純うつ病」とは違う．自律性のうつ病ではなく，MDIとは異なり憂うつをもとにして症状が生じるのではなく，患者は対人状況の変化に敏感に反応する．クレペリンは次のように書いている．

　　たくさんの患者が私のもとに紹介されてくる．深い悲しみを抱き言

葉少なで不安げな緊張を示すその患者たちは循環性のうつ病を思わせることがある。しかしやがて，（患者がおかしてしまった）重大な失敗と引き続く法的手続きのために生じた不快気分（Verstimmungen）が問題なのだとわかってくる。躁うつ病の軽症のうつ病は，健康な精神生活で起こる原因のある気分不快にとても似ているが，原因なしで生じるという本質的な違いをもつ。この種（心因性うつ病）の症例では，症状を正しく解釈するためには患者の病歴を欠かすことはできない[141]。

つまりこれは，今日大きく注目されてきた内因性／反応性の区別の始まりを告げる議論である。

クレペリンに関して最後に1つ記さなければならないことは，彼が人生の終わりのころになってすべてを元に戻したことである。1920年の論文で彼は，早発痴呆とMDIの間に高い壁を作ったことは誤りであり，両者は大きく重なるものであることを認めたのだ。この見解はもちろん，統合失調症様精神病と気分障害の混成といえる精神病性うつ病を考えるうえで決定的なものである。たしかにクレペリンは，2つの疾患には純粋型があり，一方は人格が解体していく患者であり，もう一方は回復する患者である，と主張した。しかし，彼はこうもいっていた。「精神病（Irresein）のもつ感情病と統合失調症の臨床型は，実際のところ，確立された病的経過を表現するのではなく，むしろ病的経過が生まれる心的領域を示したにすぎない」注9。

クレペリンはその主要な業績の中で，少なくとも，異なった疾患単位——脳に起因するMDIと反応性の心因性うつ病——の可能性を提起していた。その区別の目安となる気分反応性と予後についても考慮していた。さらに，1920年の再考によって，2つの別の疾患と想定した統合失調症と

注9) Emil Kraepelin. 1920. Die Ersheinungsformen des Irreseins. *Zeitschrift für die gesamte Neurologie und Pscyhiatrie* 62: 1-29, p.27 を引用 : "sondern lediglich die Gebiete unserer Persönlichkeit anzeigen, in denen sich jene abspielen."

感情病の重なりにも扉を開いたのである。したがってわれわれは，クレペリンとともにいま，独立した疾患単位として精神病性うつ病を考える途上にいるのである。

シュナイダー

1920年，ミュンヘン大学にいたクレペリンが自身の人生をかけた建築物を壊そうと考えていたころ，バイエルンを超えライン川を上り数時間列車に乗ったところにあるケルン大学に，ずっと若いクルト・シュナイダーがいた。シュナイダーは，「内因性」と「反応性」のうつ病を区別した。ただ，その2つの用語を作ったのは彼ではない。(1913年に精神病理学者カール・ヤスパースが「反応性うつ状態」の多さについて，シュナイダーもよく知る論文の中で言及している[116]。「内因性」という用語については，クレペリンが脳の実質そのものに要因がある精神病という意味で使った「内因性精神病」を借用したのである)。内因性と反応性の2つの概念を，うつ病の主要な類型として並べ提示したのが，シュナイダーである。

シュナイダーのいう反応性うつ病とは，必ずしも外的な出来事への反応ではなく，感覚に対する反応でもよかった。反応性うつ病は感情のレベルにあって，大きく支配するのは悲しみであった。これに対して，内因性うつ病はとにかく身体全部をまきこみ，感情を支配し閉じ込めてしまうというよりも，「生気（vitality）」の感覚を引き下げてしまう。シュナイダーにとってこの二分法の基本は，感情と，多くの自律神経症状を反映する生気の喪失との対比であった。この生気の概念は，ドイツ精神医学で長く親しまれており[注10]，シュナイダーは「自律神経系」のような専門的概念を使う代わりに「生気的感覚」とやや彩りをもたせるような表現をした。しかし現実には，生気はおおよそ自律神経機能を意味したのである。すなわち生気感情は，睡眠，食欲，血管の緊張，腸管機能，そしてほぼ自律的な

注10) [Carl Friedrich] Flemming. 1844. Ueber Classification der Seelenstörungen. *Allgemeine Zeitschrift für Psychiatrie* 1: 97-130, at p.100; "Vitalitäts-Energie," "Vitalitäts-Verletzungen."

制御を受けている同様の身体機能によって統制されていた。

「際立っていることは」とシュナイダーは書いている。「内因性うつ病では生気感情の障害が（反応性うつ病よりも）はるかに重要な役割をもつという事実である。われわれは，この身体と身体感覚の障害がしばしば完全に病像を支配し，この障害が気分の悲哀感に先行するばかりか悲哀感より長く続くことがあることを知っている」[250]。内因性うつ病が生気を喪失するとのシュナイダーの概念は，のちに「精神運動遅滞」または「精神運動障害」の中の遅滞と表されることになる。（精神運動障害は焦燥が強いこともある）。

シュナイダーは，精神病にはあまり関心をもっていなかった。したがって1920年の彼の著作は，うつ病の議論すべてを精神病から自律神経系に移すはたらきをもっていた。これは重大な変化であった。50年の間，精神医学は精神病性うつ病から興味を失うことになったのである。

モーズレイ

先を進める前に，これまでのドイツ人教授たちの行進から，ドイツ人ではない人物に少し目を移してみたい。その人物は直接「単純メランコリー」と精神病性の型を対比させてみせたが，その功績はのちの精神分析への熱狂のうちに忘れられてしまったのである。その人とは，ロンドンの財産家の開業精神科医ヘンリー・モーズレイである。彼の寄付金で造られた病院は，彼にちなんでモーズレイ病院と名付けられ，英国において最も権威ある教育研究機関となった。1867年の教科書『The Physiology and Pathology of the Mind（精神の生理学と病理学）』でモーズレイは，「悲しみと重苦しい感情をともなう妄想」で特徴づけられる「一部観念化した精神病」や「通常メランコリー」について記載した。「自己への重圧感は，悪魔や人や何らかの外からの作用によって圧倒されているのだという，あるいは自分の罪のために魂の救済は失われたのだという苦しい妄想に濃縮されていく」。明らかに妄想性のこのうつ病は，「妄想をともなわないメランコリー性うつ病，つまり単純メランコリー」を1つのバリアントとして

もつ「感情性精神疾患」と対照的である，とモーズレイは論じた[173]。それは，精神病性うつ病と非精神病性うつ病の対比の輪郭を巧みに示したものであったが，モーズレイの記載があいまいで系統的なものでなかったために忘れられたのである。

　それでは，1920年代をみていく。この時点では，うつ病の原因と性質に関して競合する2つの学派が完全に不一致であるために，精神科診断というレンズの上に油の膜が引き伸ばされ始めている。ここまでみてきたように，クレペリン派はMDIが内因性精神病であると考えている。それは知らず知らずのうちにあらわれ，身体すべてを打ちのめし，そしてしばしばまたはっきりした原因もなく消えていく。それは「自律的」である。一方，フロイトはうつ病を完全に反応性であると考えた。1916年の『Mourning and Melancholia（悲哀とメランコリー）』で彼は，うつ病は「愛の対象」喪失への反応に相当すると説明した。解決されない否定的な感情が内向していき，無価値感や絶望感や自傷念慮を生じるようになるのである[82]。

　クレペリン派とフロイト派は，まさに2つの並立した世界のようなものであった。しかし，精神分析が人気をどんどん集めると，それが第二次世界大戦後のアメリカの精神医学を文字どおり席巻し，患者の本当の疾患をみきわめるため綿密に症状を観察することを意味した「精神病理学」からは関心が失われていった。分析家にとって疾患はなく，あるのはさまざまな形の対処機制をもった精神内界の葛藤だけであった。

　たしかに，精神分析家もうつ病の「神経症性」と「精神病性」を区別したが，後者にはほとんど興味を払わなかった。前者こそ彼らの生計の手段である。ニューヨークの分析家オットー・フェニヘルが1945年に書いている。「神経症性うつ病とは，対象に生命に必要な（自尊心の）供給を無理に行わせる切羽詰まった試みであり，一方精神病性うつ病では現実の完全な喪失が実際に起きていて，統制する試みは超自我にしか向けられない」[73]。内因性などについてのクレペリン派やシュナイダー派の記述とは対照的なものである。

浮き沈みする概念

　1920年代から現代まで，概念としての精神病性うつ病の歴史は，その時どきの治療論次第で水面に浮き沈みする物語といってよいだろう。精神病性うつ病が他と違うものとして診断ができ治療できると考えられたときには表面に浮き上がり，そうでないときには沈んでみえなくなる。

　カール・ヤスパースは1913年，メランコリーは常に精神病性とは限らないと意見を述べた[116]。つまり，ヤスパースには内因性うつ病とメランコリーは同一のものであった。精神病性うつ病と，うつ病やメランコリーの他の型をためらいがちにでも鑑別する態度は，このゼロ地点から始まったのである。

　それはニューヨークで始まった。20世紀，ドイツ人教授や彼らが使うますます馴染みにくくなるドイツ語を脇目に，精神病性うつ病を初めて表舞台にとりあげたのは，アングロ・アメリカン系の精神病理学的分析の伝統であった。この精神病理学は，単純に患者を症状に基づいてカテゴリー分類しようとした。最初の試みは，1922年に2人のアメリカ人精神科医によって行われた。ニューヨークのオーガスト・ホック（元はスイス生まれ）とジョン・T・マッカーディであった。ホックはニューヨーク州立精神病院の前院長であった。ふたりは，クレペリンが「退行期メランコリー」と呼んでいたものや改善することの多い中年期の重症うつ病を，寛解しない老年期のある種の慢性的な精神病性メランコリーと区別しようとした。中年期の退行期メランコリーは4年以内に回復するのがふつうで，精神病性うつ病に相当し，彼らはこれを「躁うつ病」と関連づけていた。それより高齢の患者の退行期メランコリーはしばしば悪化傾向をたどる疾患で，認知症に至り，統合失調症にむしろ似ていた。ホックとマッカーディによれば，精神病性うつ病の若年者は，悲哀と抑制と罪責念慮を示す予後のよい群であり，それに対して老年期の退行期メランコリーは，「恐ろしい妄想と顕著な不安，しばしばぞっとするような幻覚をともなった。ときとして怪奇的な妄想に発展する心気傾向が強い」[107]。これは，精神病性うつ病

の予後良好の型と悪化をたどる老年期の脳疾患を分けようとする20世紀初めの際立った試みである。

　1920年代から1930年代の英国でも，うつ病が単一なのか，あるいは2つに分けられるのかという問題に，大きな関心が寄せられていた。モーズレイ病院の管理者だったエドワード・マポサーは，うつ病は単一，つまりクレペリンのMDIだけだと考えていた。しかし，彼がその考えを発表したある会合で，ペンシャーストにあるキャッセル病院のトーマス・アーサー・ロスが発言し，自分のみた「神経衰弱」とされた患者が，実は神経症と精神病性抑うつの混合であったことを述べ，その際「躁うつ」という用語も使った。「精神病性うつ病の患者は全体として，自分の現状を責める傾向があったが，神経症の患者は他人を責めるのが常だった」。神経症の患者には精神療法がよく奏効し，一方「躁うつ性精神病は，一定の経過をたどる疾患である」[注11]。

　この意見は，2つのうつ病があるとする考え方であった。英国の精神医学界は，神経学者でのちにオックスフォード大学欽定医学講座担当教授となるファルクハー・バザード卿が1931年に提案した用語である「自律性うつ病」と，「不安状態のうつ病」の違いの観点でそれを考え始めた。「神経の衰弱が目立つ症状に対して助言を求めてくる大多数の患者は，」とウィンポール通りの個人医院で診療していたバザードは言った。「不安神経症と躁うつ病という2つのカテゴリーのうちの1つである」。前者は不安と軽症うつ病の混合症例であり，後者は精神病性であった。「精神病性のうつ病は，いつも朝，最悪の状態になる。睡眠はよかったとしても，目覚めが恐ろしいのだ」，「自殺例は主として躁うつ性精神病の症例であった」とバザードは語った[注12]。

注11) T[homas] A[rthur] Ross, discussion, Edward Mapother. 1926. Discusssion on Manic-Depressive Psychosis. *BMJ* 2: 872-6; Ross's comment on pp.877-8.

注12) E. Farquhar Buzzard. 1931. Treatment of nervous exhaustion. *BMJ* 2: 753-4. バザードの患者が典型的に妄想的であったかどうかははっきりしない。彼は，「精神病」という用語を重症と同義語として使っていたかもしれない。しかし，「精神病」と「うつ病」のつながりが考えられていたのは明らかである。

しかし，英国の精神医学界にまもなく頭角を現したのは，マポサーのもとで1930年代のモーズレイ病院で学び，うつ病単一論者として認められていたオーブレイ・ルイスであった。同年代の中で卓越した臨床家であったルイスは，うつ病について分割することはできないと主張した1934年の論文で知られる[157]。ところが，ニューサウスウェールズ大学のレスリー・キローとその同僚らは，ルイスが1930年代初めにモーズレイ病院で治療した61人の患者の資料の群分析を1977年に行い，うつ病に少なくとも2つの明らかな下位亜型があることを見出した。内因性の群では「被影響念慮」の症状が2番目の重みをもつ要素であり，内因性の患者の大部分が精神病性であることを示唆した[130]。ルイス自身，晩年になって「精神病性」「反応性」「神経症性」を下位分類とするのが望ましいと述べている[156]。

このように，英国の精神病理学の伝統が，20世紀で最初に，他のうつ病の型に対比させて精神病性うつ病の概念を描き出したのである。

その後，精神病性うつ病は再び水面下に沈む。多くの重症のうつ病に，電気けいれん療法（ECT）は著明な効果をみせ，万能であるかのようにみえた。1938年にECTが導入された後は，うつ病の亜型分類にはブレーキがかかった。その分類も，1957年に重症うつ病への初の薬物療法となる三環型抗うつ薬（TCA）の導入で，ほとんど姿を消した。当時，内因性うつ病はすべて同等にイミプラミンに屈服したと信じられた。もっとも，のちにこれは本当ではないと知られることになる。このような新たな治療法に幅広い効果があるとしたら，独立した診断として精神病性うつ病を残す必要はどこにあるのだろうか？

さまざまな出来事が次のように展開した。ECTは1938年にローマ大学病院診療所にいたウゴ・ツェルレッティによって導入され，2年の間に，欧米のほとんどすべての基幹施設に広まった。1930年代後半，ツェルレッティの診療所で働いていたドイツ人精神科医ロタール・カリノウスキーが1940年にニューヨークに入った後は，彼がアメリカでのECTの主唱者になった。カリノウスキーはECTが，不安が入り混じった神経症性のものを除いて，あらゆる型のうつ病に同等に効果があると信じていた。「激し

い症状のある患者にショック療法は最高の効果をもたらす」と，彼は1944年に述べた。「精神病性のものに神経症性の症状が重畳する患者と性格的傾向を含んだ境界状態の患者は，治療効果が乏しい」。他の論文でも，重症の患者全例が改善していた[注13]。カリノウスキーは多くの著作の中で，精神病性のうつ病を特別な治療目標として選んで挙げるようなことは一度もなかった。

　有名なうつ病評価尺度を1960年に考案し，その名前にもなっているリーズ大学のマックス・ハミルトンは，ECTの強力な賛同者であった。彼は「精神病性と神経症性」とか「内因性と反応性」というようなうつ病の類型を容認していなかった。彼は，それらを全部「偽のカテゴリー」と呼んだ。すべてのタイプが同じように重症になりうるはずで，いろいろなカテゴリーとECTの効果には何ら関係はない，と彼は論じた[注14]。

　最初のTCAであるイミプラミンがスイスで1957年に，アメリカで1959年に導入されると，内因性うつ病，メランコリー性疾患，精神病性疾患の間の線引きはさらになくなっていった。1959年にモントリオールのマックギル大学で開かれたイミプラミンに関する大きな会議（ガイギー〈現在のノバルティス〉社主催）では，次々に発言する人たちの話の内容は基本的に，ワンサイズですべて大丈夫だ，というものだった。ファーンハーストのデラウェア州立病院のフリッツ・フライハンは，躁性うつ病でも退行期うつ病でも精神病性うつ病でも，患者はほぼ同様に50〜60％がなんらかの改善を示したと述べた[83]。ウィーン大学のハンス・ホフは，「真の内因性」うつ病の患者のほとんどにイミプラミンが有効であったと語った。50％が回復し，35％は大幅に改善したという[109]。「内因性」をこれ以上区別することは，必要なかった。（第7章で述べるが，今日TCAは治療の第一選択にはなっていない）。

注13) Lothar B. Kalinowsky, in discussion, in Kalinowsky et al. 1944. Electric convulsive therapy of the psychoneuroses. *Arch Neurol Psychiatry* 52: 498-504, p.504 を引用。

注14) Max Hamilton. 1974. Prediction of response to E.C.T. in depressive illness. In J[ules] Angst (ed.) *Classification and prediction of outcome of depression (1973 symposium)*. Stuttgart: Schattauer, pp.273-9, discussion comments on p.286. を参照。

このように，1960年代の精神医学の本流の中では，精神病性うつ病はその視野から消えていたのである。内因性うつ病と神経症性うつ病を明確に区別した1960年代のいくつかの英国の要素分析の論文においても，精神病性にはほとんど言及されていなかった注15)。1968年に出たDSM-Ⅱでは「精神病性」という言葉は，実際は「重症」の同義語として用をなしたのみで，現実検討力の喪失を意味するものではなかった。ドン・クラインが振り返ったように，DSM-Ⅱが感情性精神病と呼んだのは，実は「単なる重症内因性気分障害」のことであった[136)]。

ワシントン大学と結びつきが強く，のちにアメリカ精神医学で生物学的な論点を最も主導したセントルイス学派もまた，うつ病の精神病性の型には興味をもっていなかった。学派のリーダーであるサム・グーゼ，エリ・ロビンス，ジョージ・ウィノカーは，うつ病の「原発性」と「二次性」の分類を推し進めていて，「精神病性」という限定語句は過去に考えもなく使われたものだとしてまったく認めていなかった。グーゼは，臨床研究で精神病性症状を生じたうつ病患者が独自の特徴を何も示さないことを見出した。「この結果は，精神病性の有無に基づいて感情障害を分類することの妥当性を支持しなかった」[102)]。

セントルイス学派の門下生に，のちの「アイオワ500症例」研究の立案者の1人となるミン・ツァンがいる。この研究は，1935年から1944年の間にアイオワ大学精神病院に入院した患者の記録を後方視的に解析し，患者のその後の経過を追跡したものである。ツァンは，「典型的でない統合失調症」の85症例に戸惑っていた。やや誇張していうなら，「精神病性う

注15) 以下を参照。L. G. Kiloh and R. F. Garside. 1963. The independence of neurotic depression and endogenous depression. *Br J Psychiatry* 109: 451-63; M. W. P. Carney, M. Roth, and R. F. Garside. 1965. The diagnosis of depressive syndromes and the prediction of E.C.T. response. *Br J Psychiatry* 111: 659-74. しかし，後者の論文の著者らは，とくに精神病に注目し，それが内因性うつ病と明確に関連していると考えていた。1980年にバーナード・J・キャロルとミシガン大学の同僚らは，デキサメサゾン抑制試験（DST）への陽性の（異常な）反応をもとに，非内因性うつ病とは別の独立した診断単位として内因性うつ病の存在を改めて言明した。Carroll et al. 1980. Diagnosis of endogenous depression: Comparison of clinical, research and neuroendocrine criteria. *J Affect Disord* 2: 177-94.

つ病」の診断がまともに叫びを上げているのに，彼はそれを使わず，代わりに精神病とうつ病の非常に奇妙な混成に困惑したことを記している[306]。

セントルイス学派のもう1人の門下生は，臨床上の印象よりも「操作的な基準」（考えられる症状のリスト）に基づく精神疾患の分類について1972年に発表した論文で有名なその筆頭著者ジョン・フェイナーである。フェイナーの疾患分類では，精神病性うつ病はほぼ消え去った。（この基準作成の仕事には，セントルイス学派の多くがかかわっていた。フェイナーは在職期間をもう終えようとしていたが，ロビンスとグーゼの心遣いで彼が筆頭著者になった）。この「フェイナー」（またはロビンス-グーゼ）基準では，大症状の3つの群が「一次性感情障害」の診断に必要とされる。うつ病診断「確定」のために8つの基準項目のうち5つが必要となる中間の群では，精神病性は基準の6項目にこっそりと持ち込まれていた。すなわち，「自責感または罪責感（どちらも妄想的な場合がある）」[72] と。つまり，精神病はセントルイス学派のうつ病診断からはなくなったのである。

精神病性うつ病はまた治療論からも消えた。1960年代の精神薬理学の開拓者の1人であるレオ・ホリスターとジョン・オーバーロールにとって，たしかに，うつ病に薬剤の反応性の差は存在した。イミプラミンは制止型タイプのうつ病に，チオリダジンは不安の強いタイプにそれぞれより適応があるというようにである。しかし，精神病性のものは，彼らの考えるタイプには入っていなかった[110, 200]。ゲリー・クラーマンとジーン・ペイケルがコネチカット州ニューヘブン大学で1970年代初めに行った抗うつ薬の大規模試験で，うつ病のどの群もTCAに対する治療反応に有意な差がないことが示された。その群のうち1つに，「精神病性うつ病」もあった[注16]。

この種の研究が出れば出るほど，精神病性うつ病は消滅していくかのようにみえたのである。

注16) G. L. Klerman, E. S. Paykel, and B. Prusoff. 1973. Antidepressant drugs and clinical psychopathology. In Jonathan Cole et al. (eds) *Psychopathology and psychopharmacology*, Baltimore: Johns Hopkins, conference in 1972, pp.177-93, p.186 を参照.

DSM:「大うつ病」の下位分類としての精神病性うつ病

1970年代にはまた，DSM-Ⅲとして1980年に世に出るAPAの診断ガイドの劇的な新版が起草されていた。このガイドは，精神病性うつ病への関心が臨床家の間で高まっていたにもかかわらず，基本的には精神病性うつ病を葬った。なぜそのようなことになったのだろうか？

話は，米国立精神衛生研究所（NIMH）が1960年代に資金を出すと決定した「うつ病の精神生物学」の大規模共同研究計画にさかのぼる。NIMHでのこの計画の責任者だったマーティ・カッツは，資金を投入し，計画をスタートするための大きな会議をバージニア州ウィリアムズバーグで開くことを1969年に同意した[注17]。そのころエール大学にいたゲリー・クラーマンがこの計画の筆頭研究者であった。クラーマンは，グーゼとロビンスの「いかにしたら診断を妥当なものにできるか」についての考察に感銘を受け，ウィリアムズバーグに2人を招待し，クラーマンとロビンス（グーゼはこなかった）と他の数人の研究者たちは，ずっと精神分析用語のぬかるみから抜け出していないうつ病の診断を考え直すことで一致した[注18]。クラーマンは，うつ病の診断はエビデンスに基づくべきだと考えた[注19]。

デイビッド・ヒーリーが，このウィリアムズバーグでの会合の背景を書いている。

注17) T. A. Williams, M. M. Katz, J. A. Shield Jr. (eds) 1972. *Recent advance in the psychobiology of depressive illness: Proceedings of a workshop sponsored by the Clinical Research Branch, Division of Extramural Research Programs, National Institute of Mental Health, hosted by the College of William and Mary in Virginia, Williamsburg, Virginia, April 30-May 2, 1969*. Washington, DC: GPO; DHEW Pub. No. [HSM] 70-9053.

注18) スピッツァーのセントルイス学派への旅については，以下を参照。Samuel Guze, interview. 2000. The neo-Kraepelinian revolution. In David Healy (ed.) *The pscyhopharmacologists*, vol. 3. London: Arnold, pp.395-414. とくにp.404. The Robins-Guze paper on diagnosis appeared in 1970 as Establishment of diagnostic validity in psychiatric illness: Its application to schizophrenia. *Am J Psychiatry* 126: 983-7.

注19) Myrna Weissman, interview. 1998. Gerald Klerman and psychopharmacology. In David Healy (ed.) *The psychopharmacologists*. Vol. 2 London: Altman, pp.521-42. とくにpp.528-31を参照。

NIMHの共同研究計画は，ジョー・シルドクラウトのうつ病のカテコラミン仮説（うつ病がカテコラミン神経伝達物質であるノルエピネフリンの欠乏によって生じるとするもの）を検証することが狙いだった。ある段階でのカテコラミン仮説は，簡単に検証できると思われた。しかし，ウィリアムズバーグでの会合で，どんな生物学的な検証でもそれを意味あるものにするためには，比較的均一な患者群を集めることが必要であることが確認されたのである。これは，共通言語を研究者たちに求めるものであり，この計画に2つ目の部門が必要となった。診断基準を考える部門である。(D. Healy, 私信, 2005)

　クラーマンは1973年に，うつ病の診断に関する研究グループの見解をまとめた。彼は，クレペリンのMDIからの自然な発展となる「単極性／双極性」の二分法を援用した。当時この研究をしていたのは東ベルリンのカリテ病院のカール・レオンハルトとスウェーデンのカルロ・ペリスであった。クラーマンは，英国でのうつ病単一論と二分論の議論にも言及したうえで，「うつ病を異質なものの集まりとみなすのが現在の潮流だ」と論じた[注20]。

　ニューヨーク州立精神医学研究所のボブ・スピッツァーは，かつてセントルイス学派から講演に招かれていた。彼は，心理統計学と精神分析学の経歴をもっていたが，当時までうつ病にはほとんど関心をもっていなかった。しかし，ロビンスやグーゼとの会合が彼の好奇心を引き出し，3人はその共同研究において診断的側面を進展させることで一致した。スピッツァーは，1972年のフェイナーの基準には満足していなかった。うつ病はもっと十分に考えられ分類されてよいはずだと思っていた。彼らは，精神疾患の調査用診断基準（Research Diagnostic Criteria；RDC）の研究の中で，フェイナーの基準に盛り込まれていたもの以外の疾患も考慮に入

注20）注16を参照。

れることにしたのである。

　スピッツァーとロンビンスは1975年,「大うつ病性障害」を「焦燥性」,「内因性」など10の下位分類に分けるという内容のRDC予備研究版を発表した。その分類の1つに「精神病性」があったが,それは単に精神病の存在をさすだけのものだった。著者らは精神病性を（DSM-Ⅱと異なり）重症度の尺度としてはみておらず,また「神経症性」とのシーソーの反対の極ととらえてもいなかった[275]。彼らはまた,「小うつ病」と「統合失調感情障害, うつ病型」というより細やかなカテゴリーも用意した。うつ病の類型分類の点からすれば,これは, 1980年に登場する粗削りなDSM分類を科学的にはほとんど当惑の対象としてしまう「目にも止まらぬ速攻」のようなものであった。このRDCの最終版は, 1978年に出版された[274]。（同様に, RDCは大うつ病の診断に必要とされる持続期間をフェイナーの1ヵ月から2週間に短縮していた。この違いは実際上はとてつもなく大きな開きであった）。

　その間に,まったく異なる導火線に火が点けられようとしていた。ウィリアムズバーグ会議とセントルイス学派のワシントン大学とは無関係に,ワシントンのAPAの指導者たちは,クラーマン,スピッツァー,ロビンスと同じように精神医学の混乱を感じていた。新たな疾患分類あるいは診断の図式が求められていた。それは, DSM-Ⅱのような精神分析的概念に依拠した傾向の強いものでなく,また薬局の棚から他の薬を一掃するほど新たな精神科薬剤がなだれを打つ中で治療特異的な下位分類を特定する何らかの努力を示したものでなくてはならない。1973年3月, APAの医学統括責任者であるウォルター・バートンは,この再評価を始めることを決定した。それは彼自身が信じるものをあまり評価しないことに通じる作業だった。そして1974年, 2人の科学史家が書いているように, APAの「若きトルコ人」メルビン・サブシンとテオドール・ミロンが,スピッツァーに対しDSM-Ⅱ改訂の専門委員会を率いるよう求めたのである[132]。（彼らがスピッツァーを選んだのは,同性愛を精神疾患のリストから外す1973年のスピッツァーの運動が指導層の目を引いたからである[注21]）。

1970年代後半を通して，この専門委員会は，RDCとはまったく別に，精神分析医の手から精神科診断をもぎとるための理論的，そして政治的な仕事に取り組んだ。

専門委員会で，「メランコリー」と「精神病性うつ病」は，うつ病分類番号の「5桁目」の修飾語句に格下げとなった。（APAの過去記録に保存された文書では，議論の中で「精神病性うつ病」という用語には事実上一度も言及されていなかった）。内因性うつ病は，抹消された。うつ病は全体として，RDCの豊富な分類から「大うつ病性障害」という単一の疾患へ縮小されたのである。「気分変調症」は，分析医たちへの理解を示すのに後で思いついたようにDSM-Ⅲの公表直前に付け加えられた。（このマニュアルには，双極性障害と適応障害もまた加えられた）。このように，DSMではうつ病単一論者たちが勝利を得たのである。RDCへの強い批判が，ロビンスとスピッツァーの亀裂と，ロビンスの事実上のDSM作業工程からの撤退に多少関係していたかもしれない。のちにロビンスは，その工程をさげすむ見解を述べている。

早い段階で，専門委員会は「精神病」と「神経症」と両者の区別を放置することを決めていた。（ゲリー・クラーマンの未亡人であるミルナ・ワイスマンによると，疾患分類の考案者たちは，1970年に発表されたゲリーとジーン・ペイケルの見解，すなわちうつ病は軽症の外来患者から重症入院患者までなだらかに連続したもので，その途中に境界点はないという考えに影響を受けていた[注22]）。1974年9月の専門委員会のニューヨークでの会合で，スピッツァーは実は自身のものである見解をまとめ，それを専門委員会の統一見解であると説明した。

注21）この出来事については，Robert Spitzer, interview. 1973. A manual for diagnosis and statistics. In David Healy (ed.) *The psychopharmacologists,* vol. 3 London: Arnold, pp.415-30 を参照。

注22）Myrna Weissman, interview. 1998. Gerry Klerman and Psychopharmacology. In David Healy (ed.) *The psychopharmacologists,* vol. 2, pp.521-42, at pp.522-3 を参照。クラーマンは1992年に没している。「患者の特徴，とくに疾患の重症度と慢性度」の観点によって「外来患者から入院患者設備への勾配」が単にあるだけというクラーマン-ペイケル理論の最初の明確な表明については，E. S. Paykel, G. L. Klerman, and B. Prusoff. 1970. Treatment setting and clinical depression. *Arch Gen Psychiatry* 22: 11-21 を参照。

一致したのは，「精神病」と「神経症」は修飾語としては有益かもしれないが，疾患分類指針としては有益ではないということである。精神病という用語は，使用に際しあいまいになる。かつて精神病として表現された状態は，観察したときに精神病性でない人にも認められる可能性がある。神経症は，理論上の成因を示す用語（精神分析において）で，多かれ少なかれ安定状態を指し示すものであり，それでは一次性のエピソードや一過性の行動と考えられるものを十分に分類することはできない。

　スピッツァーは，「抑うつ神経症として知られてきたものは，感情障害に含めるべきだ」とも述べ，その結果，精神分析が最も大事にしていた診断を奪い去ろうとしたのである[注23]。

　DSM-Ⅲ分類は，抑うつ神経症をどう処理するか，決めることができないところに苦しさがあった。結局，「小うつ病」のような表現にちょっと寄り道した後，上述したように，「気分変調症」と呼ぶことを決めたのである。精神分析医たちは，この変更にひどく怒った。それは，(a)「神経症」の用語が消されたことと，(b)感情障害というのはほぼ精神分析医の守備範囲でなくなり，薬物療法でまず治療できるものだからであった。

　専門委員会の中では，「内因性」と「精神病性」の廃止の決定が大きな不満を生み出していた。精神医学研究所でスピッツァーの同僚であったアーサー・リフキンは，手を加えるのは，いくつかの専門用語につき若干だけにすることを提案し，次のように言った。「もちろん，これらは真の内実（内因性，慢性気分変調，落胆反応）よりすべて好ましいというわけではないが，大手術よりは小手術が望ましいと思う」[注24]。この種の膨大な数の発言が聞かれた。年配の精神科医たちは，長年の経験から知る内因

注23) [Summary]. 1974. Task force on nomenclature and statistics, meeting of September 4, 5, 1974 in New York, APA Archives, Professional Affairs, box 17, folder 188, p.5.
注24) Arthur Rifkin to Robert Spitzer, March 30, 1978, APA Archives.

性のような概念を直感的に取り戻そうとし，うつ病の複雑な病像を，「大うつ病」というすべてを覆い尽くす用語で均一化することに警告を発していた。

このマニュアルがほぼ承認される情勢にあった1979年2月，ミシガン大学のバーニー・キャロルが，スピッツァーに最後の警告を投げかけた。この「大うつ病」カテゴリーはかなり「内因性」（この用語は気分の自律性を表すものとして使われていた）のように聞こえるが，「相当数の非内因性うつ病の患者」をあなたは加えた，とキャロルは言った。キャロルによれば，内因性とは精神病性も意味し，「本当に病的な罪責感（単にやる気がなくなる自責感ではない）」が出現しうる。しかし，多数の非精神病性の患者が，DSMの大うつ病になる資格がある。キャロルは，慧眼というべき言葉で締めくくった。「私はこの修正を，これ以上ないくらいの切迫した思いで心から提案している。もし大うつ病という一元化カテゴリーをこのままにするなら，あなたは自分自身（と，ほかの皆）に多くの嘆きの種を買うことは確実になるのだ。疑う余地のないことは，「うつ病」に2つの区別できる型が現実にあり（強調は原文のとおり），医師が臨床においても研究においてもその識別をすることが不可欠であることだ」注25。（キャロルはのちにこの問題を振り返り次のように書いている。「うつ病の型を鑑別しなければ，精神病理学でも遺伝学でも生物学でもどれに関して語っても，その内容はどれにもあてはまるかのようになってしまう。いったんこのような態度が広く伝わったら，治療学と臨床薬理学は混沌の場となってしまう」42)）。

1980年，DSM-Ⅲが発表された。精神医学史上意味をもつ2つのうつ病は，単一のカテゴリーである大うつ病としてしわくちゃに丸められていた。「精神病性の特徴」が，メランコリーと並んで大うつ病の特定用語になった。この分類は，DSMシステムの中に定着し，1994年のDSM-Ⅳまで続くこ

注25）Bernard J. Carroll to Robert Spitzer, February 19, 1979, APA Archives, Williams Papers, *DSM*-Ⅲ-R, *DSM*-Ⅲ files, box 1. Major depressive disorder.

ととなった[注26]。ゴードン・パーカーが後年評価したとおり，バーニー・キャロルは正しかったのである。「実は『大うつ病』は，偽のカテゴリーであった。それは，うつ病の複数の表現型を事実上均一化してしまった。それぞれの表現型は別々の治療介入に対し対応して異なる反応率を示す可能性が高かったのにもかかわらずである」[206]。

独立した疾患としての精神病性うつ病

　精神病性うつ病が独自の疾患として回帰したのは，うつ病の新たな生物学的指標となる，1972年以来バーニー・キャロルが唱えたデキサメサゾン抑制試験（DST）の発見からであった[注27]。デキサメサゾンは人工のステロイドである。副腎の皮質すなわち外表層は，天然のステロイドであるコルチゾールを産生している。人がデキサメサゾンの注射を受けると，この人工的なステロイドにより，脳の視床下部から下垂体に，体内にはステロイドが十分であるとの信号が伝わり，下垂体は副腎皮質にコルチゾール産生をやめるよう指令を出す。その結果，コルチゾール濃度は正常の人の場合低下する。これが「抑制」である。これに対して，重症のうつ病の人では，デキサメサゾンの注射をしても，視床下部-下垂体-副腎の回路をさえぎることができない。コルチゾール濃度は高いままであり，「非抑制」となる。キャロルは，重症うつ病の指標は，デキサメサゾンに対するコルチゾールの非抑制であると主張した。このDSTは，1980年代の精神科で

注26）*DSM-IV*もまた，緊張病性の特徴を大うつ病の特定用語として加えた（p.376）。

注27）B. J. Carroll. 1972. Control of plasma cortisol levels in depression: Studies with the dexamethasone suppression test. In Brian Davies et al. (eds) *Depressive illness: Some research studies*. Springfield, IL: Thomas, pp.87-148 を参照。また，以下も参照。Carroll and George C. Curtis. 1976. Neuroendocrine identification of depressed patients. *Aust NZ J Psychiatry* 10: 13-21; B. J. Carroll, G. C. Curtis, and J. Mendels. 1976. Neuroendocrine regulation in depression. *Arch Gen Pscyhiatry* 33: 1039-57; Carroll. 1977. The hypothalamus-pituitary-adrenal axis in depression. In G. D. Burrows (ed.) *Handbook of studies on depression*. Amsterdam: Excerpta Medica, pp.325-42; B. J. Carroll, M. Feinberg, J. F. Greden, and J. Tarika. 1981. A specific laboratory test for the diagnosis of melancholia. *Arch Gen Psychiatry* 38: 15-22.

は広く使われるようになった（その後この試験に皆が関心を示さなくなったことは，重大な過ちであったとする研究者もいる）。

精神病性うつ病の患者は，デキサメサゾンの抑制が非常に乏しく，コルチゾール濃度は高いままであった。非精神病性のメランコリー（内因性うつ病）では，抑制の度合いはいろいろに変化した。非メランコリー性のうつ病では，容易にデキサメサゾンでのコルチゾール濃度の抑制がみられるが，投与後まもなく正常濃度に戻る傾向があった。多くの信頼性の高い研究がこのことを支持した。1987年，チャペルヒルのノースカロライナ大学のドゥワイト・エバンスとチャールズ・ネメロフは，なんらかのうつ症状をもった166人の入院患者の連続症例を研究した。そのうち104人が大うつ病であり，この内訳は次のとおりであった。

・62人は，メランコリーではない大うつ病
・23人は，メランコリー性大うつ病
・19人は，精神病性の大うつ病

この研究では，デキサメサゾン1 mgを午後11時に経口で投与し，翌日の午後4時に採決して，血清コルチゾール濃度を測定した。コルチゾール濃度5 μg/dl以上がDST非抑制と定義されていた。大うつ病の104人の中で，血清コルチゾール濃度が高かったのは，以下の比率であった。

・精神病性大うつ病では95％
・非精神病性のメランコリー性大うつ病では78％
・メランコリーでない大うつ病では48％

166人の患者の中には，「大うつ病」の基準を超えておらず単に「うつ症状」を呈するだけの者もいた。その中でコルチゾール濃度が高値なのは14％しかなかった[71]。

これと同様の研究がいくつもあった[注28]。それらは，メランコリー性のうつ病が非メランコリー性のうつ病とは似て非なるものであり，メランコリーの中の精神病性の型もまた，生物学的に別物であるという，劇的な事実を示すものであった。

また，精神病性うつ病は，治療に対する反応性とコルチゾール代謝ばかりでなく，予後の点でも異なるということもわかった。

　妄想性うつ病の患者が他のうつ病よりも自殺することが多いかどうかについて，議論が起こった。たとえばMDIは，きわめて危険な疾患と考えられている。では，妄想性うつ病はそれ以上に危険なのであろうか？

　簡単に言えば，そのとおりである。確定的な答えは，チューリッヒ大学の精神科教授であるジュール・アングストらにより，2002年に提示された。アングストは並はずれた規模の研究計画を実施し，1959年から1963年の間に大学病院に入院した400人を超える患者について，ほぼ40年間，1997年まで経過を追った。患者のうち76％は亡くなっていた。この亡くなった305人のうち，少なくとも44人が自殺によるものであった。しかし，うつ病は事故や心臓病のような他の患者の多くの死にも影響していたであろうと考えられた。全体の死亡率は，一般人口の死亡率よりも61％高かった。アングストは，これらの患者のうち何人が妄想性であったかを追跡はしていなかったが，全患者のうち61％は精神病性のエピソードを経験していた。つまり，この患者群には精神病症状が広く浸透していたとみられる[注29]。

　総合すれば，自殺率では，これらの患者は一般人口と比べて18倍高かった。ここでは妄想性うつ病全体をみているので，その予後は大体においてよくないものである。ただうつ病の中でみると，単極性の方が双極性よりも2倍以上自殺率が高く，これはこの2疾患について伝統的に信じられてきた相対的致死率とは逆の結果であった。さらに，すべてのうつ病患者が，観察が1997年に終わるまで，退院後も連続して自殺の危機にさらされて

注28）たとえば以下を参照。J. C. Nelson and J. M. Davis. 1997. DST studies in psychotic depression: A meta-analysis. Am J Psychiatry 154: 1497-503 の著者らは，19ある研究の分析から，非抑制という結果が非精神病性うつ病患者で41％だったのに対し，精神病性うつ病患者では64％であったことを見出した。メランコリーでは，非抑制は36％だけで，非メランコリーの「大うつ病」――異質な群からなるDSMの種別――の外来患者では，非抑制は12％にすぎなかった。

注29）F. Angst, H. H. Stassen, P. J. Clayton, and J. Angst. 2002. Mortality of patients with mood disorders: Follow-up over 34-38 years. J Affect Disord 68: 167-81. 「61」という数字が繰り返されるが，原文の記述どおりである。

いた。すなわち、退院後の経過期間にかかわらず、毎年一定の割合で自殺者が出ていたのである。(この事実が維持療法に関して教えるものはきわめて大きい。うつ病は、多くの人にとって生涯の病であり、常に警戒することを求められるのである)。「この患者たちが自殺を図ったのは自然な成り行きである」と、ある英国の精神科医は書いた。「彼らは、天国に行くことを願ったのではなく、地獄から逃れようとしていたのである」[221]。ことの本質は、精神病性うつ病が明らかに他とは異なる予後をもつであろうということである。つまり、もしうつ病で入院してしまったら、高齢まで生きられるチャンスは、心配症で神経質なだけの隣人たちよりずっと少ないのである。

　1960年代以降、治療の第一選択であったTCAが効かない重症のうつ病患者が多くあらわれてきたため、精神病性うつ病に言及されるようになってきた。1965年、ボストンでのある症例検討会でクラーマンは、「モノアミン酸化酸素(MAO)阻害薬とイミプラミンを使って、患者のほぼ半数でよい結果を得たが、残りの半数はあまり反応していないようだ」[注30]と語った。

　とくに精神病性うつ病の場合、この新たな薬剤が期待できないとわかってきた。1961年、ローザンヌ大学病院の外来精神科のシュナイダーらは、ガイギー社の新しい抗うつ薬オピプラモール(Insidon)のうつ病への臨床試験を行っていた。オピプラモールは、内因性うつ病の患者の62％に改善がみられ、うつ病のある型にはよく効いた。しかし、「抑うつ性統合失調症」や精神病性うつ病の患者では、8人のうち1人しか効果がなかった[253]。1961年にフリッツ・フライハンは、罪責感と妄想を含むうつ病の「観念化症候群」は、メランコリーや焦燥と比べて抗うつ薬の効果が少ない、と指摘している[84]。ロンドンのスプリングフィールド病院で50人のうつ病患者の試験を行ったチャールズ・フリードマンは、「罪責感と無価値感

注30) Gerald Klerman, discussion. 1966. In Philip Solomon (ed.) *Psychiatric drugs: Proceedings of a research conference held in Boston*. New York: Grune & Stratton p.89.

がはっきりと妄想として存在するまちがいなく最重症の群の8人の中で，イミプラミン（トフラニール）に有意な反応を示した者はひとりもいなかった。一方，そのうちの5人はその後施行したECTが効果があった」[注31]と語った。2年後，アンソニー・ホーダンは，イミプラミンとアミトリプチリンを比較した英国での別の試験で，同じ結果を認めた。イミプラミンは妄想を示したうつ病に効果はなく，アミトリプチリンもほとんど効果はみられなかったのである。「明白な抑うつ性妄想をもったうつ病患者には，ECTを行うべきだ」とホーダンは述べている[112]。

これらは，重要な初期の試験結果である。それは，新しく登場した薬剤では効果がなくECTが効く別の症候群がそこにあることを示唆していた。このように識別される治療反応性が，独立した疾患単位を教えているのである。薬物療法が効かないことを背景に，精神病性うつ病に対するECTのこの効果こそが，当時の潮流に赤信号を灯したのである。われわれが論じているのは，「独自の」疾患なのである。

しかし，ECTは長きにわたり汚名の中に埋もれていた。たいていの医師にとって，ECTは吸血ヒル療法と同じようなもので，うつ病の患者に行おうという気にはなるものではなかった。1970年代後半になってやっと，けいれん療法を埋もれさせていた強い非難が弱まり始め，精神医学がまともに向き合うようになった。ちょうどその時期に，ニューヨーク州立精神医学研究所のサンディ・グラスマンが登場する。

1975年，41歳のグラスマンは，薬物代謝に関心をもっていた。研究所のジム・バレルという化学者が，血中のイミプラミン濃度を測定する手技を開発しており，グラスマンは早く代謝される方が代謝が遅いよりもイミプラミンの臨床上の反応がよいかどうかを確かめようとしていた。（この

注31) C. Friedman, M. S. De Mowbray, and V. Hamilton. 1961. Imipramine (tofranil) in depressive states: A controlled trial with in-patients. *J Mental Sci* 107: 948-53, p.952から引用。また，A. S. Friedman, S. Granick, H. W. Cohen, and B. Cowitz. 1966. Imipramine (tofranil) vs. placebo in hospitalized psychotic depressives. *J Psychiatr Res* 4: 13-36 の著者らも，精神病性うつ病の入院患者に対して，イミプラミンの効果がプラセボに勝ることはないとした。両群の患者とも，ほぼ4分の3は改善した。

種の代謝は，遺伝的な制御を受けていると思われた。それを彼は知ろうとした)。「以前からあるこの三環系薬剤は，おそらく作用時間のうち3分の2の間は効果がある」。インタビューに答えてグラスマンは言った。「問題は，代謝の仕方に個人差があるため，効かない時間が多くなることだ」[注32]。

グラスマンは注意深く，統合失調症様の症状の人を除外することに集中して患者を集めた。抗うつ薬は統合失調症には効果がないと考えられたためである。「ざっくばらんな表現をするが，少しおかしいというようなところがあれば，また過去に抑うつ的ではないのに精神病性の症状があったら，私はその人を除外した」。

グラスマンは，ECTのことも知っていた。アルバート・アインシュタイン医学大学でのレジデントのときによく知るようになったのである。彼はそこで精神療法についても教え込まれた。「正直にいうと，それは私のうぬぼれに一撃をくれるものになった。この大学で人を治そうと精神療法を懸命に学んだ。しかし，本当によくなったのはECTを受けた人だけだった。レジデント1年目の最後に確かに思えた唯一のことは，私は患者を悪くすることはできるということだった」。

このようにしてグラスマンは，自らの血中濃度研究の中に，うつ状態でないときには妄想を認めない患者に限って，妄想の患者も加えた。

「とにかく，私たちはこの病棟でじっとしていた。血中濃度がどの程度かを知ることもなく，私たちはそのことに盲目だった。わかっていたことは，患者たちが皆トフラニールを実際にのんでいて，人により血中濃度が高い人も低い人もいるということだけだ。臨床の中で私の心を強く打ったことは，妄想性うつ病の患者は誰もよくならなかったということである」。グラスマンはのちの論文で次のように報告した。「4週間の服薬期間の終わりに，13人の妄想性の患者のうち3人は，イミプラミンに治療的反応を

注32) この研究は，以下の論文で発表された。J. M. Perel, J. Mendlewicz, M. Shostak, S. J. Cantor, and A. H. Glassman. 1976. Plasma levels of imipramine in depression. *Neuropsychobiology* 2: 193-202; Alexander H. Glassman et al. 1977. Clinical implications of imipramine plasma levels for depressive illness. *Arch Gen Psychiatry* 34: 197-204.

示した。これに対して，21人の非妄想性の患者のうち14人がイミプラミンに反応がみられた。これは有意な差である」。グラスマンはその後，効果がみられなかった精神病性の患者にECTを施行し，10人のうち9人が改善した。この論文で彼は，「妄想性うつ病の患者をTCAで治療することは，彼らの苦しみを長引かせ，自殺の危険がある時期を長くし，不必要にTCAの毒性にさらしてしまうことになる。われわれの経験によれば，このような患者の治療にはECTを選択すべきである」と結論づけた[94]。

ところが，本当にグラスマンの心をざわめかせたのは，精神病性うつ病に対するECTの効果ではなかった。それはずっと前から知られていたことであった。彼をとらえたのは，治療反応性から考えて，精神病性うつ病が独立した疾患なのかどうか，という点であった。彼は，系統的に妄想性うつ病を調査し始めた。たとえば，精神病性うつ病の患者の血清ノルエピネフリン濃度は，非精神病性うつ病の患者よりずっと高かった。彼はその結果をボストンのジョー・シルドクラウトに送った。シルドクラウトは言った。「あなたはミスをしたに違いない。彼らのノルエピネフリン濃度が高いなどということが現実にあるはずがない」。グラスマンはその後，当時ハーバード大学にいたアラン・シャッツバーグに，妄想性うつ病患者のコルチゾールの高濃度についても尋ねた。この結果，妄想性の患者は非妄想性うつ病の患者と比べ，過去の病相が少なく，異なった生化学的組成をもち，精神運動抑制もずっと強いことがわかった。1981年のArchives of General Psychiatry誌の論文で，サンディ・グラスマンとスティーブ・ルースは次のように述べている。「総合すると，このような観察から，単極性うつ病を妄想性と非妄想性に分けることの意義を示す証拠がますます増えている」[93]。精神病性うつ病がおそらくは異なった疾患であることをうまく言ったものである。

イミプラミン反応性の論文から2年後，グラスマンと，同じニューヨーク州立精神医学研究所のシェパード・カンターは，妄想性うつ病が「独自の」疾患であると論じた。1977年のBritish Journal of Psychiatry誌の論文でカンターらは，妄想性うつ病に対するECTと薬物の効果についてレ

ビューした後,「妄想性うつ病の患者に対するTCAの相対的な反応の悪さは,彼らがなんらかの生物学的な点で非妄想性うつ病の患者と異なることを示すものであろう。……こうした理由で,妄想性うつ病の患者は,一次性抑うつ障害として妄想以外の点では均質だと考えられている集団から外すべきである」と述べた[125]。

　ECTの効果の報告には,大きな抵抗があった。専門的見解を示す重要な団体が,進むべき道として精神薬理学を信じようとしたからである。1978年,精神医学研究所でグラスマンの同僚であったフレッド・キットキン,ドン・クライン,アーサー・リフキンが,グラスマンが患者に十分高用量の抗うつ薬を与えていたかどうかに疑問を呈し,精神病性うつ病に対する第一選択治療としてのECTを軽くあしらったのである[224]。グラスマンら治療チームは,キットキンのみている患者は単にさほど精神病性ではなかっただけだと回答した。それに対しキットキンは,グラスマンは十分な高用量を本当に使っていなかったのだと応じた[注33]。

　しかしながら,グラスマンのいう妄想性うつ病は,独自の疾患として海外に広がり始めた。ここで舞台は,精神医学研究所があるニューヨークのアッパーウエストサイドから,ゴードン・パーカーがシドニーのプリンス・ヘンリー病院で気分障害ユニットを運営するオーストラリアへと移る。パーカーらは,うつ病の分類に強い関心をもっていた。137人の連続症例の研究で,精神病性メランコリーが非精神病性メランコリーと異なることを決定づけた。すなわち精神病性メランコリーは,抗うつ薬に治療反応が乏しく,抗うつ薬と抗精神病薬の併用療法,ECT（これはすでに知られたことである）によく反応した。また,精神病性うつ病はより高齢で始まっていて,臨床的には,非精神病性メランコリーと比べて,より言動が緩慢で,気分障害が長く続いていた。言い換えれば,精神病性うつ病は人生の比較的後半期に生じる重大な疾患であった。最終的にパーカーらの言ったこと——これは新たな報告であった——は,患者がうつ病性昏迷に達する

注33) *Am J Psychiatry*, April 1979, 136: 462-3のlettersのやりとりを参照。

ことも含め強度に制止が強い状態であれば，明らかに妄想と幻覚を訴えることがなくても，精神病性うつ病として治療してもよいということであった注34。

1997年までに，パーカーらのグループは，精神病性うつ病はメランコリー性うつ病の1つの下位亜型であり，そのどちらもDSMの人為的カテゴリーである「大うつ病」の亜型ではないという見解をまとめていた[210]（人為的という言葉は著者らの表現であり，パーカーのものではない）。これは，すべての種類のメランコリー性うつ病の治療が「大うつ病」への治療とは違ったものになることを強調した点で重要である。すなわち前者に対しては，抗うつ薬–抗精神病薬の併用とECT，後者にはプロザックである。興味深いのは，精神病性うつ病の患者はしばしば医師が感じるよりも自身の病状を軽く考えていることである。おそらくは，精神病症状によって患者のうつ症状が少なくなるからか，患者が悲哀感以外の無感動，無気力，生気喪失など他の点で抑うつを感じているからであろう。

パーカーの主張が新しい——とはいっても，今日ますます知られなくなったドイツ語の以前の文献にはしっかりと存在するが——のは，メランコリーが，主として「精神運動障害」とよく呼ばれる制止の観点でみて，外来でみるうつ病とは異なるという考えである。パーカーは，制止はメランコリー全体を定義づけるもので，その下位亜型に精神病性の型があると主張した。

パーカーは2000年までに，単極性うつ病全体の魅力的な再分類を考え出していた。基本はメランコリー型と非メランコリー型の2つの型であった。精神病性は，メランコリー型の亜型であった[205]。非メランコリー性うつ病の定義となる特徴は，抑うつ気分であり，メランコリー性うつ病の核となるのは，制止という別の表現で知られる「精神運動障害」であった。精神病性うつ病は当然，精神病性の特徴が核となる。精神病性の下位亜型

注34) Parker G. 1991. Distinguishing psychotic and non-psychotic melancholia. *J Affect Disord* 22: 135-48. また同じ著者らのPsychotic depression: A review and clinical experience. *Aust NZ J Psychiatry*, 1991, 25: 169-80 を参照。

を含め，メランコリー性うつ病はこれまで内因性うつ病と呼ばれてきたものに相当する。非メランコリー性うつ病は基本的に反応性で，外来でみられるうつ病である。これらは異なった疾患であり，異なった症状経過をもち，異なった治療を要求する。つまりパーカーは，少なくともうつ病の分析においては，現代のクルト・シュナイダーとして登場したのである。

　この間に，アラン・シャッツバーグとアンソニー・ロスチャイルドは当初はハーバード大学で，後にシャッツバーグはスタンフォード大学で，精神病性うつ病についての臨床と研究に取り組んでいた。アメリカの精神薬理学において最も影響力をもつ人物の1人であるシャッツバーグは，精神病性うつ病に学問的な興味を抱き，独立した疾患としてDSMの中に加えることを望んでいた。彼は臨床面でも強い関心をもち，ECTに代わる有効な薬物をみつけようとした。1992年，シャッツバーグとロスチャイルドは，American Journal of Psychiatry誌で，大うつ病のうち精神病性と非精神病性の間に生化学的，臨床的，遺伝的に大きな差異があることを論じた。同時に論文では，症状はプラセボにまれにしか反応せず，TCAへの反応も乏しく，ECT，併用療法，アモキサピン単剤にはよく反応したことが述べられた（事実，力価の十分なドパミン受容体遮断作用をもつ抗うつ薬アモキサピンは，完全に回復はさせないが精神病性うつ病の最も明らかな症状を軽減した。肺炎に対するアスピリン治療のように）。さらに，不思議なことには，精神病性うつ病の若い患者はしばしばMDIに進展したが，年長の患者にはそれはみられなかった。著者は結論した。「この論文で調査したデータは，精神病性の大うつ病をDSM-Ⅳの中で独自の症候群と呼ぶ根拠と必要性がともにあることを示唆している」[246]。

　シャッツバーグとロスチャイルドは，その後，避妊用に「性交後にのむピル」として世界の評判をとったミフェプリストンという化合物を探究し始めた。しかも彼らは，それを精神病性うつ病に試みようとしたのである。2002年，彼らが設立したコーセプト・セラピューティクスというこの薬剤の適応取得権をもつ会社のCEOとなった医師，ジョセフ・ベラノフとともに，この薬剤の「オープンラベル」（非盲検）試験の良好な結果を報

告した[22]。これに続くいくつかの試験の結果は芳しいものではないが，この考え方はなお魅力をもち続けている。クレペリン派からみれば，感染を起こした指を治すのと同様に一粒の錠剤でたやすく治せる状態に失望である！

　単一精神病，内因性うつ病，精神病，メランコリー，抑うつ神経症，神経過敏……歴史的にこれらがどれほどもつれてきたことか！　知識が次第に増加し着実に発展することが想定される医学のような分野では，直線的に進むことは決してない。ボブ・スピッツァーはペンをとり，100年におよぶ精神病理学の進化を消し去る。クレペリンは画期的な考え方をあらわし，メランコリーに関する千年の論説は消滅していく。もしこれまで，知識が徐々に増えていかないまま，伝統が蹴り遠ざけられるためだけに存在する分野があったとすれば，それは精神医学である。しかし，これが現在われわれが提供できる最上のものである。精神科医は患者を治療するとき，たとえいかに不十分なものであったとしても，これらの概念によって行うしかない。次章では，どのようにそれを行うかを考える。

3 精神病性うつ病の診断

　精神病性うつ病の診断はどのように行うのだろうか？　似た症状の他の状態とどう鑑別するのであろうか？

　精神病性うつ病はふつう単一の均質な群と考えられているが，その症状にはいくつかの異なった形と現われ方がある。それぞれに対し適切な治療は異なり，したがって，それは精神病性うつ病の異なった亜型を形作る。一方，精神病性うつ病と似ているだけで治療はまったく異なる他の状態もある。こうした亜型の鑑別，他の状態との鑑別は，正しい診断の要諦であり，患者によい治療を提供し不利益を与えないためにきわめて重要なことである。

DSMの精神病性うつ病の定義の問題

　最初の問題は，DSMというAPA（米国精神医学会）の診断マニュアルが精神病性うつ病をどう扱っているかである。DSMは，この問題を「大うつ病」というカテゴリーの下で論じる。DSMの大うつ病では精神病性うつ病の定義は短く，幻覚と妄想の存在だけで患者にその診断が与えられる。DSMは，幻覚や妄想の内容，形式，重症度，侵襲性，行動に及ぼす影響については何も明記していない。

　そうなのである。DSMに従うならば，精神病性うつ病は幻覚または妄想をともなった大うつ病ということになる。その正規の名称は，「大うつ病エピソード，重症，精神病性の特徴をともなうもの」である。これはあ

る疾患が示す症状エピソードとしての分類で，疾患は単極性か双極性か，単一エピソードか反復性かを問わない。精神病性うつ病のほぼ3分の1は，一度きりのうつ病エピソードであり，完全に回復するか，少なくとも次のエピソードは数十年しないと生じない。一方，他の3分の1は躁状態とうつ状態の両方のエピソードを経験する。双極性の疾患であることは，患者とその家族にとって，長期間の苦悩をもたらすことになる。残る3分の1は，中間的な経過をたどる。

　精神病性うつ病の患者は，重症で行動が障害されるのが典型的である。患者は，うつ状態について人に相談することはもちろん，口にすることさえできないかもしれない。正確にまたきちんと自分のことを表現できない人もいるし，まったく何も話せない人もいる。精神病性うつ病の患者の死亡率は高い。たとえばイエール大学病院に入院して15年以内に亡くなった患者のうち，精神病性うつ病は40％で非精神病性うつ病は20％であった[313]。前者の平均年齢は63歳で，後者は58歳だったが，死亡率の差は年齢の影響を補正しても有意であった。

　DSMの手法によれば，精神科診断は，その病像を引き起こした可能性のある原因によってではなく，患者の症状と病歴の詳細にしたがって割り振られる。原因はわからないものだとされている。精神病性うつ病に確定的な身体原因が見つかれば，診断はもはや精神病性うつ病ではない。形式的にそれは，「（原因とされた身体疾患名）によるうつ病」となる。DSMは，この長ったらしい名称に，精神病性うつ病のような下位亜型による識別をまったく考慮していない。

　原因についてのこの不可知論には，根本的な問題がいくつかある。DSMは，因果関係が確定的でなく一見そうであるとか単に可能性があるだけの場合は，それを認めない。背景となる要因が排除されているのである。身体的原因がある可能性が高いだけで不明なら，診断は精神病性うつ病のままである。薬物やその他の物質について，薬物摂取が症状発現の3ヵ月以上前なら，症状が薬物摂取後に始まりそれから途切れなく持続しているとしても，原因とは認められない。LSDやPCP，アンフェタミンの

ような薬物は精神病症状を持続的に引き起こすと知られているのに，DSMはこの因果関係を認めない。このようにDSMは，医師が精神科疾患を評価しようとして精神病性うつ病の原因を考える気持ちを削いでしまう。生物学的な因果関係は，奇異で風変わりで不必要なものと思わせてしまう。このようなアプローチは，可能性があるエビデンスをみつけることが奨励されている他の医学分野のアプローチと異なるものである。

　幻覚や妄想があれば，DSMは「重症，精神病性の特徴をともなう」という特定用語を常にもち出す。不幸にも，「重症」という言葉を自動的につけてしまうと，現実には重症度の異なる患者がいるという可能性を奪ってしまう。軽度から中等度の抑うつ症状しかない精神病性うつ病の患者は，異なった診断，たとえば妄想性障害，強迫性障害，統合失調様障害あるいは特定不能の精神病性障害などの診断に当然なってしまうだろう（身の回りのことをなんとかこなし生活している皮膚寄生虫妄想の高齢患者でも同様の診断になってしまう）。

　DSMは，精神病性うつ病に2つの下位亜型を挙げている。「内容が典型的な抑うつ性の主題に完全に合致する」場合の「気分に一致したもの」と，内容がそうでない場合の「気分に一致しないもの」である。被害妄想とシュナイダーのいういわゆる思考障害（思考吹入，思考伝播，被影響体験）が，気分に一致しないものの例として挙げられている。（「シュナイダーのいう」というのは，ドイツの疾患分類学者クルト・シュナイダーが1920年代に統合失調症に対して定めた基準のことを指す）。典型的なものとそこから外れるものに二分するこのDSMの分類は，明らかに単純化しすぎで，主観的な評価であり，信頼がおけない。研究者らが，気分に一致したかしないかという問題を見当違いだと感じたのは無理もない[3, 10]。

　精神医学における「うつ病」「精神病」という用語の専門的な使われ方について補足しておくが，一般の言葉ではこれらは個人的な欲求不満や葛藤を生じた激しい状態を表す。それにはしばしば，比喩的表現やたとえ話，想像が生んだイメージが入り込む。しかしこれらは文学や演劇における使われ方である。治療的利点をもたらす診断のためには，精神病とうつ病と

いう用語を使うとき，その明確さ，特異性，規律が要求される。要するに，精神病理学が必要なのである。

　うつ病という言葉は，DSMでは大うつ病性障害のことをさす。これは，多様なものを含むカテゴリーである。すなわち，いくつかの異なった種類のうつ病が含まれている。かつて内因性とかメランコリー性と呼ばれた重症のうつ病について語っても，それは1種類のうつ病になってしまうのである。しかし，重症の「大」うつ病は，内から生じる疾患で，心理的な原因でかかったりかからなかったりするものではない。もちろんこの疾患には原因があるが，この障害が第一義的には心理学的なものでないことから，原因は心理的なものではない。DSMのうつ病の最も基本的な要素は，抑うつ気分または興味や喜びの喪失が存在しなければならないことである。しかし，これはいずれも主観的な訴えであり，DSMは観察可能な悲哀や無気力などの症状を要求しておらず，またこの2つが長期間存在する必要があるともいっていない。結果として，残念ながらDSMの大うつ病は，形式上の分類にすぎず，名ばかりでエビデンスや生理学的概念をもたないまま作られたものなのである。

　DSMの大うつ病の一番の問題は，その異種性である。明らかに異なった治療が必要ないくつかの別個の状態を含んでいる。大うつ病として同定されるある状態には，他者が起こした不正行為に対する感情的な高ぶりをともなう心理的な過剰反応がある。また別の大うつ病は，患者自身が行ってはいないことについてさえ自分のせいだと自分を責める，明白に生物学的な疾患で，インフルエンザにたとえられるようなものもある。大うつ病は，主観的な訴えからのみできあがることもあれば，豊富に観察される徴候を呈すこともある。主観的な症状は，当然他者からみて確認はできないため信頼性は乏しい。主観的症状をもとに診断をすることは，現代のエビデンスに基づく臨床医学の標準的考え方とも食い違う。核となる定義においてこのような曖昧さをもったDSMの大うつ病性障害は，その性質自体に障害があるのである。より立証可能な症状要素をのちほど論じる。

　DSMが主張する大うつ病の第二の問題は，かつてカール・ヤスパース[116]

が「感情喪失の感情」と定義したアンヘドニアの問題である。興味や喜びの喪失についてのDSMの考えは，アンヘドニアのこれまでの基本的概念に一致しない。アンヘドニアとは単に興味や喜びの喪失ではなく，興味や喜びに対する欲求の喪失なのである。ワーカホリックの人は誰でも，「やらなきゃならない」仕事で他に何もできなくなっているので，喜びがないと不満を言うことがある。典型的な全般性不安障害（GAD）の患者は，自分はもっと楽しい生活を味わえるはずで，喜びがないと訴える。これらはアンヘドニアではない。なぜなら，患者は喜びを渇望し，またそれを味わう力があるからである。この区別は不可欠なものだが，DSM-Ⅳでは顧慮されていない。アンヘドニアとして観察できるのは，会話を楽しむこと，元気に振る舞うこと，素敵な服装をすること，おいしいものを食べること，寝ること，読書すること，音楽を聴くこと，そうした楽しみをもてる多くの体験がなくなることである。例外はある。ひどく抑うつ的な患者でさえ，自分の子どもといるときは楽しいと言う。しかし，それも本当に楽しそうにはみえない。重症のうつ病患者が冗談を聞いて10秒間笑った後，また元の彫像のような無気力で表情のない顔に戻ってしまうことはよくあることである。海は，1つ小さな島があったとしてもやはり海なのである。

　DSMのうつ病診断基準では，抑うつ気分と興味の喪失にとどまらず，うつ病の9つの特徴すべてが主観に基づく評価である。これは有名な「操作的診断基準」である。1980年にこれが始まった当初は，旧来のあてにならない精神分析的仮説の泥沼から抜け出し科学を追求する精神医学を特色づけるという目的があった。

　さらに「非定型うつ病」をめぐる矛盾する問題がある。ここで，DSMの大うつ病の概念の中にある，主観に基づく9つの現行うつ病診断基準の例をみる。ある患者は，思うようにならない現実生活の出来事に不満を抱き，悩み，苦しみ，それが少なくとも2週間続いた。貧しさや他人から受けた威嚇行動や身体的疾患という一般的な原因が考えられ，融通の利かない性格もその作用を強めていた。患者は，悲しい気分で疲れていて眠れず，とても落ち着かず，何も楽しめず，どうしたらいいかわからないと訴えた。

自分は何もうまくできなかったと感じて，死ねたらと思い，気持ちを楽にしようと過食した。すなわち，少なくとも基準となる9つの問題をほとんどもっていた。

　DSMの用語では，これは「非定型の特徴をともなううつ病」である。最も輪郭のはっきりしないうつ病として（また，最も抵抗の少ないやり方として），非定型うつ病は現実には，うつ病と診断された大部分の人に当てはめることができる。DSMで決められた非定型の特徴は，大うつ病という犬が振るしっぽになってしまっている。それは，残念ながら不安障害の別名であり，治療はGADに対するものと同じである（第7章，第8章を参照）。DSMの不安障害が精神病性にもメランコリー性にもなるはずがないのと同様に，うつ病が非定型の特徴をともなうことはありえない。DSMにおいては，たとえばフラッシュバックや人格の同一性の変化や時間喪失体験のような，偽幻覚と解離性現象をともなう転換性反応は，精神病性とはされず，精神病性うつ病の診断の根拠にはならないのである。

　われわれは，別の考え方をとる。エビデンスに基づいてうつ病を診断するためには，本物で輪郭のはっきりした観察可能な病理が必要である。思考や思考表現，行動や感情表出が生じにくい状態は，身体的，神経学的なあるいは薬剤性の原因がないのであれば，観察のうえからメランコリー性または緊張病性うつ病の十分なエビデンスに相当する。DSMの9つのうつ病の特徴の中で治療反応性を最もよく予測するものは，精神運動性の焦燥か制止である[193]。（精神運動とは思考表現と身体の運動をさし，制止とは極端にそれが鈍くて抑えられていることを意味する）。しかし，これらは観察の仕方に注意する必要がある。精神科医の多くは，患者自身からの話をうつ病の唯一の説得力をもつエビデンスと考えようとする。これはやり方として紛らわしい。さらに，焦燥は，不安障害や適応障害，またそれ以外でもほとんどの精神疾患にもみられるありふれた特徴である。本当に焦燥を呈すメランコリーは少ないが，そういう例では，不安障害や適応障害と異なり，原因なしに焦燥が生じる。逆に，観察できる精神運動障害がまったくないうつ病は，精神病性うつ病のような生物学的なうつ病では

ないと考えられる。

　診断と治療は，この点をめぐって変わる。精神病性うつ病は生物学的なものである。精神病性の思考を訴える抑うつ的な患者は，客観的に診断可能な精神病性の行動や観察でわかるうつ病の徴候を呈するのが典型的である。DSM-Ⅳは精神病性うつ病と診断するのに客観的なエビデンスを求めていないが，エビデンスに匹敵するもの（たとえば観察可能な徴候）によって信頼できる診断が可能になるはずである。

ICD-10の精神病性うつ病に関する記述の問題

　「国際疾病分類」第10版（ICD-10）とDSMとの関係は，みかんとりんごのようなものである。しかし，比較はしないわけにいかない。基本的な違いは，その名称によく出ている。DSMが「診断」を主張するのに対し，ICD-10は「分類」を提案するのみである。DSM-Ⅳは大うつ病と統合失調症の症状の最低持続期間を定めているが，ICD-10にはそれがない。もう一つの注目すべき違いは，ICD-10が除外診断として統合失調症を考えていないことだ。ICD-10では，緊張型統合失調症と緊張病の特徴を示す他の障害との差異をまったく記述していない。実際，DSM-Ⅳの気分障害の中に記述された緊張病の特徴は，ICD-10の緊張型統合失調症と区別できないものである。ICD-10では，診断のための専門的技術は，その本の中ではなく臨床家の手にあるのである。

　しかしながら，精神病性うつ病についてはその核心に触れる問題がある。ICD-10は，統合失調症について特徴的な徴候とシュナイダーのいう症状を示すものとして記述しているが，DSM-Ⅳはこのような包括的な主張を避けている。他方で，ICD-10では統合失調感情障害の診断は除外診断であり，精神病性うつ病（または他の精神病性の気分障害）と診断できるときは，精神病性の症状が気分に調和しないものであっても，精神病性うつ病が統合失調感情障害にとって代わる。ICD-10の精神病性うつ病（「精神病症状をともなう重症うつ病エピソード，F32.3」）の診断は，大うつ病と

ともに妄想または幻覚が存在したときにつけてよいとされているが，この精神病症状のどちらも必須としていない。むしろICD-10では，通常の社会活動を妨げる精神運動制止あるいは昏迷がある際に適用される。DSM-IVにしたがうなら，これらはそれぞれ，メランコリーの特徴をともなう大うつ病，緊張病の特徴をともなう大うつ病と診断されることになる。

精神病性うつ病の特徴についてのDSM-IVとICD-10との違いは，いくぶんはっきりしないところもある。患者が昏迷様か思考や会話が非常に乏しいとき，そこに精神病性の思考がないことは，どのようにすれば確かに見定められるだろうか。緊張病性のうつ病患者は，少し改善してくると最初に妄想や幻覚を語ることが多い。患者の中にはおそらく，治療前には病態が重く妄想を認識することはおろか妄想をもつことさえできない者もいる。妄想や幻覚を語ることができるようになる前にその妄想や幻覚が消えてしまう患者もいるかもしれない。その反対に，重篤な思考の乏しさや昏迷が，幻覚性の行動や妄想と間違えられやすいまとまりのない談話を生みだすこともある。

精神病症状

うつ病性精神病の症状は妄想なので，精神病性うつ病というよりむしろ妄想性うつ病と呼ばれることが多い。純粋に幻覚性のうつ病性精神病はまれで，うつ病性の幻覚は通常，幻覚の妄想性解釈，たとえば侵入妄想や被毒妄想，注察妄想などと同時にみられる。

精神病性うつ病の妄想性主題は，不快なものが典型的であり[208]，罪責妄想，被害妄想，疾病妄想，微小妄想，虚無妄想（自分は存在しておらず，もう死んでいる）などである。典型的な疾病妄想では，患者は体が老廃物で満たされている，毒を飲まされている，寄生虫が侵入している，あるいは臓器，特に腸が動かなくなっている，と信じている。内容が比較的穏やかな妄想の例としては，自分の存在が家族に望まれていない，罰せられる運命だと確信していたり，現実にはミスなど犯していないか重大なことで

はないのに，重大なミスを犯してしまったと信じていたり，といったものがある。(妄想内容について詳細は第4章を参照)。妄想は強固となり，体系化することがある。緊張病性の型を除けば，患者は妄想にともなって感情と不安を表出し，無頓着ではいられない。緊張病性の型では，感情表出は少なくなるかなくなることがある（言い換えれば，平板な感情である）。自分は罰せられて当然だという確信は，患者を危険な行動や攻撃的行動にさえ走らせることがある。

　精神病症状の内容が被害妄想のみの場合は，ECTに対する治療反応率は低くなるようである。ある小規模な連続症例研究では，被害妄想だけの精神病性うつ病患者20人のうち，45％しかECTが奏効せず，虚無妄想を呈した7人では100％に効果があった[270]。これは，被害妄想だけを訴えた精神病性うつ病患者の約半数は，ECTによく反応する精神病性うつ病の型にあたらないことを示唆している。それは，遅発性のものや精神作用薬剤誘発性，不安障害に相当する精神病性が優位なものである。これらの型については後述する。

　精神病は一般的に，幻覚または妄想の存在と結びついている。そのためDSMは，精神病性うつ病にはそれらが1つ必要であるとしている。ところが奇妙なことに，DSMは「精神病性障害」の診断に，統合失調症，失調感情障害，幻覚や妄想のない統合失調症様障害を含めている。この3つ目の診断は，患者にまとまりのない談話あるいは緊張病性の行動，論理や感情表出や意欲での目立った欠陥など，精神病性と考えられる他の現象があった場合にも許されている。これらはどれもうつ病で起きることがあるが，うつ病でそれを認めてもDSMでは精神病性とは分類されない。つまり，統合失調症で精神病性の症状であるものがうつ病では精神病性ではないのである。これは内部矛盾である。この矛盾は，以上のような症状をもったうつ病患者は，精神病性うつ病と同等レベルのうつ病だと考えることによって解決するかもしれない。しかし，それでは精神病性うつ病という呼び名は単に形式なものにすぎないことになってしまう。

精神病性症状とエビデンス

　DSMでは，うつ病の場合と同様に，精神病性はエビデンスまたは主観的な症状によって診断される。手に入るエビデンスが特異的でなく，あるいは手を加えられた可能性がある限り，それは信頼できるものとはいえない。われわれは医学の世界の探索者であり，自分のもっているエビデンスを並べて一覧表にし，1つずつその質を判断する。私は次のような経験をした。最近教えていたあるクラスで，ある医学生が妄想型統合失調症の患者役となって演技しているのをみていた。まず彼女の鋭さに感心し，それから彼女が精神病なのではないかという心底からの恐怖を感じた。お礼を言ったら彼女が演技を終えたので私はほっとした。しかし，それでエビデンスのもつ偽の性格について考えることになり，苦々しい思いがした。私は，ある患者が人をだまそうとして明らかに偽で緊張病の真似をするのをみたことがあるが，純粋に患者の主観から判断する精神病症状であるほど作りものに近くなる。われわれは，悲哀感やアンヘドニアを大げさに言うようなことを深刻な問題とは考えない。しかし，そのような主観に基づく判断がDSMでは大うつ病の基礎になっており，その意味で否定できないエビデンスをもつことでよし——本質的ではないけれども——としているのである。

　精神病症状は心理学的に理解できる態度や何らかの見解ではなく，教えこまれた暗示でも筋の通った結論でもない。話し合いや心理学的訓練，論理的推論，催眠暗示，精神分析あるいはその他性懲りもなく繰り返されてきた方法によって変えられるものではない。その試みは患者から，あからさまな脅迫暴行とまではいかなくても，怒りや焦燥，猜疑心，拒絶に出合うことになるだろう。精神病性の患者から妄想や幻覚についてどう思うか聞かれたときに，患者の感じていることに疑いや批判の言葉を話したとしたら，患者との関係は壊れてしまう。患者が望んでいるのは，苦しんでいることを理解してもらい，そのことにまったく疑いをもっていないと医師から聞いて，医師とよい関係を始められたと言えることである。これまで

私はどんな患者にも，彼らを悩ませている声や合図について，話を聞いて理解できないなどと言って，動転させたり関係を悪化させたりしたことはない。
　真の精神病症状は，妊娠に似ているかもしれない。しているかしていないかのどちらかなのである。それは，幅広く，微妙な段階に変化する気分というものとは違う。この点で，ある89歳の女性の病像が心に残っている。彼女は，自分は525歳だと言った。周期的に焦燥を呈すので，われわれは低用量の抗精神病薬クエチアピンの投与を開始した。数週間後彼女は，自分は525歳だが，あなた方がその方が都合がよければ89歳と考えてもらっていいと言った。治療で少し改善がみられた別の患者は，声が聞こえなくなったので，いない人の声が聞こえる装置のスイッチが切られたに違いないと語った。これらの患者たちは，感謝は述べても妥協を語ることはない。彼らの精神病症状の世界は，黒と白である。改善しても，薄れてグレイになることはなく，遠ざかるだけである。
　ただし，幻覚と妄想に関連して観察可能な振る舞いはある。精神病症状の病理を勉強したことのない仮病の患者がそうした振る舞いをみせるようなことはおそらくできない。こうした観察できる行動が，診断に必要なエビデンスとなる。精神病性うつ病では，事態はもっと簡単である。明らかに運動制止型抑うつと思考の貧困を呈す患者が，虚偽の妄想を作り主張する自発性をもつことなどおそらくないからである。この状況では，うつ病にともなう精神病症状は真正なものとなる。もし妄想の内容が典型的なものなら，それはエビデンスとしての価値をもつ。感情表出，行動，会話の様態，認知機能もまた，基本的な精神科的エビデンスである。したがって，妄想内容への感情反応の適否，幻覚による行動，非論理的な談話，見当識の混乱は，それに基づいて精神病性うつ病の診断をすることができる特異的な徴候である。

精神病性うつ病の振る舞い

　さまざまな型の精神病性うつ病に共通してみられる症状は，妄想あるいはまれに幻覚のほか，問題解決能力，新たな複雑な状況の理解力，対人関係の処理能力，注意集中力が低下することである。この4つの問題は，前頭前野機能と関連していて，躁病や統合失調症やせん妄でも同様の重症度で生じる[117, 105]。一方，非精神病性のうつ病[247]や精神疾患の既往のない高齢患者[153]では，その重症度はより低い。これらの前頭前野症状は，それ自体は注意を引くものではない。大部分の型の精神病性うつ病にもっとはっきりした症状としてみられるのは，気分の落ち込みの表現，楽しみを感じられる活動からのひきこもり，柔軟でない考え方，会話と身体の動きの緩慢化，物覚え・習得の遅さ，新たな思考や感情や身体活動の自発的な表現がなくなること，である。これらはメランコリー型うつ病の代表例であるが，精神病性うつ病ではそれがより重症の形でみられる[246, 210]。精神病優位型の精神病性うつ病もまた，はっきりとした症状を呈すが，それは上に述べた症状とは異なる。われわれは，患者が寛解を得たときこれらの症状すべてが消え去ると予想する。しかし，抗精神病薬が使用されると，それが同様の症状を引き起こし，完全寛解を邪魔してしまう。

　精神病性うつ病のエピソード（または躁病のような同種疾患の一部としての他の気分障害のエピソード）の時期にないとき，患者は正常な精神機能と心理上の振る舞いをすることができる。異常な点は何もみられないはずである。入院治療後の追跡調査によると，精神病性うつ病を治療した患者は，非精神病性うつ病の治療後の患者と比較して，総合的機能，健康状態，対人関係において変わるところはなかった[113]。どちらの群とも，統合失調症の患者群より顕著に良好な機能を維持していた。

　60歳以上で発症したメランコリー型の精神病性うつ病の患者は，心気妄想または虚無妄想をもつ傾向がある[99]。ECTを予定された入院症例では，精神病性うつ病の患者は非精神病性うつ病の患者よりも，罪責感と心気症状と被害妄想がかなり強く，また運動抑制も目立つ[214]。

自殺行動

　精神病性うつ病は，自殺および自傷行動のリスクと強い関連がある（この点については第4章も参照）。精神病性うつ病には非精神病性うつ病よりも自殺企図が多いことが，いくつかの調査で報告されている[119]。ECT治療をしようとしている患者では，自殺の訴えやその前兆，ほのめかす振る舞いは，精神病性の患者の方が非精神病性うつ病に比べて少ない。ECT前にこのような自殺をほのめかす表現がみられたのは，132人の精神病性うつ病患者のうち27％であったのに対し，非精神病性患者では181人，53％であった[126]。しかし，言葉より行いである。現実には自殺リスクは精神病性うつ病ではるかに高い。すなわち，気分障害で自殺既遂患者22人の症例報告では，その64％が精神病性の単極性うつ病であり，非精神病性単極性うつ病は12％にすぎなかった[232]。これらの結果を考えあわせると，非精神病性うつ病では，自殺したくなる思いを行動や言葉で周囲に知らせることによって不調を強調し，助けを求める傾向がより強いといえるだろう。対照的に，精神病性うつ病では，助けを求めたり自ら訴えたりすることが少なく，あきらめたような振る舞いになりやすいため，周囲にほのめかすこともなく深刻な自殺行動を行うことになるのである。

　自殺リスクは，不安障害を同時にもっていた患者や後に合併した患者でより高くなる。不安障害自体が自殺の危険をともなうからである[245]。不幸なことに，自殺リスクは入院しても止まらない。むしろ，入院後最初の2週間は，自殺リスクが顕著に上がる。退院して4週間とくに初めの1週間も同様である。この自殺リスクは治療の如何にかかわらずいえることであり，十分な注意が必要であることを示している。

　患者は，退院後1ヵ月間は，体を傷つけることができる物や多量に服用すると致死的になる薬物には，直接近づけないようにした方がよい。入院して最初の2週間，また入院患者が落ち着きなく焦燥感に苛まれているときはいつでも，保護的な監視が重要である。落ち着きのない患者，抑うつ的な患者，精神病性の患者はふつう，自分の不調が病院に閉じ込められて

いるせいだといい，病棟の監視から離れても危険な行動はしないと約束する。どんなに真剣に彼らがそう話しそう感じていようとも，その落ち着きのなさは，癒されない病から安息を得たいという思いのサインであるとともに，衝動的な危険行動に導かれようとする苦悩と理性を欠いた欲求を知らせるサインでもある。監視をともなう閉鎖環境が必要なのはそのためである。

精神科医も病棟看護師も，最近のものか過去のものかを問わず，患者に自傷と考えられる徴候がないかよく診察する必要がある。見えにくい体の各部分，傷跡，熱傷，創傷は，どれも尋ねてみることである。タトゥーで傷が見つかりにくいことがある。過去に自傷していたとしたら，患者はそのやり方をよくわかっている。

自殺志向は，精神病性うつ病のいろいろな側面と関連するので，患者からそれが消えたことを確かめる確実な方法はない。自殺志向は，みじめな張りつめた気持ちから逃れるための冷酷で病識を欠いた論理であることもあるし，本当は現実ではない恐ろしい周囲の環境から逃れるための妄想的論理であることもある。自らが死や罰を受けるに値するという抑うつ的な思考障害や，何らかのひどい行為を犯してしまったという具体的な妄想に由来することもある。自己破壊行為が，命令する幻聴や，説明できない錯乱した思考に続いて生じる場合もある。その行為は，とるに足らない一時の緊張した感情に起因する可能性があり，たとえば，その場から逃げ去りたい気持ちのような，故意に自傷する気がない場合もそれにあたる。

現在または過去に自殺を真剣に考えたり，自殺衝動に駆られたり，自殺を試みたりした患者は，自殺念慮を常に否定する患者と自殺する気がない理由をしっかり説明できる患者よりも当然リスクは高い。自殺のリスクをもち入院し，抗精神病薬の服用をしながら退院した患者は，いぜんリスクがある。抗精神病性鎮静薬を使われているということは，患者が治療によってもいまだ寛解に至っておらず，病的な状態であることを示すからである。寛解すれば精神病性うつ病の思考障害はおさまるが，抗精神病性鎮静薬がそれをおさめることはない。

どういう人が精神病性うつ病になるか

　精神病性うつ病の有病率は，臨床上の環境によって大きく異なる。専門治療病院へうつ病で入院する患者では，15 〜 30％が精神病性である[55, 272, 146]。高齢のうつ病患者では精神病性の比率が高くなり，35 〜 45％である[188, 209]。過去と現在の疾患を調査した疫学調査である Epidemiologic Catchment Area Project においては，大うつ病エピソードの14％が精神病性であった[119]。精神病性うつ病の時点有病率は，1％を下回る[134]。精神病性の特徴は，単極性うつ病よりも双極性うつ病でよくみられる[277]。

　人が精神病性うつ病に陥るのに，心理的な理由はない。精神病性うつ病の患者も神経症性うつ病の患者も，病前に類似のストレスフルな生活イベントや困難を経験している[34]。この研究が行われたのは，現在の診断上の用語ができる前であった。つまり，神経症性うつ病は，現在の非定型うつ病や不安障害に相当する。これらは本質的に同義語である。精神病性うつ病には，遺伝的素質，双極性障害，出産，変性性脳疾患，時差ぼけを含め，生物学的な根拠がある。使用や中止によって精神病やうつ病を引き起こすことがある物質もまた，根拠の1つである。このような物質には，ホルモンとホルモン様作用のある薬物，たとえばタンパク同化性ステロイドあるいはアンドロゲン性ステロイド，プレドニゾロンやデキサメサゾンのような高力価コルチコステロイド，甲状腺ホルモンなどがある。アンフェタミンやフェンサイクリジンといった脱法ドラッグも精神病性うつ病を生じることがあるが，ときに可逆性である。逆説的であるが，抗精神病性の鎮静薬は，最終的には精神病症状とうつ病を悪化させたり引き起こしたりする可能性がある。もちろん，出産や時差ぼけやステロイド使用のある人でもごくわずかな人しか，精神病性うつ病にはならない。ただ，おそらく遺伝的な脆弱性は存在するだろう。これは，喫煙や高血圧が冠動脈疾患と脳血管性疾患のリスクとなるのと同様のことである。遺伝的素質の実例としては，妄想性うつ病の患者の親族は，他のうつ病と対照群の親族と比べて，双極性障害の有病率が6倍であることが挙げられる[317]。

先述の通り，メランコリー性の精神病性うつ病は高齢者に多い[209]。60歳を超すとその発症はますます増加する[99]。このことからも，脳機能の低下（たとえば脳血管障害）がこの種のうつ病の原因であると考えられるかもしれない。精神病性うつ病になると，身体状態の悪化，家族の抑うつの増加，脳の特定部位の萎縮が生じる傾向がある。その部位とは，左前頭側頭部と脳幹，特に網様体賦活系と間脳である[267]。MRI（Magnetic Resonance Imaging）によれば，45歳以降に精神病性うつ病を発症し，神経学的疾患の臨床的徴候のない患者の3分の2が，皮質下（深部）白質の病変と皮質萎縮を含めた異常所見を示した[153]。このような異常所見は，比較対象となった精神科疾患のない高齢者群では10％以下でしか生じていなかった。

　これらは，明らかなリスクファクターである。しかし，精神病性うつ病は不意に予測もしないときに発症するので，医師は混乱してしまうことがある。気をつけておくに越したことはない。もともと何の異常もなかった18歳のごく普通の家庭環境の少女が，急性の喘息になり，強力なコルチコステロイドであるプレドニゾロン50 mg／日の短期服用を始めた。両親と同居しており，薬物乱用などはなく，まじめな高校生であった。喘息は寛解したが，4日後に彼女は妄想的となり，見当識が乱れ，焦燥状態を呈した。困惑し錯乱しているようにみえた。言葉は細切れで，はっきりとは理解できなかった。彼女は入院となり，ハロペリドール1日最高30 mgの筋肉注射が始められたが，効果がみられなかった。入院5日後，彼女はベッドの中で亡くなっていた。自殺や犯罪の証拠はなく，不整脈が原因と考えられた。このような心臓突然死は，年齢を問わず，緊張病症候群の徴候を呈したりハロペリドールのような抗精神病薬を高用量投与されたりした難治性の顕著な精神病症状を示す患者でよくみられる。精神病性うつ病は，問題なく健康に生活していた人に，何の前触れもなく，突然始まる可能性があるのである。

　ある研究によれば，のちに精神病性うつ病になる患者は，発症以前の思春期に社会的機能に欠損をもっていた。この失われた機能は，のちに精神

病性うつ病を引き起こすことになるのと同じ生物学的問題に由来したものであろうと考えられた[243]。

統合失調感情障害か精神病性うつ病か

　精神病性うつ病と統合失調感情障害の抑うつ型の鑑別は，その予後がまったく異なるため，重大な問題である。統合失調感情障害は，精神病症状が繰り返し続くひどく予後の悪い疾患であり，精神病性うつ病の予後は，もっと良好な可能性が高い[305]。統合失調感情障害か統合失調症かの診断を単に数ヵ月の症状期間だけに基づいて――あるいは主観的症状だけで――行い，それによって患者を長期間の不良な予後，生涯を通じての汚名，依存，失職，さらには行動障害と人格変化と体型変化を引き起こす薬物での鎮静に追いやってしまうのは，ひどく傲慢なことである。病院の救急室を訪れた患者を初回の診察だけで統合失調症と診断する精神科医がいることを，同じ精神科医として嘆かわしく思う。

　残念なことであるが，治療の効果がなく抗精神病性の鎮静薬を必要とする難治の慢性的精神病症状をもった患者は多い。われわれは，これらの患者に鎮静薬を投与することで彼らの病気の苦痛やつらさを軽減するが，同時に，彼ら不運な患者とその家族に同情している。一方で，統合失調感情障害や統合失調症と診断され，難治の慢性精神病症状はないのに長期間抗精神病薬を服用し，そんな薬を使わずに適切に治療されていたら自分も周囲も危険を味わわずにすんだ患者はもっと多いとわれわれは考えている。こうした患者は精神病性うつ病か精神病性躁病である可能性が高い。著者（シュワルツ）は述べている。私は，多くの患者に長期間，抗精神病薬治療をしているが，統合失調症ではないと診断しなおした患者はそれ以上に多い。私は彼らの抗精神病薬を中止し，精神病症状もうつ症状もない状態で退院させた。ほとんどの患者の退院時の服用薬は，リチウムやバルプロ酸，その他の抗てんかん薬，あるいは抗うつ薬であった。

　初めて精神病症状を示した若年の患者を統合失調感情障害や統合失調症

と診断し，長期間にわたり抗精神病性鎮静薬を服用させることは，自己満足の末に，将来心身障害と慢性精神病になると予言するようなものである。抗精神病薬は両刃の剣である。片方の刃で精神病症状を削ぎ落とすが，十分な期間（若年患者なら2年，高齢患者なら2ヵ月）服用すれば，もう片方の刃は，精神病やうつ病を生じさせる。すると今度はその症状を除く目的で，抗精神病薬は続けられるのである。

　精神病理学の信頼性と特異性が衰退した現在でも，症状発現の最初の1年のうちに患者の話をもとにして，統合失調感情障害や統合失調症を診断することは許されない。まず第一に，統合失調症と統合失調感情障害は除外診断である[41]。これは，もし患者が別の診断に合致すれば，それが診断となることを意味する。第二に，統合失調症や統合失調感情障害でのみ認められ，他の障害ではみられない症状や徴候（あるいは症状群や徴候群）はない。これは，症状と徴候の持続期間にもあてはまる。この2つの疾患に特異的あるいは特徴的な症状はないということである。第三に，統合失調感情障害は，特異的な症状を探し求めている途上の診断である。診断基準の定義は，DSM-IIIから次のDSM-III-Rで大きく変更され，定義の信頼度や意味が薄いためにDSM-IVでもまた変更された。統合失調感情障害，精神病性単極性うつ病，精神病性双極性うつ病の患者を比較した代表的な研究では，うつ病性妄想や他の精神病性症状，感情症状に差異はみられなかった[32]。

　さらに問題なことは，「統合失調感情障害」という診断名が通常，向精神薬，特に抗精神病薬で治療をされている患者に対してつけられていることである。しかしこの診断は，患者が薬剤の影響を受けている場合，明確につけることができないのである。向精神薬は精神病理を大きく変えてしまうからである。ただ，それこそが薬物が治療に用いられる理由でもある。精神病性うつ病の患者には，抗精神病薬は次のいずれかの効果をもたらす。精神病症状を改善するがうつ症状は改善しない，うつ症状を改善するが精神病症状は改善しない，ともに改善する，どちらも改善しない，である。統合失調感情障害の診断では，気分症状は間歇的にのみ出現するもので継

続的には認めなくてよいが，精神病症状は持続性に認められなければならない。もし気分症状が精神病症状の存在とともに常に認められれば，診断は精神病性気分障害（たとえば精神病性うつ病）となる。このような診断の鑑別は，患者が強力な向精神薬を服用している限り，正しく行うことはできない（患者が遅発性に精神病症状を示した可能性がある場合も，統合失調感情障害の診断は控えるべきである）。

しかし，気分障害は主観的なものである。つまり，患者自身の自己評価，正確さ，洞察力，自己表現能力に左右される。これらはいずれも，精神病症状を呈する患者や抗精神病薬を服用している患者では障害されている。統合失調感情障害と精神病性うつ病の信頼できる臨床上の鑑別は不可能であり，実際，精神症候学に基づく研究では，統合失調症関連障害と精神病性うつ病の間に明瞭な境界は見出されなかった[33, 119]。統合失調感情障害をどうしても確定診断しなければならない理由があるのでない限り，「人に害を与えてはならない」というヒポクラテスの誓いから，代わりに精神病性うつ病の診断が用いられることが求められる。

シュワルツはいう。妄想と幻聴，場に無関係な感情，頻繁な「ふざけ症（witzelsucht）」の組み合わせは，解体型統合失調症の特徴だとかつては考えていた。ふざけ症とは，ばかげて浅薄で意味がなく場にそぐわない笑いを示す症状である。私は，このような症状がECT後に消失した19歳の女性をみたことがある。彼女は1ヵ月前に始まった精神病症状の初回エピソードから寛解したのである。その後外来で，その症状が再発した。妄想と幻覚は本人が訴えるだけであったが，場に無関係な感情とふざけ症はたやすく観察できた。外来でECTを施行したところ，たった30分後にはこの徴候はなくなり，正常な感情と行動が彼女に戻った。3回の外来でのECTの後，リチウムとベタキソロールと少量のペルフェナジン4 mgで，改善は維持された。4ヵ月後，これらの薬剤は中止されたが，さらに4ヵ月後の診察でも彼女は良好な状態であった。ECTの効果から考えて，この症例は精神病性うつ病である。精神症候からすると急性の精神病状態だったのであり，もしECTを受けていなかったら，症状は6ヵ月以上持

続してしまって，いまごろ統合失調症関連疾患とされていたに違いない。

　統合失調感情障害と統合失調症という用語は，スティグマにまみれている。このいずれかの診断を受けた患者に精神科医が抗精神病薬を投与することには，政治的義務がある。患者の病歴を正確に把握するまでは抗精神病薬はやめることができない。しかし，病歴を得ることは困難である。精神科医は，患者を抗精神病薬の箱の中に罠をかけて捕らえるという罠にかかっている。健康管理センターで，統合失調感情障害と診断されている患者たちを引き継ぐ精神科医の身になって考えればわかる。私は，精神科レジデントだったときにその立場にいた。私の前に郡病院をローテート研修したレジデント医師は，24人の重症の入院患者を統合失調感情障害と診断した。彼は患者らに，抗精神病薬に加えリチウムか三環系抗うつ薬のどちらかを処方していた。彼がいまこの文章を読んでいたら，これらの患者の抗精神病薬はひとり残らず私が中止したことを知ってほしい。すべての患者は抗精神病薬なしで問題はない――かつ大きく改善した――が，興奮性の精神病性緊張病症候群を呈した男性1人だけは，ECTが必要であった。この患者たちを統合失調感情障害と診断した精神科医が，もしあなたの指導医で，ともに公立の健康管理機関で働いていたらどうだろう。全面的に診断を見直すことが，元の診断は適切ではなかったという指導医へのあなたからのメッセージになってしまう。これは，精神科医が公立の医療センターでよく直面するジレンマである。

妄想性障害と精神病性うつ病

　ある人がもし自分の体に寄生虫がいると確信したら，抑うつ的にもなるであろう。そのとき，その人は妄想性障害と精神病性うつ病のどちらにかかったことになるのだろうか。その区別としてDSMが提示する鍵は，寄生虫がいるとか毒を盛られたとか感染にかかったとかという妄想があっても，それを妄想性障害と診断するのに，妄想の影響以外に顕著な抑うつ症状や機能障害がないことである。この言い方は表面的であるが，その意味

は小さくない。寄生虫にとりつかれている，毒を飲まされている，あるいは感染症にかかっていると信じこんだ人が，全身のつらさを示したり，生活を楽しむ余力をなくしたりしないでいられるだろうか。そのようなつらさや余力のなさがないことがはっきりすると，妄想性障害が考慮されることになるが，ではどうやったらそれがわかるであろうか。精神病性うつ病でなく妄想性障害だと診断することは，いわば「疑わしきは罰す」ということになる。「罰す」というのは，妄想性障害は予後が悪く，精神病性うつ病より治りにくいからである。奇異なことにDSMは妄想性障害の症状として幻触と幻嗅を認めながら幻視は含めていないが，妄想性障害の中核的な概念では症状は妄想のみである。DSMが予後不良を示す疾患の診断を多くの患者へと広げることは，疑わしいものはすべて「罰す」ことになるが，そこには大きな疑いが残る。

急速交代型

　急速交代型とは，双極性に躁とうつを交代で繰り返し，1年に4回以上の病相を示す患者のことをいう。急速交代型というとき，そこでみられる双極性うつ病は精神病性かメランコリー性か緊張病性であって，非定型的ではないことも前提となる。週に数回も気分が変わると訴える患者のほとんどは，双極性うつ病の周辺疾患として説明できる不安障害をもっている。特に気分がころころ変動すると熱を込めて訴える患者にあてはまる。元に戻りたいという強い欲求は，不安の特徴でありうつ病のものではない。重症の不安障害の治療は第7章，第8章で述べるが，この不安障害の患者たちに抗精神病性鎮静薬を処方してはならないことがわかるはずである。なかには，精神病性うつ病や双極性障害の心的外傷体験によって不安障害を呈している患者もいるだろう。うつ病や躁病で入院している患者の10%が急速交代型である[160]という論考は，この患者らが不安障害であると考えれば説明がつく。

精神病性うつ病の下位亜型

　精神病性うつ病の患者の臨床観察によれば，精神病性うつ病にはさまざまな型が存在する。その型について以下述べていくが，まずその一覧を示す。

1. メランコリー型精神病性うつ病
2. 精神病優位型うつ病
3. カタトニー（緊張病）型精神病性うつ病
4. 精神病等価うつ病
5. 遅発性精神病性うつ病
6. 薬剤誘発性精神病性うつ病
7. 粗大脳疾患型精神病性うつ病

　これに加えて，型として分けられない偽精神病などの患者がいる。この7つの型のみられる頻度は臨床環境によって異なるが，通常の臨床経験からすれば，これ以外の型はまれである。初めの3つの型が，薬物や脱法ドラッグを用いていない患者では最も一般的であろう。さらに，精神病性うつ病とその治療は，いくつかの他の重篤な精神疾患を惹起する可能性がある。それに関してはのちに個別に述べる。DSMは精神病性うつ病のこのような型を顧慮しておらず，DSMとの関係はない。

1. メランコリー型精神病性うつ病

　この型の患者は，メランコリー性うつ病患者と同様，病弱な様子で動きも緩慢である。しかし，注意して面接すると苦痛をともなう妄想が明らかになる。妄想の内容は，貧困妄想，虚無妄想，死んでしまうという妄想，無価値妄想，罪業妄想，疾病妄想が典型的である。疾病妄想には，臓器の機能不全（たとえば，腸が動いていない）や，体が腐っている，老廃物だらけだ，毒をのまされた，癌になった，寄生虫にたかられた，などの考え

がある。受動性と無気力こそメランコリー性の両脚であるが，それにともなう詳細部分はむしろ淡く少ない。思考過程と感情表現の強い緩慢さを証すかのように，これらの妄想は淡々とこともなげに表出される。そのため，見逃されやすい。さらに，精神運動が顕著に緩慢であるため患者は精神病症状を語らないので，覆い隠されてしまう。しかし，うつ病性妄想があるかないかは，治療反応を大きく左右する。これが精神病性うつ病でよくみられる型である。双極性障害の患者で，これに似たうつ病エピソードを示す患者もいる。DSMではこれを精神病性の特徴とメランコリー性の特徴の両方を有する大うつ病エピソードと分類することになるであろう。

　数十年前，「メランコリー」は観察可能な抑うつ状態をあらわした[103]が，もはやそれだけではない。DSMの登場とともに，この使い方は過去のものになった。かつてはメランコリーとは患者のふだんの態度とは違う病的な人格を表し，典型的には精神運動抑制，新たな思考表現の欠落，オメガサイン（ダーウィンが「眉毛の内側端が引き上げられる」としたもの），のどの奥から響くうめき声をともなうとされた。これに対してDSM-Ⅳでは，大うつ病のメランコリー性の「特徴」は，喜びの消失，明らかな抑うつ気分でとくに午前に強いもの，早朝覚醒，食欲低下，罪業念慮など，主観的症状のみで表せるものである。これらの症状は転帰と関連しない[195]ため，これらをメランコリーに含めたのは，恣意的な判断である。この症状群は主観的なものであり，その評価結果は立証できず，信頼できない。DSMのいうメランコリーは，伝統的なメランコリー以外の状態を含んでいるのである。DSM-Ⅲ-Rのメランコリーの特徴を有する患者の51％しか，精神運動抑制を呈していない[207]。このことは，メランコリーの特徴の診断がなぜ信頼できなくなっているかを説明するものであろう[50]。メランコリーの信頼しうる診断には，客観的な徴候が必要なのである。

【症例】
　ある28歳の白人女性は，1週間焦燥が強い状態が続き，テレビに向かって話したり，夫が有名な宗教上の聖人であるという妄想を話したり，夫を

脅したり暴行したりして，夫が同意した収容令状をもった警察官に連れられてやってきた。彼女はだらしない身なりだったが物静かで，情緒的には安定し，ほとんど動かなかった。ゆっくりした話し方でほとんどの質問に「わからない」と答え，聖なる男の声がしてここにいない人が見えると話した。ときどき命令する幻聴もあった。ECTによって彼女の精神病性うつ病は徐々に軽快したが，5回のECT後には突然，多幸的な急性躁病の状態になった。ECTが続けられ躁状態はどんどん薄らいで，14回の治療後には正常気分の範囲内となった。リチウムを内服して彼女は退院した。その後も改善を維持し，18ヵ月後にリチウムを中止したところ，精神病性うつ病が再発した。

　33歳，既婚の黒人女性は，外来で強力な抗精神病薬を服用していたが，自分を馬鹿にするような声が聞こえ，性的関係をもった霊魂が自分の中に住みついていると信じ続けていた。睡眠と食欲も低下していた。診察で，見当識は問題なかったが，視線があまり合わず悲しげで，顕著な精神運動の緩慢さと，思考と会話能力の低下を示していた。6回のECTにより，幻声と妄想はなくなり，正常に会話し動ける快活な状態で寛解した。

　25歳の黒人男性は，2週間の不眠と食欲低下で約4.5 kg体重が低下していた。自殺するよう言う声が聞こえて，かみそりで手首を切った。以前から声は聞こえていて，ハロペリドールと何らかの抗うつ薬を服用しており，何ヵ所かの州病院に入院させられたことがあった。精神症状が始まったのは1年前であった。診察では彼はとても物静かで，動きが緩慢で話をしなかった。7回のECT治療で，抑うつ症状と精神病症状はみられなくなった。ミニメンタルステート検査（MMSE）も30点中30点（100%，申し分ない結果）であった。ブプロピオンとリチウムを服用して退院となった。しかし，外来担当精神科医がリチウムを減量し，6週間後に過量服薬で自殺を図り再入院した。完全な再発であった。リチウム，チオチキセン（thiothixene），ブプロピオンを投与されても，活動はひどく低下し，ひ

きこもったままであった。再度ECTが行われ，再び寛解した。

　これらはもちろん症例報告——FDAがいうところの「テスティモニアル（推奨型広告）」——にすぎないが，精神病性うつ病のメランコリー型の印象を伝えている。メランコリー型は他の型とは明確に区別できるものである。

2. 精神病優位型うつ病

　この型は，悲哀や無気力がほとんどみられないので，気分の目立たない精神病性うつ病と呼べるかもしれない。しかしそれは，気分というものがみつけにくいためについた呼び名であろう。上述の1型が，うつ病が大きく精神病がわずかであるとすれば，この型は，精神病が大きくうつ病がわずかである。精神病が顕著で，明らかな活気のなさや動作の緩慢さ，悲哀，無気力を欠く。妄想は，被害的なものや汚されるとの訴え，宗教的または誇大的な内容が典型的である。患者が訴える妄想の重大で劇的な状況の他に，見過ごされやすい，あるいは気づかれにくいのは，患者が楽しみをみつけて生活することができないという事実である。劇的な妄想の内容と「そんな妄想があれば抑うつ的にならない人はいないだろう」という理屈づけが，根本にあるうつ病を覆い隠すのである。

　精神病優位型うつ病にはさらに2つの下位亜型がある。双極性混合状態型と脳機能低下型であり，それぞれ治療が異なる。この患者の中には，双極性障害の一種として，精神病性の特徴を有する躁うつ混合エピソードと分類される人がいるかもしれない。躁病とうつ病の特徴は互いに拮抗しながら重なることがあり，そうなると躁もうつも不明瞭になる。しかし，躁とうつが同時に存在するというのは，DSM診断の問題の1つである。DSMが「混合性」の診断について，躁病エピソードとうつ病エピソードの両方の基準を満たすことを求めているからである。残念ながら，重なってしまえば躁もうつも明確に見出すことはできないだろう。DSMは躁とうつが同時に存在したときの相互作用を考慮していないのである。精神病

優位型うつ病にあてはまる可能性があるDSMの他の診断は，エピソードの期間からして，統合失調症様障害と統合失調症である。統合失調症関連障害は伝統的に顕著な感情鈍麻を示すものであり，精神病優位うつ病はそれにあたらないことから，「統合失調…」診断グループは不適当である。

また，統合失調症様とは本来，生活機能を低下させる抗精神病薬の使用を示す言葉であり，残念な名称である。また統合失調症様障害と真の統合失調症の違いを正しく評価できる人はごくわずかであると思われ，間違った診断を与える危険がある。統合失調症は予後不良であり，抗精神病薬による治療が必須となり，社会脱落者との烙印がつきまとう。統合失調症と診断することは常に最後の手段である。したがってわれわれは精神病優位型うつ病という用語を使いたい。あるいは，カール・レオンハルトが精神分裂病の下位分類として使った「感情パラフレニー」に準じ，「感情精神病性うつ病」としてもよいだろう。この精神病優位型うつ病が精神病性うつ病の他の型よりも感情との関連が強いことを強調するためである。レオンハルト[152]の疾患分類は精神病理を理解するのに役立つものであるが，北米では見過ごされたままである。

双極性混合状態型
精神病優位の混合状態のうつ病の例を示す。

【症例】
　ある57歳の女性は，2ヵ月前，迷子の犬を家に泊めたところ，犬にノミがついていて，飼っていた2匹の猫と3匹の犬にも広がってしまった。彼女は，自分も菌に感染したと思いこむようになり，ペットたちを捨て，服を何着も焼却した。家庭医に治療をしてくれるよううるさくせがみ，2度ギョウチュウ治療を受けた。ほぼ1日中，菌を殺すことに時間を費やし，寄生虫が直腸から這い出し，陰部に入りこんでいるという妄想を抱くようになった。幻触，幻視，幻聴もみられた。食料品以外の物品を食べ，にんにくを加えてビデと浣腸をした。診察で彼女は，何も刺激がないのに終始

イラついていた。急いたように同じ話を繰り返し，思考は奔逸していた。感情は不快な苛立ちと不安に満ちていた。血液検査，便培養，他の諸検査の結果は正常であった。精神病性混合状態と診断され，リチウムとカルバマゼピンが投与されたが，効果はなかった。6回のECTが行われ，その間彼女の妄想はどんどん少なくなり，会話の形式と内容も正常化していき，ついには寛解に至った。リチウムとバルプロ酸を服用して退院した。2剤を用いたのは，彼女の症状の苦しさが甚大なもので，2剤併用のリスクは再発のリスクおよび再発で生じるリスクに比べたらずっと少ないと思われたからである。

　この例では，精神病性の言動は非常に激しく顕著であった。それは，観念奔逸や悲哀感や生活を楽しめなくなったことよりもずっと注意を引いた。しかし，精神病は双極性障害の一部であり，精神病自体が診断ではなかった。この患者は，統合失調症関連の病理はもっていなかったのである。もし抗精神病薬が与えられていたら，その副作用と中途半端な効果によって彼女の生活機能は障害されていたであろう。われわれは，彼女にひどい仕打ちをすることになっていたかもしれないのである。

　34歳の白人女性は，4ヵ月前に流産した後から幻声が聞こえ，不眠で疲れやすく無気力となり入院した。1日中テレビばかり見てジャンクフードを食べて過ごしていて，体重が増加していた。これは，病前の「気楽な」性格とは明らかに対照的なものだった。入院時，「考えることができない」と訴え，悲嘆に沈んでいた。鼻のすぐ上に肥大した筋肉がギリシャ文字のオメガ（電気抵抗のオームを示すのに使われる記号）の形に隆起する「オメガサイン」が顕著にみられた。彼女はわけもなく落ち着かず攻撃的だったが，沈んでいてほとんど目を合わすことがなかった。会話は緩慢で，観念奔逸は認めず，ありふれた質問にもどう答えてよいか決められない様子であった。5日のうちに，投与したリチウムが治療域血中濃度に達し，リチウムのみを服用して7日間で退院した。

24歳の黒人女性は，6ヵ月前から，自分は死んでしまうと思うようになった。何カ所かの精神科医を受診し，クロミプラミン，リチウム，パロキセチンをそれぞれで服用し，またブプロピオン，チオチキセン，クロザピン3剤の併用療法も受けた。いずれも効果はなかった。最近彼女は，チェーンソーで頚部を傷つけた。傷は皮下脂肪にとどまり，重大なことにはならなかった。これは自殺未遂ではないと彼女は言った。首を切り落とそうとしたのは，自分は生きている死者で，頭がなくても前と同様に話したり動いたりできることを周りの人たちに示そうとしたためであった。彼女は有名な大学で専門技能を学ぶ学生だった。抑うつ気分を訴えたが，診察では悲しそうにも多幸的にもみえなかった。自分の状況について冗談を言うことができたが，病識はなかった。通常の認知機能は問題はなかった。精神運動面の緩慢さが軽度みられ，自発的な会話は途切れがちであったが，これは，チオチキセンとクロザピンの影響の可能性もあった。頭部MRIと脳波（EEG）は正常であった。病棟では，しばしば落ち着かず苛立って，自分の布団に火をつけた。6回のECT治療で，彼女は寛解した。リチウムを服用して退院し，大学に戻り，経過を追うことができていた2年間，良好な状態を維持した。

　30歳の女性は，人が自分の領域に入り込み，考えを邪魔すると訴えた。自分の心を自分で思うようにできなくなったとも感じていた。彼女は4年前，出産直後に重いうつ病になった経験があった。診察では錯乱した焦燥状態であり，人が自分の領域に入り込んでいると繰り返し訴えた。リチウムとペルフェナジンの投与が開始された。ペルフェナジンは4日で減量中止された。2週間後，彼女はしっかりして穏やかで，見当識も論理も問題なく，安定した寛解に至っていた。

脳機能低下型
精神病優位型うつ病のもう一つの群は，DSM分類で脳血管障害による

精神病またはうつ病とされることがある。脳機能低下型の症例群である。顕著な幻覚，妄想または他の感覚性の異常（たとえばめまい）を示すが，ふつう悲哀や無気力はみられない。感情は正常ではなく，単調か亢進している。この感情の変化は，身近でよく観察している家族の目からしかわからなかったり，治った後になってやっと正常とは違っていたと気づかれたりする場合もある。この患者たちには，しばしば脳血管障害（あるいは，一過性脳虚血発作〈TIA〉やCTで示される脳器質性変化などの脳血管障害の兆候）の既往がある。また高血圧，糖尿病，喫煙，ホモシステイン血症，高脂血症，性腺機能低下症やその家族歴があることも多い。脳血管障害のある患者は，他の型，たとえばカタトニー（緊張病）型の精神病性うつ病を呈すこともある。

　典型例は，隣人が毒を入れてくるという妄想から家の窓をアルミホイルやラップで覆うような高齢者の例である。以前は，退行期パラフレニーと呼ばれていた。もう一つの典型は，寄生虫の妄想または幻覚をもちながら，それ以外では問題なく生活に適応できていて，道理をわきまえ抑うつ的でもない高齢者である。

　【症例】
　　68歳の離婚している白人女性は，10年来の幻覚があり，子どもたちの勧めで入院となった。彼女は，服の中に住み，お金を盗み，頭痛など痛みを起こす約15cmの霊に苦しめられていると語った。この霊を取り除いてくれるある男性と結婚の約束をしているという妄想もあった。何年間も夜は2時間しか寝ておらず，集中力に乏しく生気を欠き，生活に楽しみはまったくなかった。テレビを見るともなく見ることと家族を訪ねることだけが彼女の生活であった。悲哀や焦燥，思考，会話，動きの緩慢さは認められなかった。服装や身だしなみはきちんとしており，視線はよく合い，感情は安定し，会話のやりとりもふつうにできた。太ってはいなかったが，コレステロール値は266（高値）で空腹時血糖は155（高値）であった。頭部MRIでは，白質の脳血管性変化と皮質の軽度萎縮が認められた。MMSE

得点は30点中23点で，認知機能障害を示唆していた。彼女は，6回のECT治療を受けた（ECTに詳しい人たちのために記せば，左前頭-右側頭の電極配置であった）。ECT後，彼女はこの10年で初めて15 cmの霊がいなくなったと話した。誰の目にも生気を取り戻していた。振り返ってみると，治療前の彼女の感情は鈍麻していたこと，すなわち感情がとても中身の薄いものであったことが明らかであった。彼女は，ブプロピオンを服用して退院した。

　54歳の女性患者は，娘から入院すべきだと迫られた。母親が2年前に亡くなってから，20年間働いた役所の同僚らの幻声が始まり，徐々にひどくなっていた。アンプ装置があってそれが同僚らが会話するその声を増幅させていると信じていた。彼女は，同僚たちが自分の思考を読み取りコントロールすることができると思いこんだ。彼女に病識はなかった。担当の精神科医（著者シュワルツ）に対して何度も，同僚らに電話してなぜアンプ装置を通じて自分に話しかけてくるのか聞いてくれるよう頼んだ。そのせいで自分が仕事を失ったのかもしれないとはまったく思っていなかった。彼女は，自分はまともで抑うつ的などではなく，もっと別の治療が合っていると思っていた。自分と周りの人たちの間がうまくいっていないことにまごついて困惑し，それで仕事の後も雑誌を読んだりテレビを見たりしてひとりだけでいるのだと彼女は言った。彼女には糖尿病と高血圧があった。診察では，しっかり覚醒し冷たいほどに動じず，実に頑固だった。病院に入ったことで，彼女は診察に対して十分すぎるほどに準備をし，自分を着飾っていた。不安になると訴えたが，緊張も悲哀感も苛立ちも無気力もみられなかった。冷静さを試すために苛立たせる質問をしたときでさえ，そうだった。十分な見当識をもち現在の出来事もよくわかっていた。注意や集中の苦労もないと否定した。ふつうの速さとリズムで話したが，たいていの質問に対する答えはピントが外れ，しばしば驚くほど見当違いだった。文章を2つ3つ話した後は，彼女の会話は意味のないあいまいなものになった。薬の処方にしたがって服用するかどうか聞かれ，決めることができな

かったが，薬を手渡されるといつも服用した。規定の神経心理学的評価では，テストでの動作の緩慢さ，言語流暢性の軽度障害，作話と保続の傾向を除いて，おおむね認知機能は正常であった。MRIでは，脳血管性病変を示す脳室周囲の白質の高信号がみられた。

　低用量（1日10 mg）で軽い効果の抗精神病薬ロキサピン（loxapine）投与が始められ，ECTが開始された。1週間のロキサピン服用，数回のECT施行で，幻覚はなくなった。アンプ装置のスイッチが切れたに違いないと彼女は説明した。生活に楽しみがみつかるようになり，以前楽しみがなかったことに気づいていなかったと彼女は感じた。感情も，反応や表現力がよくなり，もはや冷たさや頑固さはなかった。これは他覚的にみられる大きな変化であった。また，特別身構えたり着飾ったりするような様子はなくなり，病棟スタッフとほぼ同じように打ち解けた態度になった。場にふさわしい態度であった。

　家族に連れられてきた72歳の女性は，夫が息子の1人を撃ち殺してしまい，いまも銃をもっていて私を殺そうとしていると訴えた。それは，壁を通して外から声が聞こえてわかったのだと語った。9歳の甥が死んだと言ったが，それも事実ではなかった。思考があちこち錯綜しているとも彼女は訴えた。自分はまともで，罰せられるのでなく別のちゃんとした治療に意味があると感じていた。眠りはよくなかった。診察では，困惑して緊張した様子で，警戒心が強く，情動が張りつめ，感情は変わりやすく，早口で話したがさえぎることはできた。見当識は問題なかった。病棟で彼女は，上の階にいる妹と話をしていると言ったが，この田舎の病院に2階はなかった。血液検査では，甲状腺ホルモン薬の用量が多かったことによる甲状腺機能の軽度亢進を除き，正常だった。用量の調節でまもなく甲状腺ホルモン値は低下したが，患者の言動や幻覚には変化はなかった。MRIでは，脳血管性病変を示唆する脳室周囲の白質と脳幹の高信号が認められた。ECTが開始された。脳血管障害の存在により，一時的な認知機能への影響が懸念されるため，右片側性電極配置が選択された。初回のECT後には少

し改善がみられた。2回目の後，まれなことだがせん妄を呈した。そのせん妄は生命にかかわるようなものではなかったが，ECTを続けるには，せん妄の消失を待つのが賢明のように思われた。4週間後に再開したECTでも，またせん妄が出現したため，それ以上ECTは行われなかった。このせん妄が薄れるにつれ，彼女の言動や気分は改善し，精神病症状や情動不安定や緊張感もなくなった。そして自宅に退院した。ECTによりせん妄がみられることは，幸いまれなことである。

　68歳の離婚歴のある女性が，家庭医から紹介されてきた。彼女の話では，この4年間，隣のアパートの人たちが脱法ドラッグを製造して仲介人に売っている。彼らの実験室から出る排気ガスが換気システムの取り込み口を通して彼女のアパートへ入ってくるという。この隣人たちは何度も彼女のアパートへ侵入しており，盗みをすることはめったにないが，物を動かしたり傷つけたりする，と彼女は信じていた。そのことを真剣に警察や大家に訴えると，頭が変だと思われた。実際，最初は関心を寄せていた警察と大家とFBIも，その後続く彼女の訴えを無視するようになった。最近，彼女は引っ越しをしたが，前の隣人たちが彼女の転居先を見つけ出し，アパートに入り込み続けていると彼女は思っていた。彼女はこの7年，コントロール不良の高血圧のために障害年金で暮らしており，経済的に深刻なうえ，末期癌の息子がおり，また自身も軽症とはいえない身体的問題をいくつか抱えていた。症状として，不眠，落ち着きのなさ，疲労感，苛立ち，緊張性頭痛，過敏性大腸，間断ない不安，集中力の低下を呈していた。診察のとき，彼女は清潔な身なりと服装であらわれたが，落ち着きなく過活動で，同じ話を繰り返しなんでも話そうとして呼吸は浅くなり，警戒心が強かった。声は耳障りだったが，ときどき笑みをみせてニヤッとし，ユーモアのセンスをみせた。悲哀や無気力はみられず，認知機能も問題なかった。血圧159/90，心拍97であった。彼女は，歯がなくなったのはセルトラリンとフルボキサミンのせいだと話し，何も服用薬を出されないのに，これに類する薬はのまないとはっきり言った。彼女に対して，身体的緊張をとも

なった不安をとるためにベタキソロールとトピラマートが，強迫傾向に対してS-アデノシルメチオニン（S-adenosyl methionine）400mgが2日に1度，それぞれ処方された。これらを3ヵ月間続ける約束で服用したところ，彼女は，隣人らがアパートに入ってくるのをやめた，その理由はわからないと語った。気分がよくなり，焦燥や浅い呼吸や他の身体的緊張をともなった不安は大きく減った。血圧は129/74になっていた。

これは，ベタキソロールと，トピラマート，S-アデノシルメチオニンによる増強療法で奏効した典型例である。DSMの診断基準で被害妄想をともなったうつ病と分類される症例が，ときには不安障害と同じものであるという事実を示している。それは，強迫性障害，外傷後ストレス障害（PTSD）あるいはGAD（全般性不安障害）であることもあり，不安障害の治療に反応しうる。「統合失調-強迫性障害」という用語は，強迫観念が妄想と区別できない強迫性障害の患者を表すのに用いられてきた。抗精神病薬がこの主観的で推論からなる状態を治療するのに使われても，驚くことではない[254]。しかし抗精神病薬は，他の——生活機能を低下させない——治療，たとえば本章や以降の治療についての章で述べる治療を試みた後の，最後の手段として取っておかれるべきである。

　87歳の既婚男性が，皮膚科医から紹介されてきた。彼は，たくさんの虫が皮膚に寄生していると皮膚科医に治療を求めていた。寄生を避けるために自殺するかもしれないと患者が話したことで紹介となった。虫は，メカジキに似ていて約3～4mmだと彼は説明した。ときどき見えなくなることもあるが，それが見えて感じられるという。腕や脚の皮膚をかなり剥いでおり，皮膚には直径2～3cmの大きさの円形の赤い傷が数多くできていた。妻の方は寄生を受けていないこと，粘着テープで虫を捕まえられないことに，彼は当惑していた。寄生には心配とわずらわしさを感じていたが，抑うつや悲哀感や無気力を彼は否定し，体重低下もなかった。見当識は問題なく，最近の出来事もよくわかっており，いつも親しみやすい態度

であった。クエチアピンの効果があらわれ，幻覚と妄想は消失し，傷跡は見えなくなった。

　以上は，精神病優位型うつ病の症例の描写である。ここでは，精神病症状がともにあるうつ症状を圧倒しているようであるが，精神症候を見る経験を積んだ者は，表面よりずっと深くまでみなければならないのである。

3. カタトニー（緊張病）型精神病性うつ病

　カタトニー（緊張病）には基本的に3つの型がある。すなわち，エピソード性のもの，寛解しないもの，身体疾患を原因とするものである。カタトニー性うつ病がエピソード性のカタトニーであるのに対し，緊張型統合失調症は寛解しないカタトニーである。カタトニーの大部分は，エピソード性のものである[75]。アルツハイマー病など粗大な脳疾患以外で，DSMでも主観的症状ではなく観察に基づいて同定が可能な唯一の症候群であるといえるだろう。ただし観察したものを解釈することが必要で，運動は目標を目指しておらず無目的，あるいは奇妙か過剰であると判断されなければならない。しかしこれは，順序立てて公平な目で行えば可能である。

　カタトニーは，主要な精神疾患にともなう運動疾患として観察される。（運動とは，筋肉と関係するものである）。運動は異常に緩慢になることがあり，ついには昏迷に至る。その逆で，躁的焦燥の方向へ症候が急に切り換わることもある。カタトニーは，情動と思考の表現，すなわち感情と言語の障害でもある。カタトニーの患者は通常，困惑していたり狼狽しているようにみえ，あまり話をせず，あまり動かず，一点ばかり凝視している。カタトニー性うつ病の診断が微妙なものとなる——見過ごされなければであるが——のが常なのは，カタトニーの患者の大多数はろう屈症や奇異な動作，姿勢常同，拒絶的筋強剛，まったくの無言などの有名な劇的な徴候を示さないためである。反響言語や反響動作，黙従（指1本触れたくらいの軽い力で，不随意に四肢を動かす）などカタトニーのかなり特異的な徴候ですら，意識して心がけていないと，注意を引かず簡単に見過ごさ

れることがある。カタトニーの症候と他の状態との違いについては，詳細な臨床的解説がなされている[75]。

カタトニー性うつ病のうちおそらく20％は，妄想をもっているか幻覚に左右された行動を示す。カタトニーはふつう見た目が奇異であるが，それが精神病性の行動のときには，奇異さは桁違いとなり，言い表せる言葉がないほどになる。カタトニー性の精神病状態は，統合失調症よりもうつ病に多いが，うつ病が未治療のままであれば，その違いは判断できないかもしれない。もしカタトニーが効果的な治療を受けずに放置されれば，慢性化することがある。統合失調症という名称が慢性精神病をさすと考えるなら，カタトニー性うつ病は統合失調症といわれかねない。それでは，カタトニーを作り出す脳内の神経伝達の様式が，はるかに変化しにくい構造の様式へと変質したことになってしまう。

カタトニーの患者が話をしないとき，患者が話すまで待つことで精神病症状があるかどうかが通常わかる。典型的な方法としては，経口か筋注のロラゼパム（0.5〜1.5 mg）または経口のトリアゾラムを投与すれば，約50分後に会話は容易になる。カタトニーの患者がECTで改善していくときには，カタトニー症状の方が精神病症状やうつ症状より早く和らぐことが多い。そのため，精神病症状と抑うつ症状一つひとつがはっきり表にあらわれるようになるが，やがてそれも消失する。

【症例】
　71歳の未婚白人女性は，ベッドで排泄物にまみれ，ほとんど話すことも動くこともできず横になっているところを親戚に発見され，入院した。病歴：自分で料理をしなくなり，ベッドで寝て過ごすようになった。最初の精神症状は1年前で，1週間，食べることも話すこともしなかった。入院前2ヵ月間，近所の病院でハロペリドール2 mg／日とパロキセチンの処方で治療を受けていた。いったんはよくなったが，ハロペリドールが中止されるとすぐに再燃した。ハロペリドールが再開されたが，改善はみられなかった。ほんのわずかな言葉しか話さなかったが，見当識は正常だった。

動くことはほとんどなかった。「地面に寝て，虫に食べられろ」「人を殺せ」と迫る命令幻聴があった。自殺や殺人の考えはないと否定したが，「私が悪い」ので罰せられなくてはならないと語った。血圧は150/60で，かつて脳卒中を経験していたがこれまで障害はなかった。6回のECT治療を受けて，正常に戻り，血圧降下薬も服用した。

44歳の既婚女性は，活発な自殺念慮，焦燥，ひきこもり，強い恐怖感，絶望，無力感，薬物の拒否，刺激への反応低下を示し，家族がみかねて入院させた。本人はこれらの問題をそんなことはないと否定した。症状は，1年前の外科手術の後から始まっていた。入院後，彼女の身の回りは不衛生で，疎通も悪く，たいていの質問には注意を向けられず，答えることもできなかった。悲哀感と苛立ちを示していたが，それ以外には感情の反応はなく，精神運動抑制が重篤であった。ただときどき落ち着きなく歩くことはあった。ロラゼパム2 mgの投与が効き，当初はほぼ正常な感情と自発性がみられるようになった。同用量で継続され，しだいに効果が薄れた。ECTが施行され，観察できる症状は急速に改善し，感情と身体的活動は正常になった。しかしECT後も，身体疾患への顕著な不安は続いた。彼女が以前，リンパ腫に似ているが自然寛解するサルコイドーシスらしい不思議な難治疾患を体験したことがあったことから，これは不安障害であろうと思われた。

19歳の黒人女性が，初産から6週間後に入院した。出産から2週間後に抑うつ的になり，フルオキセチン（fluoxetine）を服用したが改善しなかった。入院時，彼女は通りをさまよい家族を撃ったとつぶやいているのを警察官によって発見され，救急部門に搬入された。彼女の昏迷が重篤なため，麻薬の過量服薬や低血糖の場合に備えて，ナロキソンとブドウ糖が静注された。それに反応がなく，血液検査等が正常であったことから，精神科病棟へ移された。髪も服もぼさぼさでまったく話さず，一見疲れ切って困惑し狼狽した顔で一点を凝視していた。ノルトリプチリンにトリヨードサイ

ロニン（甲状腺ホルモンT3）を加えた処方には効果はなかった。ロラゼパム投与で話すことはできたが，意味の通る会話にはならなかった。たとえば彼女は，自分の家族を殺した，殺していないとかわるがわる言い張った。トリアゾラムを服用すると，論理的に会話できるようになり，自分に赤ちゃんがいることに驚きを示した。6回のECTで彼女は回復し，子どものことを思い出していた。退院時の彼女はまったく正常で自然で，話は機知に富んでいた。

発達障害をもった38歳の黒人男性は，入院時，気分の落ち込み，集中困難，体重低下，食欲低下，笑う声が聞こえることを訴えた。最近，フルオキセチン，ピモジド，ロラゼパムで治療を受けたが，改善していなかった。話しかけられたときだけ，ゆっくりやさしい口調で彼は話したが，一度に1文のみであった。混乱しており悲しそうに見え，排泄もきちんとできなかった。ECTが6回で効果を示し，うつ病と精神病の症状は消失した。彼は，いつもの自分に戻っていた。

65歳黒人男性が，トイレに看護師を閉じ込め，家具や本を部屋中に投げ出すということがあって，ナーシングホームから精神科病棟に送られてきた。20年前に強力な抗精神病薬を服用し始め，以来ずっとのみ続けていた。ナーシングホームの公的登録システムについて話す理解できない声，鼻と口の洗浄液を用意する誰かの企み，ヒーターから出てくる毒ガスについて訴えた。困惑しているようで，昏迷様で，動きはのろく，ごく短く簡単なことしか話せなかった。部屋から食堂への行き方もわからなかった。ロラゼパム1.5 mgの筋注で，彼は突然ふつうに口を開き，他の患者と会話し，動作もふつうになり始め，快活な姿もよくみられるようになった。この用量での効果は1日しかもたず再び昏迷になったため，ロラゼパムが追加されたが，効果ははっきりしなかった。9回のECTを受け，完全ではないがかなりの程度改善した。精神病症状はなくなり，相手に合わせてふさわしい態度で振る舞い接したが，自分から会話を始めることはなかった。元気

ではなく活気なくみえた。しかし，最終ECTから1週間後，ナーシングホームに戻り，自発性と快活さを取り戻した。3年後もリチウムを服用して問題なく生活し，再発もしていない。

　22歳の白人女性は，6週間，混乱，気分の落ち込み，見当識障害，泣き発作と，周囲の人たちが自分を殺し宝石商という仕事を自分から奪おうとしているという妄想が続いていた。実際，彼女は職を失っていた。自発的な運動や会話や情動表現はなく，ひとことふたことだけで質問に答えた。ロラゼパムで完全な文を話すまでに改善がみられたが，自発語はみられないままだった。幻聴が聞こえると言うが，それが何を自分にするように言っているかはわからなかった。ノルトリプチリン，トリヨードサイロニンの併用療法やリチウムでも改善がみられず，昏迷で無言の状態となった。ECTで急速に回復に向かい，7回の治療後にリチウムを服用して退院した。

　29歳の黒人女性はこの半年間，経済的問題と家族関係のストレスを背景に，胸苦しさと息切れをともなうパニック発作を訴えていた。この1ヵ月，気分と活力が低下し，睡眠が悪くなり，生活を楽しめず，自尊心も失うようになっていた。自分は罰を受けなければいけないと感じ始め，近づいてくる車やトラックに向かって車で走る計画を周りに話し始めた。亡くなった父親や祖母が医者は嫌いだ，祈り続けていると話す声が聞こえた。診察では精神運動の緩慢さと悲哀感を示していた。ノルトリプチリン125 mg／日にトリヨードサイロニン25 μg／日を加えた処方を受け，急速に顕著な改善をみせた。しかし，一過性の洞性頻脈が生じたため，ノルトリプチリンとトリヨードサイロニンを減量したところ，まもなく症状が再燃し，用量が元に戻された。不整脈の予防としてβブロッカーが追加された。彼女には薬物療法への不満が残った。
　2年後，彼女は4日間まったく無言になって，再入院した。診察では，自発的に話せず，返答できるのもたまにだけで，それもひとことふたことだった。困惑した様子で焦燥を呈し，それ以外はほとんど動かず，書字や

計算はできなかった。前回と同様に幻聴を語った。ロラゼパムを服用して，短く意味の通る会話ができた。ECTで急速に改善し，4回の治療で寛解し，6回で終了した。この2回のエピソードで彼女は，異なった2つの精神病性うつ病の型を経験したのである。メランコリー性精神病のエピソードは，三環系抗うつ薬（TCA）のノルトリプチリンとトリヨードサイロニンの増強療法で改善したが，カタトニー性精神病はそうではなかった。このことは，精神病性うつ病の2つの型に異なった治療計画があることを示す。

読者は，以上の症例にアフリカ系アメリカ人が多いことに驚くかもしれない。これは単に，著者の1人（シュワルツ）が，黒人が多く集まる地域の病院に長期間勤務していたからにすぎない。間違いなく同様の精神病理はすべての人種で生じる。ここで書いた描写はわれわれの経験である。読者に対し，観察された事実から患者が経験したことを尊重して提示したいと考え，単に医学文献や教科書にある確立した知識中心にならないようにするため，すべてわれわれがみてきたものを報告しているのである。

　78歳で体の貧弱な黒人女性は，この数ヵ月ほとんどずっと，自分は死んでいるとだけ周りに言って，ナーシングホームの床に寝ころんでいた。ほとんど動かず話もしなかった。食事や入浴も拒否し，床に横になったまま排便した。何か尋ねられると「私は死んでいます」と答え，ときには毛布や衣服を頭まで引き上げた。体重低下と栄養不良のため，彼女は入院した。セルトラリンとハロペリドールにベンゾジアゼピン系向精神薬を加えた処方が試みられたが，効果はなかった。以前，精神病性うつ病でECTを受けた病歴があった。精神科病棟でも同様の症状が続いたため，8回のECTが始められることになった。この治療は，急速かつ劇的な改善をもたらした。自発的に会話するようになり，身だしなみや入浴やトイレも問題なく自分でできた。薬物療法はなく彼女は退院したが，3週間で再発した。再入院時，まったく動かず，周囲からの刺激にも無反応であった。再びECTが8回施行され，改善したが，前回のような寛解状態には至らなかった。活動は少

なく緩慢で，疲れているようにみえた。ノルトリプチリン60 mg／日とトリヨードサイロニン25 μg／日の併用で，多少の改善がみられ，7時と正午にメチルフェニデート（リタリン）5 mgを追加することで，活動性と快活さが十分に戻った。この処方で彼女は退院し，数ヵ月後まで良好な状態を維持した。

　抗精神病薬やベンゾジアゼピンのような精神安定剤は，正しい診断ができなくなるほどに患者の症状や徴候を変えてしまうことがある。つまり，こうした薬剤の使用が，患者の精神病理の大きな変化をもたらしてしまう。したがって，患者がそれなりの量の抗精神病薬や鎮静・催眠系精神安定剤の影響下にある場合，そのときの症候と症状に基づいて診断がなされるべきではない。薬剤の影響を考慮していないのはDSMの重大な見落としである。ロラゼパムやトリアゾラムのようなベンゾジアゼピンを少量服用しているだけでも，カタトニーの症状がみえなくなり，数日間それが続くことがある患者もいる。抗精神病薬は，患者によって程度はさまざまだが，躁病やうつ病や精神病の症状を薄めてしまうことがある。ある患者は，1 mg／日のハロペリドールで躁病がすっかり隠されてしまった。ただ，100 mg／日かそれ以上のハロペリドールをのんでいても重症の躁病を呈し続ける患者もいる。同様の個体差は，うつ病や統合失調症でも生じる。
　次の症例は，驚きに満ちている。

　59歳の白人女性がこの1年，抑うつと不安の増強を訴え，不眠，食欲低下，喜びの喪失，流涙，緊張，自殺念慮もともなっており，入院した。彼女にはECTを受けた病歴があった。診察では，見当識は保たれ覚醒度もよく，服装や身だしなみもきちんとし，意志疎通も話の内容も問題なかった。抑うつ的にはみえなかった。アルプラゾラムだけを現在服用していたが，それを効果が同等で作用時間の長いクロナゼパムに切り替え，10日間で徐々に減量して中止とした。彼女は自室に閉じこもるようになり，医療スタッフが自分を殺そうとしていると訴えた。その後，無言で動かず周囲に

反応もしなくなってしまった。ロラゼパム1mgが投与されると，周囲と会話することができたが，カタトニーではなく不安に対しての効果を期待してクロラゼプ酸（clorazepate）が定時内服薬として処方された。クロラゼプ酸服用で，食べることも話すことも動くことも周囲への反応もしなくなった。これでカタトニーであることが確実となり，ECTが始められた。初回のECTでカタトニー症状は寛解したが，不安と精神病症状は残ったままだった。彼女は，医学的診断に関係なく退院すると主張した。しかし，娘が面会に（おそらく引き取りに）くると，この人は娘ではない，病棟スタッフが自分を殺そうとしていると叫び続けた。金切り声をあげて病棟を走り始め，壁にぶつかった。自由意思の入院しか受け入れられない病院であったため，彼女は州病院に送られた。彼女にはおそらく2つの疾患があったと思われる。カタトニー型精神病性うつ病と不安障害である。入院前には，両者の症状ともベンゾジアゼピンで不十分ながらなんとか維持されていた。適切に治療するには，本人の意思によらない強制的な入院とECTが必要であった。

この症例は，症状に基づく診断の限界にぶつかっている。初回のECT後，精神病症状が続いたが，カタトニー症状は消失した。そのとき患者はまだ，カタトニーの特徴をもったうつ病ではなかったのか。あるいは，部分的改善をみせた精神症候の変化を反映させて，診断は変わるのだろうか。非常に表層的なDSMの方法からすれば，ECT前の患者は精神病性うつ病とカタトニー性うつ病の両方があり，初回ECT後にはカタトニー性うつ病が改善し精神病性うつ病だけが持続したことになる。2つの独立した類似の重症精神疾患を同時に呈するという事態は，説得力を欠く。精神科治療で生じた精神症候の変化を反映させて診断を変えることは，適切とはいえない。だとすれば当然ながら，患者は，カタトニー性の特徴を示さなくなっても，カタトニー性うつ病が続いていたのである。

ある27歳の男性は，手首を切るように言う声が頭に聞こえることが2

週間続き，悲哀，食欲低下，疲労感，生活上の興味の喪失を訴えた。彼は，ハロペリドール20 mg／日，クロミプラミン100 mg／日，クロナゼパム1 mg／日を服用していた。酒量が多く，マリファナも使用していた。子どもの頃には虐待を受けたことがあった。大人になってから，短期の入院を何度もしていた。職についたこともなかった。診察時，悲嘆にくれ，動作は遅く，無口にみえた。話すこと自体が大変で，最後には「わけがわからない」と言った。見当識はよかったが，簡単な計算ができなかった。リチウムとセルトラリンの投与を開始したが，改善はみられなかった。昏迷様になり，上肢や頚部のろう屈症を呈し，枕から10 cmほど頭を浮かせたまま寝ていた。1回のECTにより，精神運動性の異常は寛解し，治療継続の勧めを聞かず退院した。14ヵ月後に2度目の入院となったとき，妹のブレスレットを盗めと命令する声がすると語った。盗みはしなかったが，罪の意識は感じていた。1晩2時間の睡眠で，起きると地獄の生活なので怖くて眠れないと話した。髪はぼさぼさで，そわそわし，おびえていたが，動きや発話は非常にのろく，感情表現がなく声は単調であった。ECT治療に同意せず，ロラゼパムと持効性ハロペリドールの筋注とリチウムの投与が始められた。自殺念慮と幻覚は弱まり，1週間後に退院した。この症例では，患者の予後はいずれにしても不良となっただろう。彼は，どの治療にもしたがうことができなかったのである。

　45歳の黒人女性が，自殺しようと漂白剤と石けん水と肌ローションを飲んで，入院した。頭を割って自殺するよう命じる声がしたと彼女は言った。1ヵ月前から不眠がひどく，教会活動にも興味を失っていた。けいれん発作性疾患と顕著な精神発達遅滞ももっていた。発作性疾患に対して，フェニトインとバルプロ酸を服用していた。救急部門で彼女は，過敏で落ち着きがなく苛立っていて，悲しげで涙もろかった。自殺の計画や，神に見捨てられるという話を早口で繰り返した。クロナゼパムを服用すると，クスクス笑い続けて質問に答えなくなった。抗けいれん薬は，カルバマゼピンとクロナゼパム1 mg／日に変更された。言動が安定し，脳波が正常となっ

たため，この処方で退院した。低用量のクロナゼパムが急速に顕著な効果をみせることは，けいれん性疾患にもカタトニーにも典型的ではないが，カタトニーでならありうる。ベンゾジアゼピンでのカタトニーの外来治療や長期の治療の研究はないため，これを推奨するのは難しい。しかし著者（シュワルツ）は，クロナゼパムまたはロラゼパムを1 mg／日以下の用量で安定して寛解した症例を数例経験している。これを超える用量では一度もない。もし1 mg／日以下で寛解が得られるなら，定期的な経過観察を同時に行うことで，理にかなった治療になるように思われる。

70歳代初めの女性は，食事と飲水を拒否するため，身体科病棟から転棟となった。彼女はうっ血性心不全で入院していた。1年前に自殺企図し，フルオキセチンが投与されていた。TIA（一過性脳虚血発作）が何回かあった後，頸動脈内膜剥離術を受け，その後冠動脈バイパス手術を受けた。糖尿病と心肥大も以前からあった。頭部CTでは，軽度脳萎縮と橋に小さなラクナ梗塞がみられた。精神科病棟への転入時，気分の落ち込みを訴え，死にたいと述べた。内にひきこもり動作はのろく拒食し，見当識が完全なときもあるがぼんやりして反応はごくわずかなときもあった。カメラで監視されているという妄想も抱いていた。ノルトリプチリンを服用したが，副作用で中止された。ECTが始められ，症状は徐々に改善し，常に意識がはっきりして見当識が保たれ，妄想はなくなった。意識レベルの変動と飲食の拒否は，メランコリーではなくカタトニーを示唆するものである。

以上は症例であり，統計的結果ではない。決定的ではなく，示唆するだけである。しかしながら，臨床の専門的知見とは，概念的知識と観察に基づく症例経験が結びついて作られるものである。それを考えれば，これらや他の多くの症例の経験は，カタトニー型精神病性うつ病というものが身体機能をまったく失わせ，健康を不快に大きく侵し，統合失調症と混同されやすく，薬物抵抗性であることを指し示している。ECTが，カタトニー型精神病性うつ病の唯一の信頼しうる治療であり，ごくわずかの例では，

ロラゼパム1 mg／日以下の量で寛解を示す。これ以上の解説は，治療の章で行いたい。

4. 精神病等価うつ病

　これは，以前は仮性認知症と呼んでいた可逆性認知症にともなううつ病である。患者は，論理展開や感情表現や意欲表出において，まとまらない言語で話す，その他の顕著な欠損を示す。問題解決能力と複雑な人間関係の理解も，病前より明らかに低下している。ふつう，精神病等価うつ病の患者はカタトニー性の症状ではないし，重症のメランコリー性うつ病でもない。認知症が精神病と同じではないのは当然である。しかし，一見「認知症」があるというとき，目の利く臨床家ならば，隠された問題は気分障害であって，アルツハイマー病や血管性認知症という容赦なく進行する終着点ではないことを念頭に置く必要がある。

　重篤な認知機能障害を引き起こすうつ病は，質的には精神病性うつ病と類似する。それは思考プロセスの点だけでなく，抗うつ薬での治療で良好な臨床的転帰が望めないことからもいえる[147, 12]。うつ病エピソードの間，見当識が混乱したり一時的に認知機能が低下する高齢患者は，アルツハイマー病のような永続的な認知症になるリスクが高い[4]。

5. 遅発性精神病性うつ病

　遅発性精神病とは，通常，抗精神病薬のようなドパミン遮断性薬剤を長く服用した反応として生じる精神病状態とうつ状態である。初めて生じる幻覚・妄想が，メトクロプラミド（プリンペラン）をそれぞれわずか3 mgと6 mg服用した65歳と74歳の男性で認められた。これは，胃腸の不調を治療するための服用で，いずれの患者も精神科的病歴はなかった[161]。同様に，非精神病性の躁状態に対して抗精神病薬が投与された若年成人に，気分に調和しない精神病性症状が3年後に生じるようになった[66]。この精神病症状が抗精神病薬をのんでいる間にあらわれ，中止後には認められなかったことは，精神病症状の悪化は当初の診断と関係なく，遅発性精神病

であった可能性を示唆している。遅発性精神病の実質的なエビデンスも報告されている[294]。

遅発性ジスキネジアと同様で，遅発性精神病は長期間で起こるはね返り現象といえる。はね返りとは，短期間で特定の治療効果を示す薬剤が，長期間でみると逆の効果を作り出してしまう，ということである。遅発性現象の基本的な概念は，当初のドパミン遮断に反応して，自然なホメオスタシスの原理がドパミンの過感受性を引き起こし，これが神経学的にも精神医学的にも症状としてあらわれるというものである。前者は遅発性ジスキネジアという身体の姿勢異常となり，後者は遅発性精神病となる。抗生物質が重複感染を引き起こし，アルプラゾラムがパニック症状を誘発するのと同じように，抗精神病薬が遅発性ジスキネジアや遅発性精神病や遅発性うつ病を生じさせるのである。この基本概念でうまく説明できないのは，なぜ遅発性の諸現象が非可逆性であって，抗精神病薬が増量されても中止されても続くのかという点である。動物で観察されていることだが，この持続の現象は抗精神病薬による脳機能低下を示している[189,7]。

遅発性ジスキネジアと遅発性精神病の時間的推移は似ているようにみえる。すなわち，ゆっくりと進展し，数年後から頻度が増してくる。薬物の中止や時間経過でいくぶんは改善するが，しばしば慢性化し，非可逆性になるものも多い。最近の研究では，患者が平均13年間抗精神病薬を服用すると，その50％以上が遅発性精神病になる可能性があることを示している[294]。

遅発性精神病を考えれば，長年服用したごく少量の抗精神病薬，たとえば25 mg／日のチオリダジンを20年間ですら，急に中止することは避けた方が賢明である。顕著な精神病症状と抑うつ症状をともなう遅発性精神病性うつ病が突然起きることなど，誰も望んでいない。

疾患の初回エピソードで抗精神病薬を使用すると，長期間抗精神病薬が使われる傾向が強く，統合失調症の診断が長く続く結果になるということが，4年間経過を追った研究で示された[320]。この研究では，当初統合失調症様障害と診断された15人の患者のうち10人の診断が統合失調症に変え

られていた．妄想性障害の12人のうち6人も統合失調症と診断が変わった．特定不能の精神病とされた3人すべてもそうであった．補足すれば，初めから統合失調症の診断であった72人の患者のうち70人は，診断が変わらないままであった．この研究の患者すべてにいえることは，統合失調症の症状群とは共通の最終経路であることである．このことの最も端的な解釈が，抗精神病薬が統合失調症と識別不能な症状すなわち遅発性精神病を惹起し，しかもそれが遅発性ジスキネジアと同じように持続することである．

　遅発性ジスキネジアと同様で，抗精神病薬を徐々にやめていくことは，急に中止するよりも精神病症状の再発を少なくする可能性がある．また現実に，やはり遅発性ジスキネジアと同じく，抗精神病薬は徐々にやめていく方が急な中止より再発が少ない[311]．しかし，抗精神病薬についてどんなやめ方をしても，遅発性の症候が出てしまう患者もいる．とくに，長くまた高用量を服用している患者ほどそうである．

　クエチアピン（セロクエル）とクロザピン（クロザリル）を除くすべての抗精神病薬がその原因となる．その他の薬物，プロクロルペラジン（ノバミン）のようなドパミン遮断作用をもつ制吐薬，メトクロプラミド（プリンペラン）なども同様である．遅発性ジスキネジアでも同じであるが，遅発性精神病性うつ病の症状は，ドパミン遮断系薬剤が中止されたときにだけあらわれ，その薬剤を定期服用しているときにはあらわれないこともある．

　抗精神病薬のさまざまな影響への言及を避けているDSMは，暗黙の了解として，精神科医は遅発性精神病を考える必要はないといっているようなものである．DSM全般についていえることであるが，これは医師中心の考え方であり，製薬企業に有利な解釈を与える考え方である．したがって，もし抗精神病薬が3ヵ月以上処方されることになったら，遅発性ジスキネジアだけでなく遅発性精神病のリスクについても患者や家族と話し合うことが望ましいと考えられる．次に，われわれが経験した多くの実例から2例を紹介する．他の症例は別に論じた[286]．

【症例】

　ある44歳の黒人女性は，リチウムと増量中のフルフェナジン（ドパミン遮断作用をもつ抗精神病薬）を服用していても，卑猥で軽蔑的な幻聴が1ヵ月間持続していた。気分の落ち込みと落ち着かなさ，焦燥を訴え，部屋を行ったり来たりする状態であった。入院後はリチウムだけの処方とされ，急速に改善し，症状はなくなった。リチウム単剤とされて8日で退院した。2ヵ月後，リチウムをのむのをやめたところ，幻覚が再発した。

　精神科外来から紹介されてきた30歳の黒人女性は，この1週間，体力が落ち，不眠で食事がとれず，自殺を迫る声が聞こえ，蛇と犬が襲ってくるのが見えるという経験をした。自分が11歳の娘を殺してしまうのではないかと恐れていた。彼女が最初に精神症状を呈したのは4年前で，いまと同じ症状であった。それ以来ずっと，抗精神病薬を服用していた。最近は，フルフェナジン20 mg／日という高用量を投与されていて，これまでに3回の入院歴があった。ドパミン遮断作用の薬剤の慢性的使用は明らかだった。診察では，無動で一点を凝視し，悲嘆の表情で自発語はなく，問われるとかすかな単調な声で答えた。思考力もひどく低下していたが，見当識は問題なかった。ロラゼパムが投与されたが改善がみられず，ノルトリプチリン75 mg／日，トリヨードサイロニン25 μg／日，リチウムが開始された。2日で幻覚は消失し，会話も正常となり，訴えはなくなった。入院8日後，これらの薬剤を服用して彼女は退院した。抗精神病薬は使われていない。

6. 薬剤誘発性精神病性うつ病・ホルモン誘発性精神病性うつ病（産後うつ病を含む）

　コルチコステロイドの投与やアンドロゲン性ステロイドまたはエストロゲン性ステロイドの急な中止，甲状腺ホルモンの欠乏，アンフェタミンは，精神病性うつ病を生じる可能性があり，それはその薬剤やホルモンが中止されても長く持続する。他の多くの薬剤やホルモン（およびその中止）も

確実に同様の作用をもつが，エビデンスははっきりしない。この項目に，産後うつ病を加えたのは，女性のステロイドホルモンが分娩の時期には大きく（約95％）低下するためである。減少は，精神に作用する女性ホルモンであるエストロゲン，プレグナノロン，アロプレグナノロンにも及ぶ。もっとも，どれも精神病性うつ病に特異的に関与するとわかっているわけではない。産後精神病に相当することは，中絶後精神病にもあてはまる。精神病の原因となるのは，ホルモン状態のような生体生理の生物学的変化である。妊娠した子を失ったという悲嘆のストレスが，深い不満や不快感や緊張を強いることはありうる。しかし，心理療法が効果的治療でないことからも，心理的な経験は精神病性うつ病の基礎ではない。

　ステロイド治療を受けた患者の5％に重篤な精神的反応，主にうつ病，躁病，精神病やその混合が生じるといわれている[158]。この5％という数字はおそらく，高用量のコルチコステロイドを投与された患者，うつ病や躁病や精神病の病歴をもっているか濃厚な家族歴をもつ患者に相当するものである。プライマリーケア医師からコルチコステロイドを処方された患者はきっとそれに含まれない。タンパク同化ステロイド乱用者の約5％は躁病様の症状を呈し，また同じ5％がこのホルモン使用を中止したときにうつ状態を示す[219]。

　本書の冒頭で，国民的な関心を集めたアンドリア・イエーツについて記した。彼女は，産後精神病性うつ病の症状として，自らの子どもたちを殺してしまった。産後精神病性うつ病は，一般的な産後の憂うつや産後の不安よりもはるかに心身を衰弱させてしまう。さいわい，まれな状態であり，出産1,000件に1度の割合で起こり，重症のうつ病または双極Ｉ型障害の病歴か家族歴をもつ女性で特にみられる。発症はふつう，出産から1ヵ月以内だが，それより長い場合もある[127]。著者（シュワルツ）の経験した患者と家族の最も悲痛な経験の1つは，産後精神病になった20歳代半ばの女性が1年間叫び声をあげ続け，ECTにより正常に戻ったケースである。その症例を次に示す。

　州病院に入院直後，彼女の恐ろしい悲鳴が，病院スタッフや患者など皆

の日常を妨げた。誰もが言葉にならない恐怖の叫びにおびえ，口数が少なくなった。彼女の近くにほんのわずかな間いるだけでも，長くつらい時間となった。その州病院が専門家と患者にとって居心地のよい場所であることは一般に知られていた。しかし，効果的な治療もなく1年間，家族はどうやってこの状態を我慢できたのだろうか。恐怖感が先に立ったために，そのような忍耐を保つことができ，癒えない病の強い苦痛に誰もが目をつむり耳をふさぐことができたのかもしれない。それ以外に，病を何らかの治療法で一刻も早く治すべきだという思いを打ち消す方法があっただろうか。その冷淡な振る舞いは，病んでいる人を病気だといって責めるという結末を生む。このような非難は中世に時間が戻ったような，汚名を着せるものである。ECTによって，患者は正常に戻った。しかし私は，彼女とその夫と両親とそして生まれた子どもが経験したこの長い悲痛な日々を思うと，戦慄する。われわれは，病気のもたらす癒えない苦しみを前に自らの無力さを振り返り，なによりも早く回復させてあげなければならないと思う。産後精神病を早期の有効な治療も行わずに見続けることは，さらなる苦痛と対人的摩擦と機能低下を引き起こす慢性的なPTSDの発症にもつながる。PTSDは，精神病性うつ病がもたらす家族内関係と適切な子育てへの影響をさらに増幅させてしまう。

　薬物誘発性，ホルモン誘発性うつ病は，深刻な，生命を脅かす病である。このような薬剤が，うつ病ではない自律性の重症精神病を引き起こすこともある。もう一つのホルモン誘発性うつ病として遅発性精神病性うつ病があるが，まだまだ知られていないので別の型として考えたい。

7. 粗大脳疾患型精神病性うつ病

　粗大脳疾患という用語は，EEGや脳画像や脳血管造影などの方法や，痙性麻痺のような身体診察での確かな神経学的異常所見を通じて判明する脳の障害部位をもつ疾患のことを指す。粗大脳疾患には，てんかん，大脳ループスエリテマトーデス，アルツハイマー病，脳血管障害，多発性硬化症，神経梅毒，ハンチントン舞踏病，パーキンソン病などがある。粗大脳

疾患の患者は，精神病性うつ病を含む精神病とうつ病のリスクをもっている。そのリスクは，その神経疾患の重症度に応じて大きくなるが，とくに認知症の合併例と高齢では強くなる[242]。

認知症に進展したパーキンソン病の患者では，36％が幻覚か妄想またはその両方を呈し[190]，よりしっかりした生活の管理が必要となる。パーキンソン病全体では，精神病症状の有病率は5〜20％である[218]。精神病症状と抑うつ症状について，パーキンソン病の疾患そのものに由来するものと治療薬による影響によるものとがどのような比率で生じるかは明らかでない。認知症をもった進行期のパーキンソン病では，40％が精神病症状を示し，なかでも幻視が最も多い[1]。妄想はたいていが被害妄想や単一の主題に対するものである。

パーキンソン病では，抑うつ症状は精神病症状と同じくらい一般的である。ある研究では，精神病症状をもつパーキンソン病の患者の40％にうつ病も認められた[168]。このことは，精神病性うつ病なのかうつ病と精神病の単なる併存なのか鑑別することが相当難しいことを示している。DSMはこの区別についてなんら指針を示していないが，治療選択はその鑑別によって変わるため，重要である。パーキンソン症状はメランコリー症状と重なり合う部分が多いので，さらに評価は難しくなる。もしうつ症状と精神病症状がほぼ同時に始まるか，患者が精神病症状に対して非常に強い不安を示していたら，精神病性うつ病である可能性が高い。患者が，それが幻覚だという病識をもって幻視を訴えるだけなら，精神病性うつ病ではないであろう。

アルツハイマー病での精神病症状とうつ症状の生じ方は，妄想が幻覚より多いという点以外は，パーキンソン病の場合と似ている。妄想は，アルツハイマー病の3分の1に生じ，幻覚は6分の1に，いずれかが40％でみられる。精神病症状は，認知症の急激な進行と特に関係があり，またおそらく年齢の高さと発症からの期間の長さに関連している[234]。アルツハイマー病患者の4分の1は大うつ病を，また別の4分の1は小うつ病を有し，妄想が大うつ病の患者には非常に多い[276]。パーキンソニズムも大うつ病

をもった患者には同様に一般的である。

　この型の精神病性うつ病には，基本的に2つの群がある。疾患関連群と自律群である。疾患関連群の精神病とうつ病は，この疾患や治療に続く直接の続発症状である。元の疾患が改善するにつれ，関連する症状も消えていく。他方，自律群のうつ病は，基礎となる粗大脳疾患が寛解しても症状が持続し，元の疾患とは関連のない別の治療が必要となる。自律群をはっきり同定することは難しく，推定にとどまるのがふつうである。粗大脳疾患とうつ病に明らかな関連がなく，別個の症状として診断されることもある。アルツハイマー病のように粗大脳疾患の本質的な治療がない場合には，疾患関連群と自律群の区別は理論上の問題にすぎなくなる。

　認知症性疾患やパーキンソン病にともなう精神病性うつ病とその他の精神病症状は，自律群とみなされるのが通常である。治療は，この型に合わせて行えばよい（第8章参照）。もちろんこれらの患者では，元の機能に戻すという目標の意味が，認知症がない他の患者とは大きく異なる。患者にはすでに生活機能の大きな低下があり，抗精神病性鎮静薬が心理的な遂行機能の新たな障害を引き起こすことは少ない。しかし，抗精神病薬は本質的に，運動機能の低下，肺炎，体力や活動性の低下による他の身体疾患を生じさせる危険を増やす。（クエチアピンとクロザピンは，パーキンソニズムの副作用がないので，比較的安全である。両剤の典型的な初期用量は，6.25〜25 mg／日，維持用量25〜100 mg／日[218]）。問題となる興奮や低栄養があり，抗精神病薬に抵抗性の認知症のうつ病患者には，ECTが適切な治療である。抗精神病薬を服用している高齢の患者のECTで，誤嚥性肺炎を防ぐには，一般的に，アトロピン性薬剤の投与とプロポフォール以外の麻酔薬の使用が必要である[296]。

　発作性疾患が精神病性うつ病を生じる場合は，ふつうは疾患関連群に属す。複雑部分発作は，重篤な行動の混乱を引き起こすことがある。この症状は，正式には側頭葉てんかんまたは精神運動発作と呼ばれる。これは必ずしも特異的なけいれんをともなうわけではない。生じる運動は，単に唇をチュッといわせるだけのことがあったり，ぼーっとうつろにみえたり，

困惑した行動や自動症を呈したりと，事実上あらゆる精神症状の形をとってあらわれる．複雑部分発作が未治療または十分な治療がなされていないと，メランコリーや精神病や精神病性うつ病の完全な病像を示すことがある．

　難治性てんかん患者の3分の2にはうつ病の症状がみられる．側頭葉や優位半球（通常は左）に関連する複雑部分発作は，特にうつ病を生む元になると考えられている．被害妄想と被害的な幻聴も多い．てんかん性の精神病性うつ病の治療としては，抗てんかん薬の調整，抗うつ薬の追加投与，ECTが考えられるだろう．TCAとブプロピオンは，てんかんを悪化させる傾向があり，避けるべきである．この場合の薬剤誘発性の発作はふつう，用量の追加後に起きる[148]．おそらくベンラファキシンが，これらの患者の抗うつ薬として第一選択となる．

　現在生じているてんかんを同定することが，診断の第一である．神経内科医が非定型的な発作性疾患を見逃したり，またその精神症状の管理ができなかったりすると，これらの症例が精神科医のところにやってくる．非定型的というのは，脳波で発作が示されないとか，発作の兆候もない場合があることを意味する．脳波は，大脳皮質の外層15%しか反映せず，深部電極での研究では，標準的な脳波が正常でも辺縁系発作が起きている可能性があることが証明された．標準的脳波，断眠脳波の限界を超える方法としては，薬物誘発性脳波（たとえばプロメタジン，プロマジン，ロキサピン）や，血清プロラクチン濃度モニタリング，PET（positron-emission tomography）による脳画像，抗てんかん薬試験がある．血清プロラクチン濃度モニタリングは，刺激への反応消失や一見錯乱というような行動障害のエピソードがある患者には，非常に有益である．血清プロラクチン濃度は，症状発現から30分以内に採取して測定し，行動障害がみられない状態が少なくとも3時間続いた後に採取した値と比較する．抗精神病薬（クエチアピンとクロザピンを除く）は，血清プロラクチン濃度を上昇させる可能性があるので，この測定は，7日間抗精神病薬を服用していない患者にしか行えない．

【症例】

　10年のてんかんの病歴をもつ56歳の男性が，魔女が自分を殺すと確信し，オカルト現象関連の書店の店員を困らせ，警察を呼ばれたために入院となった。彼は，悪魔の魂を追い払おうと，エプソム塩の風呂に毎日何時間も入っていた。神経内科医の指導により，カルバマゼピンを服用していた。彼は，精神障害はてんかんのせいではないと書かれた神経内科医からの黄ばんだ「ご担当先生」宛の手紙を持ち歩いていた。病棟では3日間，悲嘆に沈みふさぎこんだままであった。しかし，追加の抗てんかん薬（プリミドン）が始まって1日で，抑うつと精神病症状は消失し，迷信を信じるような様子を残すのみであった。明るく快活になり，人ともよく交流するようになった。以前との違いに気づき，彼自身，明るい気分であった。本人だけでなく，看護スタッフも改善の速さと程度に驚きを隠さなかった。

　46歳のアフリカ系アメリカ人の女性は，自殺にせきたてるような不快な幻視と幻聴をともなった抑うつ症状のために入院した。彼女は，不安で苦しみ，思考と会話は非常に乏しく，焦燥感が強く，活気を失っていた。発作性疾患は子どもの頃に始まり，フェニトインを服用していたが，この10年は抗けいれん薬を何ものんでおらず，セントルイス大学の外来の精神科医から強力な抗精神病薬を処方されていた。薬はハロペリドールでは効果がなかったが，オランザピンで幻覚は消失した。脳波では「左前側頭野の複雑部分発作に相当する」てんかん様放電が多くみられた。フェニトインの投与で，うつ病と精神病のすべての症状は1日で消失した。残念なことに，彼女の不運がそこで終わることはなかった。退院後，外来の精神科医が抗けいれん薬を中止し，オランザピンを再開した。彼女は1ヵ月で約13 kgも太り，オランザピンは中止された。別の抗精神病薬が始められたが，彼女は通院を続けることはなかった。外来の精神科医は，幻覚がてんかんの症状ではなく，あたかも一次性の精神病であるかのように考えて治療した。てんかんは，治療されないままであった。統合失調症に特異的な症状というものは存在しない。すなわち統合失調症の診断は，他のあらゆる解釈が

あてはまらないことを求める除外診断である。

　小さな農業の町出身の15歳の高校生が入院してきた。彼は10代の仲間100人のグループのリーダーになって他のグループと戦闘をするのだという固定化した妄想を半年間抱いていた。彼は，自分が殺されるとおびえていた。彼はすでに留年していた。彼の話は非常に説得力があったため，われわれは町の警察署長に電話して話をしたが，署長は一笑に付した。2年前，野球の打球が彼の側頭部に当たったことがあった。彼はしばらく意識を失い，その部分にときどき頭痛を感じていた。入院後平穏に4日が過ぎたが，妄想は強固なままであった。カウンセリングが十分に行われ，検査では，脳波やCT，臨床検査は正常であった。われわれが観察していたとき，いままで服用したことのある唯一の抗精神病薬ロキサピン10mgをのんで1時間後，家具を病棟中にぶん投げ始めた。言葉は発していなかった。すぐに脳波をとったところ，複雑部分発作の所見が示された。2日後にとった脳波では正常であったが，妄想は不変であった。フェニトインを開始して1日で，彼の妄想と苦痛は消失した。気持ちが落ち着いた状態になってから振り返ると，治療前は彼の感情が異常に無機的であったことがはっきりした。半年後，1年後の経過観察でも，精神状態は安定しており，学校でも元気に活動できていた。

　25歳の黒人男性は，落ち込んで死にたくなる，元の彼女に関する幻聴と幻視があると訴えていた。半年前に失恋し，おばが亡くなった後，約6kgも体重が落ち，不安や抑うつに似た典型的な不適応の症状を示していた。発作性疾患に対する薬物をずっと服用しており，入院の1日前にも精神科医により発作が確認されていた。診察時，彼は汚れた格好でだらしなく，活気なく非協力的で，終始ポケットラジオを聴くことに没頭していた。しつこく質問したことに対してだけ，わずかに言葉を発した。脳波所見は，低振幅の基礎活動で異常であったが，発作性活動はなかった。ピモジドが効いて，感情が改善し，多少幻覚も減ったが，寛解には遠かった。ECT治

療を6回行い，明るく快活になり，幻覚はなくなった。彼の経験した発作は精神病を原因とするものであったのは明らかである。発作は単に，著者（シュワルツ）が繰り返しみてきたカタトニーを同定可能にする沈殿剤にすぎない。しかしこのような症例は，カタトニーの患者の数％にしかない。

要するに，臨床家は，どんな型の精神病性うつ病も，けいれん発作と発作性疾患によって生じることがあることを覚えておく必要があるのである。発作が誘発する精神病はありふれたものであり，統合失調症の証拠とはならない。過去の発作，外傷性脳損傷の可能性は，精神病や大うつ病を呈するすべての患者から聞かなければいけない病歴の1つである。脳波は診断を助けるはずであり，発作が誘発する精神症候が考えられるときに脳波検査をオーダーすることは精神科医の職分である。

偽精神病，にせの精神病性うつ病

精神病性うつ病と安易に呼ばれながら，実はうつ病でも精神病でもない状態がいくつかある。寛解に至るにはその状態に合ったそれぞれの治療が必要であり，この区別は重要である。せん妄の患者は，幻覚や妄想，それらに左右されているかにみえるまとまりのない言動を示す。このような幻覚と妄想は，精神病ではなく錯乱性のものだと考えられる。こうしたせん妄は臨床的にカタトニー型精神病性うつ病と区別できないこともあるが，病歴と脳波と生化学的検査，そしてときには脳画像検査の情報で鑑別は可能である。数日間眠れない状態が続くと幻視がみられる可能性があるが，それは精神科的疾患または身体的疾患によるものではない。睡眠薬で十分な睡眠が確保されれば，単に睡眠がとれていなかったために幻覚を示していた患者は，目覚めると幻覚はなくなっている。うつ病でない患者でも，不安障害や適応障害のせいでこのような不眠を呈すことがあり，問診ではっきり区別されるべきである。もちろん，睡眠がとれずに生じる幻覚を招くその他の可能性はいくらでもある。たとえば，覚醒剤乱用，物質離脱症候群，内分泌疾患，神経疾患などである。

強度の不安やストレスをもった患者は，場合によっては精神病性と呼べるような解離症状や転換性反応を経験することがある。この患者たちは共通して，気分が落ち込んでいると訴える。悩んでいることにはほとんど間違いない。しかし，心理的な悩みや気分不快のすべてがうつ病であるわけではない。抑うつ的で死についてばかり考えると訴える焦燥の強い患者が，悪魔の声が聞こえる，「殺す」という文字が見える，あるいはルームメイトが食事に毒を入れたと思うと語れば，精神病性うつ病と診断するのはやさしい。しかし，その診断はいつも正しいとは限らない。すべての病像を評価することが求められる。声や視覚化は転換性反応として生じうるし，毒の訴えは汚染に対する強迫観念の可能性があり，精神病性うつ病の診断は間違っているかもしれない。これらは主観的な症状なので，精神病か偽精神病かの区別はその状況に応じてなされることになる。つまり，その他の臨床病像がどちらに一致しているかが問題となる。

　同様にPTSDの患者は一般に，フラッシュバックと呼ばれる外傷となった出来事の幻覚を経験する。これは解離性の現象で，精神病性のものではないと考えられる。PTSDの患者が呈す焦燥や感情の動揺や怒りに対し，彼らを世話する者は悩み，うつ病や精神病なのではないかと考えたくなる。しかしこの場合，うつ病や精神病は，それを専門的な意味で使うならあてはまらない。皮肉にも，偽の幻覚と妄想でない被害観念をもった重症のPTSDは，幻覚と被害妄想を示す精神病性うつ病よりも，おそらく治療は難しく，時間も費用もかかる。

　このような患者が精神病性でないといっても，それで疾患や苦しみの重さが減るわけではない。疾患に特異的な診断と治療をすることが求められ，患者に無用の副作用をもたらす抗精神病薬や他の治療の不必要な使用は避けることが重要である。

　ブリケ症候群や慢性的な多症状性の身体表現性疾患の患者は，一般に幻聴と気分の問題を示し，幻覚に基づいた行動をすることもある。これらの幻覚は解離性で，精神病性のものではない。DSMの用語では，ブリケ症候群は身体化障害と解離性障害の併存となり，おそらくは境界性または演

技性パーソナリティ障害をともなうということになる。反社会的パーソナリティ障害の患者も同様に，幻覚と気分の問題を訴える。その幻覚は，脳外傷，PTSD，乱用物質の毒性や離脱，解離に由来することがある。患者の操作的な偽装にあたる場合もある。

明らかな境界性パーソナリティ障害の患者が幻覚と妄想をともなう重度の抑うつを示す場合，どのように治療すればよいだろうか。精神病性うつ病に関する合意づくりのカンファレンスの前には，参加者の64％が他の患者と同じやり方で治療すると答えていた。カンファレンス後は，通常の境界性症状に加えて「境界性パーソナリティ障害の患者がストレス関連性に一時的な妄想や幻覚を示すことを知った」ことから，この率は34％に下がった。この患者たちは，運動制止や思考の貧しさのような精神運動抑制を呈さない[77]。このカンファレンスで境界性として示された患者たちは明らかに，解離性障害の徴候も示していた。

16歳の既婚の患者が，暴力行為があると神経内科医から紹介された。6ヵ月間，不眠と食欲低下，疲労感が持続し，喜びと性欲がなくなり，会話が減り，死について考えるようになり，着衣が遅くなるという症状を呈していた。服を着るのに，いつもなら10分のところを1時間かかった。妻が浮気をしているという妄想あるいは強い強迫観念を抱いていて，寝ている妻を怒って起こすことがあった。妻は，彼が怒りをまったくコントロールできなくなっていると語った。2ヵ月前にリスペリドン2 mg / 日が始められ，むしろ症状は悪化していた。12歳からパーキンソン病の症状があり，Sinemet（L-DOPAとカルビドパの合剤）をのんでいた。パーキンソン症状は最近悪化していたが，それにどの程度リスペリドンが関与しているかはわからなかった。1ヵ月前に施行されたMRIで，先天性の水頭症と頸椎の亜脱臼をともなう巨頭症とわかった。入院後リスペリドンは中止され，緊張性不安を減らすためにβブロッカーのベタキソロールが開始された。原因としてリスペリドンが疑われる悪化に対して，ビペリデンも始められた。患者は急速に改善し，3日後には怒りっぽさも抑うつも妻への疑いも

なくなり，入院5日後に退院した。βブロッカー・ベタキソロールは，緊張性不安（たとえば，怒りっぽさ，焦燥感）に効果的であったが，それが本当に精神病性症状を改善したのではない。ビペリデンも同様である。彼の訴えをみれば，患者は精神病だったようにみえる。しかし，薬物への反応から，精神病はなかったことがわかる。

この患者は，抗精神病薬の投与がいかに緊張性不安を悪化させうるかを示している。抗精神病薬が精神病性でない状態の治療に処方されるとき，そこには本質的な非論理性があると思われる。さらに，抗精神病薬は抗精神病作用を特異的にもつわけではない。精神病症状を緩和する作用は，抗精神病薬の主たる効果である思考を単純化し減少させることに付随する作用にすぎない。理論上，「あまりに過剰な思考」をしている人にとって有効となる。抗精神病薬は精神病性の思考に対して特異的ではなく，広範に思考を減弱させ，その結果，複雑さを理解する能力を弱めてしまう。

私的な心の葛藤があるとして入院した16歳の女性は，悪魔が家に住みついていると言った。空調の音の中に悪魔の声が聞こえ，音が怖いと訴えた。また，神が話しかけてくれて幸せだとも語った。彼女の母親は解離性障害だったが，処方された薬剤をきちんとのまない人だった。入院後，彼女は食事の中に薬が入っているのが怖いと言った。些細なことで恐れ，苛立ち，容易に気が動転し，過度に用心深かった。しかし，悲しくて沈むことや無気力感や喜びを感じられないなどの症状はみられなかった。むしろ彼女は，注意力に富み，会話も多く活発で，繰り返し質問をし，自分が他の人よりよい治療を受ける価値があると主張した。血圧が変動しやすかったが，明らかに過剰な変動というわけではなかった。不安障害と転換性障害の診断で，強迫観念に対しての薬剤フルボキサミンとあわせて，βブロッカーのベタキソロールが開始された。ベタキソロールが効き，翌日までには過度な用心深さと多弁さと緊張は薄れ，気持ちは前より落ち着いた。まだ不安と不快感が残っていたが，フルボキサミンにより約1ヵ月でそれは

和らぐであろうと予想された。

はっきりしない状況

　何が起きているのか単にはっきりしないような場合もある。診断がつかないときには，ある疾患の非典型的な型や十分に輪郭のわかっていない症候群をみているのかもしれない。おそらくその患者は，いまだ知られていない精神病理を呈しているのであり，その解明は今後の研究に委ねられる。
　このカテゴリーに入るのは，ひどく脳機能が低下しているか言動にまとまりがないかあるいは奇妙にみえるために，カタトニーだと診断するのが躊躇され，ECTを行おうという気にならないような症例である。専門性への挑戦は，「疑わしきは患者の利益に」と考えること，また治せる見込みのある診断にあたらないからと有効な治療を控えてしまう危険に気づくことで始まる。その挑戦は，治る可能性のある診断を見出しその診断に従い治療することによって前進する。同僚と検討し他の医師の意見を求めることも，役に立つ。著者（シュワルツ）の経験の中から，3つの診断の挑戦をここに示す。

【症例】
　アメリカンフットボールの球のような頭の形をした29歳の男性が，精神病性うつ病の診断で，ある精神科医からECT目的で紹介された。頭蓋骨の異常な形は，精神発達遅滞を生じないタイプの頭蓋縫合線の早期癒合が原因だった。彼はうつ病と診断されて入った退役軍人病院に10年間入院していた。面接のときの彼は，その場に合った感情がみられず，まとまらないモグモグした話し方であった。天井の電灯を見上げ，まるで電灯と会話しているように話した。私が目の前にいて会話を続けようとしていることに気づいていないようにみえた。うつ病や躁病の徴候はなく，ひどく解体した会話と行動だけを認めた。診断の疑わしさは患者のために棚上げにし，われわれは過去のうつ病という診断を，精神病性うつ病としてではあるが現在の診断とすることにした。ECTを2回行った後，彼は話がつなが

るようになりしっかりとし愛想よく，典型的な多幸性躁病の状態になった。さらに数回ECTを施行すると，彼は寛解した。振り返って考えると，診断は躁うつ混合性エピソードとカタトニー性の特徴をともなった双極性障害であった。おそらく併存した躁とうつがお互いをわかりにくくし，カタトニーの徴候を作り出していたのである。

　入院した41歳の白人女性は，食欲不振と不眠が1年前から始まっていた。その9ヵ月後，まわりの誰もが自分をイラつかせると感じ，ひきこもった。寝る前にロラゼパム2mg/日とトラゾドンを服用したが，「悪魔の影が部屋の隅にいる」という幻視と恐怖感を覚えない幻聴を感じ始めた。眠って忘れるために自殺しようと過量服薬し，入院となった。幼少時，身体的，性的な虐待を経験していた。青年期にはヘロインなどの脱法ドラッグを乱用し，体を売っていたこともあった。この数十年の間に，特に元気で精力にあふれ過活動ですらある状態が1,2日ときには1週間続く時期が数回あった。この10年はときどきマリファナを使っていた。診察で彼女は，苛立って落ち着きがなく，常に悲しげでときに涙を流したが，同時に人なつこいところがあった。早口に自分から話すが，話の中身は細かすぎた。しっかり覚醒していて，会話はよくつながった。幻覚の訴えがあったことと自分のいつもの人格（不安が強いものではあるが）と違ってしまった期間が3ヵ月もあったということから，ECTが6回施行された。すぐに改善を示し，十分な認知能力を取り戻したが，もはや死にたい気持ちも不快な気分もなかった。われわれの印象では，この患者はメランコリーとPTSDという，似た症状がいくつかある別々の疾患をともにもっていた。メランコリーが精神病性であったのか，またはメランコリーがPTSDを悪化させ解離性の非精神病性幻覚を生じさせたのか，それはわからない。慢性のPTSDの患者は，メランコリー性の大うつ病の症状をエピソード性に示すことが観察されている。2つの疾患は，別々に診断され治療されることがある[298]。

39歳の白人男性は，過量の薬を飲んで自殺するように命令する悪魔の声が聞こえると訴えた。気分の落ち込みがあり最近は泣いてしまうと言うが，不眠や食欲低下や疲労感は認めなかった。6週間前に過量服薬をしており，過去に何度も入院歴があった。入院当時も，高用量の高力価抗精神病薬チオチキセン（Navane），中等量のジアゼパム，喘息に対してテオフィリンを服用していた。15年間にわたるうつ病と幻覚と覚醒剤乱用があった。診察時，彼はしっかり覚醒しており，ときどき涙をみせるが，状況は十分理解できていた。薬物は変更しなかったが，自殺念慮と幻覚は急速に減少し，2日で退院した。当時，診断は薬物の影響があるため判然としないと考えられた。5ヵ月後リストカットして再入院した。経済的な負担と人間関係の問題があったと話した。幻覚を訴えており，前と同じ量のテオフィリンとチオチキセンを服用していた。リチウムとブプロピオンを加え，3日後に退院した。診断は決まらないままであった。チオチキセンの影響下にある患者について本来の疾患の症候をつかむのは難しいものがあった。さらに，テオフィリンも精神面への作用をもちうる薬剤であり，覚醒剤の乱用歴からは未知の他の脱法ドラッグ使用がある可能性も考えられた。

　肝心なことは，精神症候は複雑なものであり，単純な診断基準に基づいたアプローチでは，適切で正しい診断を得るのに十分な役割を果たさないということである。血液所見などの測定値も同様に複雑で非特異的である。デキサメサゾン抑制試験でのコルチゾール値が集団で得られた値としては明らかに陽性——精神病性うつ病の生物学的性質を示すもの——であっても，個人をみると結果は変動が大きく，ある特定の患者については臨床的信頼性と意味は明白でないため，われわれは悩むだけに終わりかねない。ほぼ100年続いた精神分析と，科学超越的ではあるが権威主義に端を発する25年間のDSM方式を経ながら，精神医学は，明瞭な輪郭の疾患概念を描きあるいは活用できるエビデンスを多く見出し分類して応用する能力に大きな進歩はみられない。精神医学の診断方法とほぼ同様に，精神病性うつ病の診断もまた，はしかや心臓の左脚ブロックのようなエビデンスに基

づく身体医学の診断にはいまだ遠いのである。

大うつ病における精神病性と非精神病性

　精神病性うつ病が非精神病性うつ病と明確に異なるものかどうかという問題は，多くの論文によって論じられてきた。論じる過程でぶつかる初期の問題は，構成要素がはっきりせず境界もあいまいな，DSMの定義する「大うつ病」の性格にある。大うつ病というこの診断は，長い間さまざまな意味で用いられてきた。現実生活の出来事とは無関係に内面からくる心身の抑制を示す抑うつ患者だけに用いる臨床家がいる。これは，内因性うつ病またはまさに生物学的うつ病と呼べるものであろう。一方，生活の中で現実に起きた出来事に関して深刻なまたは持続する悩みや自殺念慮を訴える患者に「大うつ病」という用語をもっぱら使う臨床家もいる。過剰反応性うつ病と呼べるものである。精神病性うつ病を重要な概念としてとりあげるときに，われわれは2つのはっきりと異なるうつ状態について考えなければならない。その際の正当な疑問は，精神病状態を呈すという事実それ自体が，精神病性うつ病と精神病症状なしでまったく同じうつ状態を示すうつ病とが明らかに異なっていることの証拠といえるのか，ということである。精神病性うつ病それ自体にいくつかの異なる亜型があることがわかると，この問いはさらに複雑になる。

　この疑問に適切に答えるには，精神病性うつ病を亜型分類し，それぞれの亜型で精神病性と非精神病性の患者を比較する研究が必要になる。たとえばメランコリー性精神病性うつ病とメランコリー性非精神病性うつ病，カタトニー型精神病性うつ病とカタトニー型非精神病性うつ病との比較である。亜型を論じる研究の大部分は，メランコリー性のものだけを対象にしている。たとえばある研究では，精神病性の患者の36％がDSMのメランコリーの特徴を満たしたが，非精神病性の患者では19％しか満たさなかった[164]。またある研究では，精神病性うつ病の患者は非精神病性のメランコリー性うつ病の患者よりもメランコリーの症状がより重篤であった

[210]。これは，重症のメランコリー性うつ病では，軽症ないし中等症のメランコリー性うつ病よりも精神病性になる症例が多いことを示している。しかし，精神病性うつ病がメランコリー性うつ病の重症型に特異的にみられるとはいえない。

　信頼できるエビデンスと亜型分類がないなかで，多くの研究が症状の重症度と家族内発症数[23]，発症年齢，持続期間，社会的地位，身体的健康状態[134]について，精神病性うつ病と非精神病性うつ病の違いを発見できなくても驚くことではない。別の研究では，妄想性うつ病の患者は入院時により重症で[164,146]，重篤な精神運動制止と便秘を示し，メランコリー性特徴の1つとしてDSMが挙げている概日リズム変動を欠いていた[208]。しかし，精神病性と非精神病性うつ病の亜型がまず述べられる必要がある。たとえば，メランコリー性精神病性うつ病と反応性の非定型の非精神病性うつ病を比べても的外れである。この2つはまったく違う状態だからである。つまり，精神病性うつ病をもつ群と非定型うつ病をもつ群を比較しても，精神病性うつ病について特異的なことは何も得られない。得られるのは見当違いの特徴ばかりである。精神病性うつ病に異なったいくつかの亜型があることは，精神病性うつ病が他と異なった臨床的なまとまりをもった概念であるという考え方とは矛盾する[93,246]。むしろ，精神病性うつ病は別々の臨床単位の集合体である。この点では，うつ病それ自体と似ている。メランコリー性うつ病，カタトニー性うつ病，非定型うつ病は，それぞれが一つの臨床単位である。これに対して精神病性うつ病は，大うつ病の中で唯一，異なったいくつかの臨床単位の集まりからなる亜型なのである。

　家族研究[317]と血清コルチゾール高値[45]によって，精神病性うつ病は非精神病性うつ病とは明らかに異なっており，また双極性障害の特徴を示すことが多いことが指摘されている。妄想性うつ病の患者は，通常のうつ病の患者や正常者に比べて大脳の萎縮が多いことも，全脳と脳室の比率，大脳の萎縮比率の両方から示された[258]。このように，さまざまなエビデンスが精神病性うつ病と非精神病性うつ病が同じものではないことを示している。

うつ病が誘発する不安障害

　精神病性うつ病を早期に適切に治療できないことで生じるリスクがある。それは，症状の拡大，自殺，離職期間の増大，孤立，経済的ストレス，偏見の対象となること，肺塞栓，肺炎，飢餓からくる骨粗鬆症，心筋梗塞（心臓発作），突然死である。この他にも，精神病性うつ病の治療でときに用いられる抗精神病性鎮静薬が原因となる医学的，社会的，個人的，精神科的問題がある。しかし，精神病性うつ病の治療が十分でないとき通常は見逃される重大な結果は他にもある。それは，精神病性うつ病を病む苦悩が引き起こしうるもう一つの精神疾患，PTSDである。50歳までに発症した精神病性うつ病の患者の約3分の1が，事実上のPTSDに苦しむ。これは，個人の苦痛と病気の脅威から生じるようである。このPTSD，その他の不安障害について少し述べて，本章を終えたい。この問題については，治療の章でもさらに述べることにする。

　PTSDとは，戦争捕虜収容所，強制収容所，軍隊の戦闘，性的虐待からの多くの生還者たちに，引き続く精神的苦悩を引き起こす状態である。この定義にはDSMで「大うつ病」と呼ばれる症状の，悲哀（ひどく落ち込んでいる感情），アンヘドニア（「興味と参加意欲の喪失」と「人を遠ざける」），アパシー（「愛情に満ちた感情をもてない」），絶望（「未来が短くなった感覚」），不眠，集中力の減退，気力低下，焦燥感（「苛立ち，怒りの暴発」），罪悪感（自責感），自殺念慮と，同じ症状が多く含まれている。しかしながら大うつ病とPTSDは2つの異なる疾患であり，それは同時にもまた別々にもあらわれるが，治療は別個になされていることがある[298]。

　定義では，PTSDとは患者が強い恐怖や無力感や戦慄を経験する脅威的な出来事に曝されることが要件となる。PTSDの「T」の意味の本質は，「threat（脅威）」である。DSMでは「T」は「trauma（外傷）」と「emotional trauma（心的外傷）」を表すとしているが，残念ながらこれは原因と結果を混同させるものだ。原因は患者への脅威である。重大な精神科的結果が心的外傷なのであり，それにはPTSD，急性ストレス障害，適応反応があ

る。用語の混乱は，PTSDが見過ごされたり過小診断されたりすることにつながりかねないため，重要な問題である。特に，過去または現在に精神病性うつ病か関連する状態にある患者ではそうである。

　PTSDは非常に過小診断されている[255]。すでに重症の気分障害や慢性の精神病をもつ患者では，さらにその傾向が強い。慢性の精神病では実際にPTSDが併存する率は43％であるが，1％しか認知されていなかった。これは実際のPTSD患者のたった2％である[182]。さらに，全患者の98％が少なくとも1回は心的外傷になりかねない脅威的な出来事に曝されていた。これらの患者はニューハンプシャー州という比較的暴力事件などが少ない地域に住んでいた。

　PTSDを知れば，われわれがわかっていたはずのことと，2002年，2003年にディスカバリーチャンネルで放送された「ショック療法：最後の頼み」という番組で患者が語った中身との奇妙な食い違いも理解できる。2児の母である30歳の患者は，健康で元気そうにみえたが，最初の子どもが生まれた直後から自殺念慮と病的思考があると語った。6人の治療者にみてもらい8種の抗うつ薬をのんだにもかかわらず，この状態は5年も続き，3回自殺企図をした。（少なくとも放送によればそうである。この患者の本当の状況は番組での描写とは異なっていたかもしれない）。

　番組の中で，この患者は標準的なやり方でECTを受けていた。しかし，最後のECT治療から5日のうちに，まだ彼女は「どうやったら薬や銃で自殺できるかしか考えられない」と話していた。彼女の義理の母が，不思議に治らない彼女の症状について語ったとおり「人生とは毎日のおむつと汚れた皿と食事。誰でもそれに向かわなくてはならない」のであった。治療抵抗性大うつ病と幻滅への自己陶酔という2つの考えられる状態に加え，産後の精神病性うつ病が十分治療されなかった結果として，われわれはPTSDを考えた。

　番組によれば，この患者は産後の深刻なうつ状態を経験していた。出産まで彼女は「外向的」で「楽天的」であった。その後彼女は「一日中泣き」始め，「どうしてかわからない」と言っていた。ベッドに横になり，家の

掃除もしなかった。しかし，この出産は番組の5年前であり，その間の状態はわからない。われわれはECTの直前と最中と後しか彼女を知らない。

　映像では彼女は，夫と釣りをし，にこやかに笑って家族と普通に歩いていた。彼女は家族と同様に健康にみえた。目立った疲労感や緩慢さ，ひ弱さや無気力や悲哀，運動制止，思考や感情表出の貧しさはなく，精神病性うつ病や他の重症うつ病に典型的な症状もなかった。この若い母は，ためらいなく，普通の速さとリズムで話し，話す中に出てくる心配や本音や不満の感情もまともな範囲だった。夫は「ときどき彼女はうまく取り繕って自分の責任を認めないんだ」と自分の感じる不満を話していた。ECT後，はっきりした変化はみられなかった。しかし，治療前から彼女は正常にみえていたため，改善の余地はなかった。

　現在の彼女は，産後の重篤なうつ病の特徴であるベッドに入り込み終日泣いている状態とは異なっていた。ECTの使用は，産後に始まった引き続く自殺念慮に対して正当なものであり，撮影時期として問題はなかった。気がかりがあるとすれば，この患者の健康状態がいまどうなっているかである。

　問題は，精神病性うつ病が時間経過と薬物療法によってついには消失する可能性がある一方で，その間に経験された病の脅威が患者を傷つけることがあるということである。DSMは精神病性うつ病を重症な疾患であると公式に同定し，それが生命に脅威を及ぼす，情緒的に深刻で不快な苦痛をともなう経験であると認めている。これらは，PTSDを引き出す可能性がある出来事の著しい特徴である。精神病性うつ病が初めに生じるので，PTSDは「二次性」と呼んでよいかもしれない。もっとも，あらゆるPTSDは深刻な脅威の後に続くものである。

　ここで最も重要な問題は，精神病性うつ病や類似の深刻な精神疾患の経験が不安障害と適応障害を引き起こすこと，そしてその際，元の疾患への治療とは別の治療計画が必要となるということである。PTSDは生命や人としての存在を脅かす圧倒的な侵襲に起因するが，感情の覚醒度と強さが亢進した影響を受けて生じることがある。すなわち，不愉快なこと，ひど

い烙印を押されるような経験，脅しを受けること，交感神経系の高ぶり，また自立や仕事や地位，経済的安定や家族を失うことがそれにあたる。さらに，精神科への入院それ自体が，問題を生む経験になる可能性がある。精神科病院を退院した成人で無作為に選ばれた142人の調査では，31％の人が身体的な暴力に対して，また8％が性的な暴力に不満を訴え，63％は心的外傷になりそうな脅しの事実を目撃していた。さらには，59％が隔離を，34％が行動制限を，65％は上肢拘束をそれぞれ経験していた。入院以前に，87％が心的外傷につながる恐れのある脅威的な出来事に曝されており，33％は性的暴力を受けていた。このうち19％はPTSDになっていたと思われる[87]。元の疾患を早期に寛解にもちこんで焦燥状態と入院を最小化することが，このような経験を減らし防止することになる。

　残念ながら，このような出来事は疾患にともなう普通のリスクまたは結果であり，生物学的に生じ内因性である気分障害と精神病性疾患のエピソードとしてしばしば起こる。もちろん，急性の致死的な身体疾患もPTSDの原因になる。患者が進行する癌によって抑うつ的になったというとき，そのうつ状態が疾患の薬理学的あるいは内分泌的，生理学的な直接的過程によるものでなく命を脅かされるストレスによるものであるとすれば，それはPTSDか急性ストレス反応か適応障害である可能性がある。

　気分障害の患者に不安障害の併存が非常に多いこと[36, 331]は，単なる偶然や遺伝学的問題とはいえない。このような説明は，精神病性うつ病の患者が経験する心理学的，生理学的ストレスを見逃している。さらに，現在躁病や内因性うつ病のエピソードにない双極Ⅰ型障害の患者に不安障害が高率に併存することは，気分障害と不安障害の間に隔たりがあることを示している。気分障害それ自体が心的外傷につながりかねない脅威をもつ出来事であると認めることによって，不安障害をPTSDとみなすことができる。それができていないため，代わりにパニック障害や全般性不安障害と診断されているのである。

　PTSDは数多くの脅威となる出来事と強く関連している。したがって精神病性うつ病の状態が短期間でストレスが少なければ，PTSDの症状は軽

く起こりにくくなる。ECT はうつ病の適当な症例であれば早期に確実に効果が出るので，ECT の適応のある患者に早期に使用することによって，PTSD は減るはずである。これは時間との戦いである。同様の戦略は，統合失調症の初回治療として提示されている。統合失調症で未治療の精神病状態の期間が短いことが，不安の程度の少なさと良好な転帰に関連していることを見出した研究者がいる[165]。しかし，いったん PTSD が固定化し精神病性の抑うつエピソードの症状が単なる過去の記憶になってしまえば，ディスカバリーチャンネルの症例の場合のように，治療方針としては PTSD を癒し，精神病性うつ病の再発を防ぐことに集中するのが最善であろう。

　小うつ病，うつ病の残遺症状，治療への無反応，ダブルディプレッション（重複うつ病）という用語は，治療後も持続する抑うつ症状を説明するのに使われてきた。残遺症状は不完全な治療の結果であると考えられる[17]。小うつ病（あるいは潜在症状性うつ病）は，大うつ病の軽症エピソードではなく疾患の異なる相（躁病がうつ病と異なっているように）であるといわれている[121]。「小うつ病」という概念を提案する人は「大うつ病エピソードからの本当の寛解または回復は，あらゆる継続中の残遺症状が減ることで初めて得られる」と主張してきた[122]。うつ病が誘発する PTSD はこの主張に矛盾する。もちろん，あらゆる症状の減少が寛解ということであるが，PTSD やその他の不安障害によって持続する抑うつ的症状は，大うつ病から寛解していないことの証左ではない。それは PTSD が存在していることを示しているのである。一般的な臨床例として，精神病性うつ病の観察できる徴候（たとえば運動制止）と精神病症状が ECT か三環系抗うつ薬で消失した女性の例がある。その後，患者は抑うつ的な考えが再発して長く続くと訴え，診察で医師は女性には性的虐待か身体的虐待による長年続いている PTSD があり，それが精神病性うつ病と抗精神病薬によって覆い隠されていたことを発見した。

　治療に対し反応を示していないというのは，治療後持続する抑うつ症状に対する最も単純な解釈といえるだろう。しかし，不安障害の評価をしな

ければそのようなことはいえない．これは，治療反応性の評価に「うつ病評価尺度」（たとえばハミルトンうつ病評価尺度〈HAM-D〉）が用いられるときにはとくに重要である．というのは，不安障害といくつかのパーソナリティ障害では，うつ病評価スケールが高い評点を示すことがあるからである[154, 265]．統合失調症の患者はその症状の一部として抑うつを呈するといわれる．すなわち，抑うつは統合失調症に本来備わっているものだということである．しかし，その「抑うつ症状」なるものは，不安障害，特にPTSDとして容易に説明できる．抗精神病性鎮静薬は患者が症状を説明する能力を確実に阻んでしまう．そのような薬剤は，不安障害もまたわかりにくくする．同じことは，抗精神病薬を服用している精神病性うつ病の患者にもあてはまる．

　治療抵抗性うつ症状に対するこのような解釈と上記の治療に対する無反応の解釈の違いは，治療方針の違いを生むことになる．PTSDと精神病性うつ病とでその特性や適切な治療に共通点はほとんどないが，その症状——「反復する死の観念，不眠，絶え間ない疲労感，集中力の低下，食欲低下，無価値感」[229]——は互いに重なる．重症大うつ病エピソードや重症躁病エピソードの病歴があり，うつ病スケールで現在中等度と評価される患者は，小うつ病の相にいるといわれる．しかし，不安障害の検討はなされていない[121, 122]．

　精神病性うつ病のエピソード中に不安障害を確実に診断（または除外診断）することは，不安が重症うつ病のありふれた症状なので，簡単なことではない．効果的な治療をすれば，うつ病依存性の不安は精神病性うつ病の残りの症状とともになくなっていく．精神病症状と観察しうるうつ病の徴候が治療で完全に消失すれば，精神病性うつ病のあらゆる症状は消えたことになる．残っている症状があるなら，それは何か他のこと，つまり薬剤の副作用，不安障害，身体的または神経学的症状，適応障害，パーソナリティの問題などに原因がある．自分は不安なのではなく落ち込んでいて，役に立つ人間ではないがよくなるはずだ，と苛立って言い張る防衛的な患者の場合のように，不安障害の診断をあてはめることは確かに難しいこと

がある。あらゆるPTSDの場合と同じように，うつ病が誘発するPTSDは多くみせかけの症状のかげに隠れている可能性がある。治療抵抗性大うつ病はそのみせかけの一つである。

4 患者の体験

　スコット・カイザーは，本人の日記によると，思春期にうつ病の発作を経験している。22歳の誕生日前後に2度目の発作が起こったとき，彼は何が起ころうとしているかを薄々感じたという。「この2度目の重いうつ病のエピソードは，急速に精神病状態へと進行したのだが，気が変になり始めたときまさに何が起こっているのかに気づいて，私にとってはなおさら恐ろしかった」。再び彼は「激しいパニック」を感じた。しかし麻痺して身動きできなかった。「またしても不毛な無の感覚が私を求めてやってきたとき，私はそれから逃れるため何もできないほど完全に無力で狼狽していた」。

　その頃スコットは故郷を遠く離れて，大学の前期の授業を受けていた。症状に呑み込まれそうになったとき，彼はわずかながらの新しい友人たちに助けを求めようとしたが，友人たちはまったくどうしてよいかわからなかった。彼はスクールカウンセラーに相談した。「何が専門のカウンセラーだったかはわからなかったが，その人によると，これまでに700人以上の学生のカウンセリングを行ってきたが，私のような状態の人はみたことがないということだった。それを聞いて私のパニックは高まり，より深い絶望状態に陥った」。そのカウンセリングセンターの所長はスコットに，悪魔崇拝的儀式の被害者になったことはないか，または殺人を目撃したことがあって，それに対するストレス反応を起こしているのではないか，と尋ねた。「これに対して私はまったく憤慨し，もう少しでヒステリー状態になるところだった。彼らは専門家だというのに」。

スコットは寮の自分の部屋に何時間もこもって，自殺する方法を思い描いた。そして「雪深い森の中にさまよい込んで凍え死ぬ」という計画に落ち着いた。

　スコットを現実に引き留めていた最後の糸がぷつんと切れてしまった。彼は期末試験のために勉強をしていて，同じ段落を読んではまた読み返していた。「突然私は，今まさに自分が正気を失おうとしているのだと悟り，それが迫ってくるのが理解できた。ちょっとの間そのような意識に襲われ，その後，枝か小枝がポキッと折れ，さらには，亀裂，破壊，苦しみに満ちた断絶を感じたような気がした。精神が崩壊していくにつれ，私は文字通り下降していく混沌とした螺旋の像をみて，この黒い底なしの渦の中に自分が消えていくのを感じた」。彼は話すことも，聞くことも，触れることも，味わうこともできなくなった。

　カウンセラーはスコットを空港まで車で送ってくれた。飛行機に乗り合わせた客たちは彼のほうを不安そうに見ていた。両親のところに戻ると「以前ならこんなことがありうるとはとても思えなかっただろうことを体験した。罪，迫害，肉体的衰弱や切迫した死の妄想，幻覚，知覚変容などである。ごみ収集箱に捨てられた赤ちゃん，自然災害，残虐な犯罪などのニュースの記事を読むと，どういうわけか責任を感じた。それらが起こったのは私のせいなのだ」。

　彼は眠ろうとしたが，「窒息して息ができないというひどく苦しい感覚」ですぐに目が覚めてしまった。うめき，身をよじりながらベッドに横たわっていた。カタトニー様の状態になり，「何時間も同じ場所にじっと立って，通り過ぎる車のヘッドライトを見ていたり，どんな物事にも意味づけをしようと無駄な試みをしていた」。とうとう彼は，自分は死にかけているのだと信じるようになり「皮膚は溶けつつあり，重要な臓器が溶解しつつある」と確信した。彼は母親に，救急車を呼んでくれるよう叫んだ。「母は取り乱し，どうしてよいかわからず，私を地元の民間精神科病院に連れていった」。

　スコット・カイザーは病院に連れていかれるまでに精神病性うつ病の深

刻な症状を少なくとも3週間は経験していたのに，大学のカウンセラーも両親も両親の友人たちも誰も，何が実際に起こっているのかを薄々感じることさえなかった，とコメントしているのは興味深いことである。

　病院の医者たちもはじめは大差なかった。医者たちはスコットが薬物によって恐ろしい幻覚を見ているのだと思った。彼は立ったまま鏡を食い入るように見つめ，「自分の姿が悪魔か悪霊の姿のように恐ろしく歪んでみえ，自分が何か邪悪な力，もしかしたらサタンそのものに取りつかれているのかもしれない，と思い始めた」からである。そこで，信じられないことだが，臨床医たちは彼に対してミネソタ多面人格テストを行った。

　スコットはある治療グループに入れられ，そこで「うつろで無気力に，自分の状態について恥ずかしく思い，気後れしながら座っていた。自分の話す順番が近づいてくるのをみて，ひどい恐怖を感じながら待っていた。順番がくると私は非常に心配になった。なぜなら何も与えたり『共有する』ものがなかったからだ。膨張しつつある空虚感が私の中から部屋中に広がっていくように感じた」。グループの他の患者たちは不安そうにみえた。「彼らは怯えていた。私に怯えていたのだ」。

　病院で約2週間このような治療を行った後，彼はようやくよくなり始めたが，どうやら治療に反応してのことらしい。なぜなら彼は，ある看護師が「私の腕に針を突き刺した」と言っているからだ[133]

　もしスコットが治療を受けなかったとしたら，さらに8ヵ月，ついに彼がその苦しい試練から引き離されるまで（亡くなるまで），妄想や幻覚，部屋の中で「石像のように動かずに凝り固まって立っている」といった症状を示し続けていたとしても不思議ではない。

＊＊＊

　バーバラ・フィールド・ベンツィガーは，ニューヨーク在住で4人の子どもをもつ既婚者であるが，1960年代のある時期に精神病性うつ病になり，すぐに治療を受けた。最初のいくつかの治療はうまくいかず，電気けいれ

ん療法（ECT）を受けたが，それはニューヨーク州立精神医学研究所でのことだったらしい（彼女は回顧録の序文で精神科医のウィリアム・ホーヴィッツに心からの感謝を述べている）。その結果彼女は回復した。しかし興味深いのは，彼女が「苦痛」と呼んでいるものである。「完全に説明することはできないこの苦痛，現実の焼けつくような肉体的苦痛をいくらかでも伝えるにはどうしたらよいのだろう。それはまるで体が，絶えず存在する苦痛に壊れ苦しめられている内にある心を映し出しているかのようだ」。病気の間，バーバラは日記にこう書いている。

　　私の心は死にかけている，私もそれと共に死にたい。
　　苦痛が耐え切れないほどだ。
　　体までが痛む。
　　恐怖が私を押しつぶし，息を詰まらせる。息ができない。　　（文献24）

苦痛，本当だろうか？

悲哀ではなく苦痛

　重度のうつ病の中核症状は悲哀だとよく考えられている。しかし，それは違う。医師たちがメランコリーの本質を病的緩慢化，または外部の出来事にかかわりなく続く不幸な気分のことだと考えるとしても，うつ病の人がこのように感じる傾向があるというわけではない。患者の主観によると，内因性うつ病の主な中核症状の中には苦痛がある。「うつ病はおそらく，狂犬病を除けばいかなる病気よりも不快なものである」とある英国の精神科医は述べた。「持続する精神的苦痛があり，多くの場合心因性の肉体的苦痛もある……当然，患者の多くは自殺する。天国にいきたいと願っているのではないかもしれないが，地獄から出ていくのだと知っているからだ」[221]。

　精神病性うつ病における，このほとんど言葉ではあらわせない奇妙な種

類の苦痛こそが，抑うつ気分のもつ「特異な性質」を見分けるのが臨床的に重要だという慣例を生み出した。ドイツの著名な疾病分類学者エミール・クレペリンやロンドンのガイズ病院のロナルド・D・ギレスピーがいた昔の時代に医師たちは，精神病性うつ病の患者がほとんど独特といってもいいほどの嫌悪もしくは苦悩の感覚を体験しており，それは彼らにとって他の人に説明するのが難しいものだ，ということを認識していた。1926年に，2種類のうつ病があるのかそれとも1種類なのかという議論の中で，ギレスピーは，躁うつ病のうつ状態において，これらの患者の気分は実に「はっきりした形のないもの」だと述べた。この説を退けようとする精神科医もいた。「これこそが重要な点だった。これらの患者の抑うつ的といわれる感情は多くの場合『はっきりした形のないもの』だ。『病的な不満』も『自分や環境に対する不満』もなく，ただ曖昧で非常に不快に感じられるものがあっただけかもしれない。それゆえ，これらの患者が自分の状態を医師に説明するときにはしばしば困難を感じたのだ」[91]。

　もっと最近では，ミシガン大学のバーナード・キャロルが，「中枢性疼痛障害」を，喜びを感じられない状態をともなう内因性うつ病モデルの重要な部分としている。彼はそれを「中枢性疼痛制御の脱抑制」と説明している[44]。あるときキャロルはセミナーで精神的苦痛についての自分の考えを説明していた。「セントルイス学派」精神科——第二次世界大戦後，アメリカの精神医学に生物学的アプローチを取り入れたグループ——の中心人物の1人サム・グーゼが発言した。グーゼはそのような苦痛の概念をいくらか疑問視していた。彼は，おそらくそれはどちらかというと隠喩ではないのか，と言った。

　そんなことはない，とキャロルは答えた。「私は『精神的』苦痛という語を使ったとき，抽象的に使ったのではない。現象論的に使ったのである。それは本当に嫌悪感や痛みをともなう体験なのだ。疑わしく思うならあなたの患者たちに聞いてみてほしい。彼らはその点についてはっきり話してくれるだろう。それは他のどんな種類の苦痛にも劣らず現実のものなのだ」注1。

実際，患者の体験の中で，精神病性うつ病から受ける圧倒的な印象は，患者自身が体験した苦痛である。小説家ウイリアム・スタイロンは自分の精神病性メランコリーのエピソードについてこう語っている。「私は心の中で，実際の痛みに近いが何ともいえずそれとは違う感覚を感じた」。しかし，文学的才能のあるスタイロンでさえ，その苦痛の本質を正確に説明することはできなかった。多くの他の患者も「自分たちの苦痛の実際の側面を伝えることや，一般的に欠けている理解を得ることはおそらく」できないことを，彼はよくわかっていた。

　「私についていえば」とスタイロンは続けた。「その苦痛は，溺れそうになったり窒息しそうになったりする感じにとても近い」。あるときヨーロッパを旅していて，パリで人目にさらされながら悪夢のような1日を過ごした後，彼はホテルの部屋に帰ってきてベッドに倒れ込んだ。「ほとんど身動きもできず，最高に不快な朦朧とした意識の中で，天井を見つめながら横たわっていた」。その晩，彼は祝賀ディナーに戻ってスピーチをしなければならなかった！「その苦痛の恐ろしい本性によって私はひどく注意散漫になり，そのせいで言葉をはっきり発音できず声のかすれたつぶやきしかできなかった。私は自分が目を見開き，そっけない話し方になるのを感じた。そして，フランスの友人たちが私の窮状に気づいて不安げになるのもわかった。そのときにはもう下手なオペレッタの一場面のようだった」[注2]。

　精神科医たちでさえときおり自分の患者たちの苦痛に対応できず，患者たちをその病院の研修医外来に紹介したり，患者たちにパーソナリティ障害の診断を下して，治療によって十分な改善が得られないのは病気というよりもむしろ人格的欠陥のせいであるという理屈をつけようとしたりすることがある。そのようなパーソナリティ障害のある患者はそれほど苦しま

注1）　Bernard Carroll の以下のディスカッションによる。Carroll. 1991. Psychopathology and neurobiology of manic-depressive disorders. In B. J. Carroll and J. E. Barrett (eds) *Psychopathology and the brain*. New York: Raven Press, pp. 265-85, at pp. 283-4.

注2）　William Styron. 1990. *Darkness visible: A memoir of madness*. New York: Random House. reprinted from an article in *Vanity Fair* in 1989, pp. 16-20.　掲載の記事からの転載。

ないと考えられているのである。
　確かに，うつ病の体験はさまざまな心理学的な面から解析されている。シルビア・プラスがガラスの鐘の描写によって表現した孤立感がある[217]。スーザン・ワレンが有名なエッセイ「自殺とはおかしなもの」で描いているような，自殺による逃避の受容がある[315]。しかし，精神病性うつ病において最も人目をひく病的側面の1つは苦痛である。カリフォルニア大学ロサンゼルス校神経精神医学研究所のエドウィン・シュナイドマンはその苦痛について，自殺につながるおそれのある「精神の痛み」または「耐え難い心理的苦痛」と述べている[注3]。

　後に著名な詩人となった英国のアーサー・クリストファー・ベンソンは，1880年代初期，ケンブリッジ大学キングス・カレッジの学生だったときに彼を打ち負かしたうつ病——その人生におけるいく度ものうつ病の最初のもの——について述べている。（ベンソンは三人称で書いている）。「ある晩彼は遅くにベッドに入ったが，なかなか寝つけなかった。考えが彼の頭を駆け巡り，色々な場面やイメージが信じられないほどの速さで次々と形成されたり，再形成されたりした」。ベッドの中で読書をしようとしたが，「何に対するものかわからない，不気味で不快極まる恐怖が彼の心を捕えようとしているようだった」。これが始まりだった。

　ベンソンは苦痛の様子について詳しく書いている。医者に行くべきだったのだろう，と彼は述べた。「しかしその苦しみはとても純粋に精神的なものであるように思え，それがどれほど身体的なものなのか彼は気づかなかった」。その苦痛は数週間続き，その間「彼は，暗くて原因不明のうつ状態という杯の陰鬱な苦みを日に日に味わい，ひどい気分の落ち込みに苦しんだ。この苦しみの強さは，彼の人生すべてを根底に至るまで揺るがしたようだった」。

注3）　E. S. Shneidman. 1993. Suicide as psychache. *J Nerv Ment Dis* 181: 145-7;　以下も参照のこと。M. T. Berlim et al. 2003. Psychache and suicidality in adult mood disordered outpatients in Brazil. *Suicide Life-Threat Behav* 33: 242-8; E. S. Shneidman. 1999. The psychological pain assessment scale. *Suicide Life-Threat Behav* 29: 287-91.

このベンソンにとって最初のうつ状態は精神病的なもので，妄想が彼の宗教生活に影響を及ぼした。「彼は，それが思想の自由に干渉したことに対する神から与えられた罰だ，という強い妄想に取りつかれ，徐々に深い道徳的な不安に捕えられた。彼は自分の心の奥底を探り，しまいには自分の人生すべてを最も暗い色合いで描くようになった」。最終的に「ヒュー」（これはベンソンがこのほとんどノンフィクションの記述の中で自分につけた名前なのだが）は，深みからひとりでに泳ぎ上ってきた——実際のところ，治療はまったく行われていなかった——そして，「感謝しつつ，それに疲れ果てて，元の生活，元の友達付き合いに戻ってきたのだった」[注4]。

したがって，患者からすると，苦痛は精神病性うつ病の大きな特徴であった。うつ病が従来どのように説明されているかをいえば，精神的苦痛は通常チェックリストには載っていない。2005年にうつ病の簡単な検査がニューヨークタイムズに発表された[244]。患者として，またはホームドクターとしてはどんな症状を予期すればよいのだろうか。9つの項目の中には「何をするにも関心や楽しさがほとんどない」「疲労を感じる，またはエネルギーがあまりない」など，今日伝染病のような速さで広まっているかにみえる「うつ病」の症状が含まれていた。しかし，精神的苦痛また肉体的苦痛はリストには載っていない。うつ病を検査する人の低い自己イメージや疲労感を検出するレーダーに，それは映らないのである。苦痛はメランコリーの中核的な自覚症状であるのに，検査をする人たちはその病の精神病性の闇を見逃しかねないのである。

精神病性うつ病の苦痛を何か心身相関的なものとして説明することは，その深刻さを過小評価するものではない。本書を読まれるかもしれない患者とその家族に敬意を表して，われわれはその苦痛を理解しようと努める。われわれの見方では，この苦痛は身体緊張性不安のあらわれであり，メランコリー，不安障害，精神病性うつ病，そしてカタトニーさえ含む多くの

注4) Arthur Christopher Benson. 1907. *Beside still waters*. London: Smith, Elder, pp. 48-50. Bensonの生涯と繰り返されたうつ病の詳細については，David Newsome. 1980. *On the edge of paradise: A. C. Benson: The diarist*. London: John Murrayを参照。

精神障害の状態に共通する特徴である。

　身体緊張性不安は，アカシジア，つまり動こうとする衝動から生じる場合がある。身体緊張性不安には不穏や運動性激越が含まれ，それは交感神経系の活性化――闘争・逃走反応――を表している。病気の症状のこともあれば，交感神経系を興奮させたり刺激したりする薬の副作用のこともある。身体緊張性不安は脳から生じるものではあるが，精神に基づく脳よりは肉体に基づく脳に近い。

　肉体に基づく脳について，呼吸は脳によってどのように制御されているか，ということから類推してみよう。もし呼吸に注意を集中するなら，その速さや深さを操作することができる。しかし日常ふつうに呼吸する場合は，それを心理的に制御したりしないし，そうするつもりもない。精神科医，心理療法士，そしておそらくほとんどの人が，不安を減らせば身体緊張性不安も減らせると信じるようになった。緊張が軽度もしくは短期のものであればそうかもしれない。しかし緊張が強く持続的な場合，その緊張は永続的に定着してしまい，不安が去ってもなお続くのである。身体的緊張不安の深刻さや持続によって，緊張は症状から病気に変わってしまう。

　他の人から観察できる緊張のサインには，不穏，びくびくすること，興奮，苦痛を言い広めるか少なくとも他の人に話すことによって表現したいという飽くことのない欲求，実際はたいしたことではない些細なことに過度に悲嘆すること，パニック状態の感情，筋緊張性の痛み（頭痛，胸痛，筋肉の緊張），過敏性大腸，そわそわすること，不眠，怒りっぽいことなどがある。この不快な緊張が，自殺傾向，殺人傾向，凶暴な行動，無節制などをもたらす。もちろん，温厚な人でも身体緊張性不安を経験することがあるが，よく礼儀作法が訓練されているゆえに，その苦しみが控えめに表現されるのである。

　この身体の緊張が精神病性うつ病の他の症状に加わると，結果としてわれわれの患者たちが体験している苦痛が生み出される。精神病性うつ病においては，身体緊張性不安はうつ状態そのものによって引き起こされる。他人や環境によって刺激される必要はない。患者の思考そのものが不快感

を生じさせるのである。加えて, 身体の緊張による過剰活動が, 情緒的な刺激反応を恒常的な苦痛にまで増幅させ促進させる。

　精神病性うつ病にはかかっておらず身体緊張性不安のみを抱える患者も, とるに足らない経験で不釣り合いなほど苦しむ。これはもちろんよいことではないが, 不安障害の患者は, 少なくとも刺激となる環境（買い物など）をつきとめてそれらを避けるようにすることができる。しかし, 精神病性うつ病の患者はそれができない。なぜなら刺激となっているのは自分の体だからである。刺激を生じさせるものと, 刺激されているものが同一で, その患者自身なのである。それに加えて精神病性うつ病の患者は, うつ病ではないが不安を抱える人のように自分の緊張を表現することができない。たとえば大声で叫ぶ必要を感じるが, そうすることができないのである。身体緊張性不安は, 普通の人が大きなストレスを抱えているときに経験する不快感である。そのことをおぼえておけば, 精神病性うつ病の途方もない不快感についていくらかでも思いやることができるはずである。

妄想の内容

　妄想性うつ病に関する現象学における2つ目の問題は, 妄想そのものの特質である。患者の心の中で実際には何が進行しているのか。妄想の内容を明らかにするため, ペンシルバニア大学のアーロン・ベックはさまざまな程度のうつ病を抱える280人の精神病状態の患者を面接した[21]。テーマは昔ながらのものだった。重度のうつ状態の患者のうち48％の人が自分は価値がないと思っていた。1人の患者は次のように述べた。「私は泣きながら死んでしまうに違いない。生きてはいられない。死ぬこともできない。死ぬのに失敗したからだ。私は生まれてこなかったほうがよかったのだ」。「私はまったくの役立たずだ。何もできない。何も価値のあることをしたことがない」と述べた患者もいた。

　これらの重度のうつ病患者のうち46％は, 自分が恐ろしい罪人か犯罪者だと思っていた。拷問や絞首刑といった罰が必ず自分を待っている, と

思っていたのである。多くの患者は，今自分は罰を受けているところで，病院は刑務所だ，と思っていた。1人はこう泣き叫んだ。「神様は決してあきらめないのか？　なぜ私だけが罰せられなければならないのか？」「私の心はもう死んでしまった。神様にはこれが見えないのか」。患者のうち14％は，自分が悪魔だと思っていた。

　10％の患者は虚無妄想を抱いていたが，これは1880年にパリの精神科医ジュール・コタールによって初めて提唱された症候群である。ベックの患者たちは「すべてが失われた。世の中は空っぽだ。昨夜皆が死んでしまった」と述べた。さらに10％の患者は自分が死んでいると思っていた。多くの患者が，自分の臓器が欠落しているとか，内臓が取り除かれてしまったと思っていた。

　最後に，これら重度のうつ病患者のうち24％は，自分の体が腐りかけているか，そうでなければ機能不全に陥っていると思っていた。ベックが集めた発言には，「6ヵ月間眠っていない」とか，「腸が塞がってしまって食べ物が通っていかない」といったものがある。これらは1960年代にアメリカの主要都市にいた患者たちである。

　抑うつ的妄想の内容が歴史的にみてほとんど変化していないのは興味深い点である。ハインリッヒ・クランツは，ハイデルベルク大学精神科病院における「循環気質」（彼はこの語で双極性MDIのことを指している）の患者の1880年代半ばと1946年の診療記録を比較した。まったく異なる経済状況だったにもかかわらず，妄想の題材が事実上何も変わっていないことをクランツは発見した。1880年代はドイツにとって素晴らしい繁栄の時代で，1946年は窮乏と荒廃の時代だった。しかし貧困に陥ることについての妄想的な不安を表した患者の割合は同じだった。「循環気質は周囲の状況とはまったくつながっていないようである。うつ病の人は特にそのとき起こっている出来事に対して敏感なのだろうと考えられるかもしれないが，そんなことはない」[143]。

　1875年，スイスのフリブール州において，ある精神科医が精神疾患の地域調査にとりかかった。最初の州立精神科病院が開かれる直前のことで，

調査の主眼は，病院の必要性を評価することだったようである。専門家が相当の精神疾患を認めた164人の患者のうち，28人がうつ病で，事実上すべてが精神病性だった。当時のフリブール州は貧しく，かなりの田舎だった。過去に遡って保存資料からこれら164人の診療記録を掘り起こした，チューリッヒ大学精神科の教授クラウス・エルンストは，その当時と今とでうつ病の臨床像がほとんど変化していないことに驚いた。「メランコリーと（珍しい）躁病に関して，今日の症状像との一致はあまりにも完全なので，詳細な議論が必要ないほどである。うつ病の人の自己嫌悪を特色づける罪の意識は今日よりいくらか多くみられたかもしれないが，それさえも確かとはいえない」[70]。

　それはおそらく確かであろう。精神病性うつ病において減少してきた1つの概念は罪の意識である。多くの統計的な研究では，経験豊富な観察者たちによる経験と勘による評価が示しているように，神に対して罪を犯すという妄想の減少を示している。ローマの精神医学の教授ジョバンニ・ミンガッツィーニは，1926年に長いキャリアを振り返ってこう述べた。

　　かつては神聖冒とくを犯した，聖餐式のパンに唾を吐いた，または主なる神を呪った，と確信して不安に駆られ，自分は救済の望みのない地獄での永遠の罰に値すると思っているメランコリーの男女をみたものだった。一方今日では，自己非難の妄想がそれほどはっきりとした宗教的な性格（いわゆる平信徒の宗教狂）をもっていることは珍しい。患者たちが自分の罪だと称するのは，実際には行っていない偽造の罪を犯した，子どもに梅毒をうつした，友人や雇用者から金を盗んだ，などである。自分が梅毒にかかったことなどないにもかかわらず，法を順守しているにもかかわらず，である[180]。

　異なる時代を比較した5つの統計的研究のうち3つが，この宗教的な罪から犯罪へのシフト，または少なくとも宗教的な罪から離れる傾向が，うつ病性妄想の内容における主な変化であることを裏づけている。ある研究

では変化はみられなかった[231]。別の研究では，主な動向として心気症的とらわれの増加がみられた[68]。オーストリアのニーデルンハルト精神病院では，20世紀前半の間に，「罪の概念」の存在が患者全体の70%から50%に減少したことがわかった[151]。バーゼル大学精神科病院では，1878年から1951年の間に，メランコリー患者の「罪深いという概念」が男性では61%から29%に，女性では71%から50%に減少した[312]。あるフィンランドの研究では，「強い顕在的な罪悪感」が1880〜1889年にはすべてのうつ病患者のうち20%にあったのに対し，1960〜1969年には5%に低下した。「宗教的症状を明白に示す」患者は13%から2%に減少した[198]。

　メランコリーの患者がどのようにして特定の一連の妄想観念を得るのかは，明らかに複雑である。いうまでもなく，人は一度も触れたことのない概念に関する妄想を抱いたりはしないのであり，今日のフィンランドのようにまったく宗教に染まらない社会において，重度のうつ病患者50人のうち1人しか宗教的な妄想を抱かないとしても驚くことではない。2001年にテキサスでアンドリア・イエーツは自分の5人の子どもたちを地獄の火から救うのだと信じて溺死させたが，彼女はもっと非宗教的な環境のもとで育っていたら身につけていなかったかもしれない考え方を示した。外の世界と患者の妄想性うつ病の発現には明らかに何らかの関連性があるが，おそらく緊密な関連性ではないのだろう。内面の地獄にはその独自のルールがあるのだ。

予後

　患者とその家族が知りたいのは，「自分はよくなるのか」ということである。答えは「おそらく。でも，注意しなければなりません」というものだ。医者がつい言ってしまいそうになることは「よくなります」という答えだとしても，そうは答えない。正直な医師は約束をすることはできないし，そうするべきではないからだ。患者は自殺，肺炎，心臓発作，また常識を欠いた行動による意図的ではない自殺などによって亡くなることもあ

重度のうつ病に対処するうえでの「よい知らせ」は，患者が，治療を受けていない場合でさえ，最終的には回復するということである。「悪い知らせ」は，消耗のため悪化してしまうことである。精神病性うつ病の体験は生死にかかわる，一生続くようなPTSDを生じさせるトラウマ的体験にも匹敵し，それよりも持続的である。ひとたび患者が精神病性うつ病になったなら，まさしく時間との戦いである。すぐに効果的な治療を行う必要があり，そうしなければPTSDを発症してしまうだろう。幸いなことにすべての人がPTSDを発症しやすいというわけではないが，約40％の人は発症しやすい。

　治療について現実的に考えてみよう。治療によって各々のエピソードは短くなるとはいえ，以前に治療を受けたことで再発の可能性が低くなるわけではないことが，あるデンマークの研究でわかった。われわれは以前から，薬物療法と電気けいれん療法（ECT）に効き目があること，またうつ病の患者は生涯にわたって再発しやすいということを知っていた。ラルス・ケシングは1971〜1993年の間にデンマークの精神病院に入院していた気分障害の患者について，その生涯の病歴についての追跡調査データをまとめ，重度のうつ病は独自のリズムのようなものをもっているようだと結論した。治療とは関係なく，新しいエピソードが出現するたび，それがまた次のエピソードのリスクが高まることを意味するのである[注5]。

　妄想と幻覚が存在すると予後は悪くなる。1930年に，フィラデルフィアにあるペンシルバニア病院精神科のエドワード・ストレッカーらは，1917〜1920年に同病院に入院した「躁うつ反応」を示す患者100人の追跡調査を行い，病気から回復した50人の患者と回復しなかった50人の患

注5) Lars Vedel Kessing. 2001. *Course and cognitive outcome in major affective disorder.* Copenhagen: Laegeforeningens Forlag. 特にp.27

注6) E. A. strecker et al. 1931. The prognosis in manic-depressive psychosis. In William A. White et al. (eds) *Manic-depressive psychosis: An investigation of the most recent advances. Baltimore:* Williams & Wilkins; Proceedings of the Association for Research in Nervous and Mental Diseases, December 29-30, 1930, pp. 471-538の p. 503を参照。

者を比較した。入院時にパラノイア性妄想があったのは，回復しなかった患者のうち50％，回復した患者のうち34％だった。幻覚は回復しなかった患者のうち46％，回復した患者のうち30％にあった[注6]。（回復しなかったのはうつ病そのものの残遺症状によるというよりは，精神病性うつ病の恐ろしい体験によって生じたPTSDによる場合がある）。

　精神医学においてよく知られた追跡研究の1つだが，1970年代後半，アイオワ大学のウィリアム・コーエルとミン・ツアンは，1935～1940年に大学の精神科病院（当時は「精神病院」と呼ばれていた）に，さまざまな診断を受けて入院した患者525人を選んで追跡調査を行った。これらの「アイオワ500」のうち225人が単極性うつ病を抱えており，そのうち212人を40年後に探し出して評価が行われた（亡くなっていた多くの人については，親族との面接を行った）。入院時における精神病性うつ病と非精神病性うつ病の割合はほぼ等しかった。妄想のない患者のうち56％が1年目の終わりにはよくなっていたが，妄想のある患者では28％しかよくなっていなかった。したがって，精神病の存在（そして1930年代後半においては治療の欠如）は明らかに短期的な予後の不良を決するものだった。

　しかしそれから10～20年後，2つのグループ間で違いはほとんどなかった。妄想のない患者は100％よくなっていたし，入院時に妄想があった患者も88％がよくなっていた[54]。このように，入院を要する重度のうつ病は，長期的にみれば明らかに回復する病気であるが，それが精神病性であると，短期的には患者の疾患体験を悪化させてしまう。（患者はPTSDなどの不安障害に関しての評価は受けなかったようである。それゆえこれほど多くの患者がよくなったと述べられているのであろう）。

　もう一つ重要な発見もあった。研究者らが1974年に生命予後を確認できた単極性うつ病患者222人について，妄想のない患者では64.8％が，妄想のある患者では82.6％がそれぞれ亡くなっていた。この差異は自殺（どちらのグループでもほぼ10人に1人）によるものではなかった[54]。うつ病患者全体のうち，入院後9年以内の患者の「死亡率」は，アイオワ州の住民一般の「死亡率」の2.3倍高かった（入院後9年を過ぎた患者の場合は

低い）[307]。ジュール・アングストらによるチューリッヒ調査による発見をここに適用できるとすれば，双方のグループの死亡の大半は心臓病によるものだっただろう[8]。

　メランコリー及び関連の精神病はどれほど危険なのであろうか。それらが怖い病気だといえる理由の1つは，自殺の原因となりやすいことである。アングストのチューリッヒ調査におけるうつ病の入院患者は，一般人口に対して18倍も高い自殺率を示した。しかし，妄想がある患者と妄想がない患者の自殺率はほぼ等しいようである[注7]。

　さらにこれらの病気は，心臓発作（チューリッヒ調査では一般人口の1.5倍）など命にかかわる可能性のある身体疾患や，事故，命にかかわる酩酊（チューリッヒ調査では2倍にのぼる）のリスクに患者をさらす点でも危険である。死亡率が増えるメカニズムははっきりしていない。間接的証拠は身体緊張性不安を原因として挙げている。そのような緊張は冠攣縮性狭心症を引き起こすが，それは酸素を心臓に運ぶ血管が狭くなるということである。常に緊張している人たちは冠攣縮性狭心症によって早くに亡くなりやすいということが記録されている。証明されてはいないが，精神病性うつ病とそれによって生じる不安障害は，そのような緊張，そして心臓に関連した早すぎる死を誘発するようである。したがって，患者とその家族は，不安の軽減，食事，運動，その他健康なライフスタイルの要素に注意を払う必要がある。さらに，自分たちが取り組んでいる病気は，たいていの人たちが経験するよりも複雑な人生経験を患者にもたらす病気なのだ，という点を心に留めておくべきである[注8]。気を配っている必要があるの

注7）　これは議論のある点である。精神病性うつ病は非精神病性うつ病より自殺傾向が高いわけではない，という見解については，M. Wolfersdorf et al. 1987. Delusional depression and suicide. *Acta Psychiatr Scand* 76: 359-63; D. W. Black et al. 1988. Effect of psychosis on suicide risk in 1,593 patients with unipolar and bipolar affective disorders. *Am J Psychiatry* 145: 849-52. 精神病性うつ病の方が自殺傾向が高い，という見解については，S. P. Roose et al. 1983. Depression, delusions, and suicide. *Am J Psychiatry* 140: 1159-62.

注8）　George Winokur and Ming T. Tsuang. 1996. *The natural history of mania, depression, and schizophrenia*. Washington, DC: American Psychiatric Press. 特に，うつ病患者のその後の障害状況に関するp.204〜209を参照。

だ！

　一つよい知らせがある。抗メランコリー薬（AMM）の維持療法（または維持電気けいれん療法；7章参照）に几帳面にしたがった患者は非常によく回復しているようである。著者の1人（シュワルツ）が，精神病性うつ病によく似たカタトニー型うつ病の患者グループの，電気けいれん療法を受けた後の長期転帰を調査した。1992〜1996年の期間（1999年に追跡調査）に精神科病棟で診察した，カタトニー性の特徴を示す37人のうつ病患者のうち，19人の追跡調査を行うことができた。13人はTCA，リチウム，ブプロピオン（Wellbutrin），高用量ベンラファキシン（Effexor）などの抗メランコリー薬を施されて退院した。6人は，選択的セロトニン再取り込み阻害薬（SSRI）などのさまざまな非抗メランコリー薬による薬物療法を受けた。抗メランコリー薬を服用しなかった6人は，全員が予後不良で，3人が心臓病で亡くなっていた。抗メランコリー薬治療を受けた13人のうち10人は最近の状態が良好で，13人全員が生存していた。この結果は統計的に有意ではあるものの，この調査は大規模なものではない[297]。しかしこの結果は，適切な治療が行われるなら，メランコリーの診断は死の宣告には当たらない，ということを示している。

5 | 歴史的見地からみた治療

朗報を待つ病気

　1879年10月，英国ノーサンプトンにあるセント・アンドルーズ精神科病院。メランコリーで入院している31歳の女性Xの治療選択について考えてみてほしい。「入院時に患者はいくらかうつ状態であり，希死念慮があった。夜の間に，彼女が窓のブラインドの紐で首をくくっていたのがみつかった」。数週間で彼女の気分は明るくなったようにみえたが，「もし自由を奪われたならその場所をめちゃくちゃにしてしまうだろうという妄想」にかられていた。12月上旬までには，彼女は近所の草原でのスケート遊びに加われるほど回復しているとみなされた。しかしさっそく「氷の穴に身を投じ，やっとのことでそこから救出された」。

　1月になってもまだ妄想と希死念慮が強く，大量のストレートピンや編み針を飲み込んだ。その後数ヵ月，治療は下剤を与えることに重点が置かれ，彼女はゆっくりと，苦しみながらそれらを排出した。最終的に，彼女は自然にうつ病から回復し始め，1880年9月によくなって退院した。

　主治医たちはどんな治療を行ったのだろうか。治療には選択肢があった。「最初のうち，針を体外に排出するための治療は，ときどきヒマシ油を投与することであった」と医師は述べた。ピンや編み針による腹部の苦痛には「いろいろな湿布薬」によって対処した。気分障害に対してはアヘンを処方した。アヘンは数千年前からうつ病の特効薬だったからである。「後

にクロラールが，情動不安を和らげ睡眠をもたらすための特効薬として用いられるようになった」。非常に依存性の強いアヘンをおそらく除けば，これらの治療のどれも，彼女の根本的な精神病もしくはうつ病には効かなかった。しかし，ひどい苦しみの後に彼女は自ら回復した。したがって薬物は精神病性うつ病のような病気に対して完全に無力だったわけでは決してない。それでも，女性Xは精神科病院に1年間入院し，みじめな状態で過ごした。メランコリーによる苦しみはいうまでもないことであったが，死によって解放されたいと願い行った編み針による自殺未遂後の苦しみもあった[20]。

　しかし1880年から60年間で，この世の中の女性Xたちの苦しみはおおいに改善した。現代の精神病性うつ病の治療は20世紀初頭に始まった。

　内分泌系に関心が払われるようになった初期の頃から，精神病性うつ病を治療するための取り組みがなされていた。内分泌系は精神病性うつ病に限らず，メランコリー一般に深くかかわっているようであり，ホルモン療法は驚くべき成功の記録を示している。当時の精神医学，そして社会一般に満ちていた女性差別の考え方から本当の治療結果を区別するには注意を払わなければならない。女性の行動は生殖器系の不調に駆り立てられることが男性よりもずっと多いという仮定のもとに，内分泌は多くの場合「卵巣」を意味していたのである。しかし，この成果には興味深いものもある。

　19世紀後半から，医師たちは「更年期」の女性（40代後半から60代前半の女性）の精神症状を卵巣抽出物によって軽減させようと試みていた。たとえば，1922年にフィラデルフィアにあるペンシルバニア病院精神・神経疾患科のエドワード・ストレッカーとボールドウィン・キースは，「更年期うつ病」を抱える14人の女性患者に「卵巣物質」の注射を施した。14人のうち4人は「著しくよくなった」。これは平均7.5ヵ月の入院の後である。別の4人は「明確な改善」を示した。14人のうち11人は精神病性

注1）　E. A. Strecker and B. L. Keyes. 1922. Ovarian therapy in involutional melancholia. *NY Med J* 116: 30-4. 精神病性かどうかは簡単な描写から推察した。

うつ病だった。非精神病性メランコリーの3人のうち2人はよくならなかった注1。このように卵巣抽出物療法は精神病性のメランコリーに特異な有効性を示した。この研究は，本当に有意であるというには規模が小さすぎた。もちろんプラセボ対照群はなかった。1922年にはプラセボ対照群などという考えはなかったのである。われわれは現代の患者を卵巣抽出物で治療しようと真剣に提案しようとしているわけではない。それでもこの試みは，ある種の治療法の探求，最終的に自然な回復が起こるまで人を悲惨な状況に置き去りにしてしまうような病気に対して，何かを始めたいという強い願いを示すものである。

その後，1930年代に本当の進歩が始まった。1930年代以降の妄想性うつ病の治療の歴史は，少なくとも短期的見込みに関しては，着々と積み上げられる朗報の歴史である。今日，妄想性うつ病の症状は大幅に軽減することができる。英国の精神薬理学者アレク・コッペンが1975年に述べたように「逆説的だが，うつ病に関していえば，深刻なうつ状態であればあるほど予後はよいものである。軽症のうつ病の場合がおそらく見通しは最悪であろう。しかし本当に重症の精神病性うつ病は，全体的にみると予後がきわめてよい。最も治療が難しいのは，軽症の，いってみれば神経症的な場合である」注2。ここでいっているのはもちろん，短期的な見通しについてである。長期的にみれば，精神病性を除くほとんどすべてのうつ病患者が自然に回復する注3。しかし，目的を成就するには時間がかかり，人生は刹那的なものである。したがって，精神病性うつ病が，適切な治療を受ければ短期間で回復するというニュースはとてもよいニュースだったのだ。

注2) Alec Coppen in discussion. 1976. In B. I. Hoffbrand and G. F. B. Birdwood (eds) Biological aspects of clomipramine: Proceedings of a symposium held at Marbella, spain, on March 12-15, 1976. *Postgrad Med J* 52(Suppl 3): 119.
注3) S. J. Kantor and A. H. Glassman. 1977. Delusional depressions: Natural history and response to treatment. *Br J Psychiatry* 131: 351-60. を参照。「妄想は躁うつ病患者の予後不良の兆候と考えられる」(p.352)。

けいれん療法

　この素晴らしい治療の可能性は，1935年のラディスラス・フォン・メドゥナによる化学けいれん療法の登場から始まり，1938年にウゴ・ツェルレッティが発作の誘発に電気を用い始めて決定的になった。妄想性うつ病の治療に関する真の歴史は，たまたま特許保護を受け，かつ製薬業界によって誇大に広告されていた効果のない薬の支持者と，誰の金儲けにもならないが，実際に効き目のあったひと握りの有効な治療法の支持者の間の対立だった。

　このように，現代の気分障害治療の一時代を切り開いたのは，けいれん療法だった。1935年にブダペストでペンチレンテトラゾール（米国ではメトラゾール，ヨーロッパではカルジアゾールの名で販売されている）を用いたけいれん療法を開始したラディスラス・フォン・メドゥナは，統合失調症の治療を想定しており，これが緊張病症候群（カタトニー）に最も効果的だと考えていた。しかし1938年にローマの精神医学の教授ウゴ・ツェルレッティは，発作の誘発に電気を用いることを提案したとき，ほとんど最初から自らが電気ショック療法と呼ぶその治療法が統合失調症よりもうつ病に有効であることを理解していた。1940年にItalian Journal of Psychiatry誌に述べられているとおりである。「躁うつ病の治療において，特にうつの発現時に，われわれは統合失調症の治療の場合よりもさらに有望な結果を得ている」[48]。

　電気ショック療法はすぐに，精神病とうつ病双方の症状に対する安全で有効な治療法として定着した。それがあまりにも効果があったので，初期の電気ショック療法の施術者たちは患者の大部分がその治療に反応するだろうと思っていたほどである。米国における電気けいれん療法（ECT）の始祖であるニューヨークの精神科医ロター・カリノウスキーが1941年に書いたとおりである。「何年もの間口がきけず，昏迷状態にあり，経管栄養を受けていたうつ病患者が，3，4回のけいれん療法の後に完全に回復するのをみれば誰でも，もうこれらの治療法の重要性を軽視したりはし

ない。このグループにおいて，治療を行ったケースのうちの大部分で驚くべき回復がみられている」[124]。後にECTの専門家たちは「80％」ルールを非公式に採用した。もし自分の患者の80％以上が回復しなかったら，何か間違ったことをしているのだ，というのである[注4]。（もちろん，80％もの患者が回復するようなうつ病の薬物療法はない）。内因性うつ病つまりメランコリーにECTが著しく有効だったので，精神病性であっても特別扱いされることはなくなった。ECTは精神病性のうつ病にも非精神病性のうつ病にも等しく有効だった。

1940年に戻ろう。この年の10月，40歳で既婚のA氏が妹に付き添われてニューヨーク・クイーンズ区のヒルサイド病院に入院してきた。「患者は，最近とても奇妙な強迫観念に取りつかれていると述べている。4年間一緒に暮らしてきた女性から，変態と責められている，実際はそんなことを行ったことはないのに，と主張している。彼はこの4年間このような非難に悩まされてきたと主張し，また，この非難が広まって世間に知られている，と感じている」（したがって明らかに彼はしばらくの間，精神病的だったのであり，それにはストレス誘因があったのかもしれないし，なかったのかもしれない）。この話は次のように続く。

1936年9月，彼は1人の女性に出会い婚約した。結婚式の直前にうつ状態になり，式の後，軽躁状態に陥り，アルコールとギャンブルにのめり込んだ。新婚の花嫁が，彼のギャンブルの借金を払うつもりがないことがわかると，彼は再びうつ状態になり，新聞社の制作現場で働いていたのだが，それをやめた。そして今，入院のときまで，激しく爪をかんでいた。カルテによると彼は「意気消沈し，不安そうで，軽度の精神遅滞がみられ，不眠と食欲不振を訴え，自分の借金についての重大な罪悪感と仕事を失うことへの恐れを感じていた」。

注4) 80％ルールについて，J. D. Little et al. 2003. Right unilateral electroconvulsive therapy at six times the seizure threshold. *Aust NZ J Psychiatry* 37: 715-19. を参照。「患者の選定に関していえば，反応率80％以上を慣例とすべきことを示す多数の証拠がある。その手法によってこの結果が得られない場合は，手法もしくは患者の選定のどちらかを変える必要がある」（p.719）。

病室での彼の回復は遅く，人が自分のことを変態だと思っていると思い悩み続けた。1941年2月5日のカルテのメモにはこうある。「彼が以前一緒に住んでいた女性は，

> 結婚したいと彼を困らせ続けた。彼女を妊娠させたことがあり，彼女は子どもを欲しがった。酒場で飲んでいたときに，彼女が彼を困らせるので腹を立てたことがあり，彼は彼女を汚い女と呼び，彼女は彼を女好きと呼んだ。バーテンダーがこれを耳にして他の人に話し，うわさが広まった。彼は，この病院にいる患者もやはり，彼が変態だと思っている，と考えていた。電気ショック療法を試してみることが決まった」。

1941年2月15日にECTが始まり，3月25日までに10回の大発作をともなう18回の治療が行われた。「この数週間の間に彼の状態は明らかに改善されてきた」とカルテには書かれている。「彼はもう事実上うつ状態を脱している。明るく快活で活動的であり，外での生活を再開する願いやそれに対して用意ができていることを自発的に表しており，退院を要求してきた」「精神病的な特質はまったく残っていない」と退院記録にはある[注5]。

このようにECTは精神病性うつ病の治療を変化させた。かつてうつ病はアヘンによって治療されていたが効果がなく，1900年以後はバルビツール系鎮静薬によって治療されていた。興奮した患者は薬によって落ち着いたかもしれないが，薬物類の中に根本的にうつ病や精神病に作用するものは何も入ってなかった。ECTはこれら両方に作用した。「進歩」とは出来事の初めではなく終わりに起こるものだという考えを覆して，精神病性うつ病の最適な治療が最初に発見されたのは皮肉なことである。

注5) Hillside Hospital Archives, microfilm reel no. 14, case 1526.

抗メランコリー薬療法：クロルプロマジン

　ECTによって始まった治療における革命は，1952年には薬物療法にも広まった。これは，生物学的精神医学，つまり病気の生じる場所として心よりもむしろ脳に重点を置き，薬物療法によって脳を治療しようとする取り組みの始まりだった。メランコリーは常に生物学的精神医学において中心的な位置を占めてきた。かつてゲリー・クラーマンは「生物学的精神医学とメランコリーの関係は，精神分析学と神経症の関係と同じである」[注6]と述べた。本書著者の1人が「抗メランコリー薬療法」（AMM）[301]と呼んでいるものが急激に注目を浴びるようになる。

　この治療における革命が始まったのはフランスでのことだった。1952年にフランスの医師たちが，精神病，彼らのいうところの「統合失調症」におけるクロルプロマジンの有効性を立証した。精神疾患の薬物による治療は会話療法に取って代わり，精神医学の道具箱の中の主要な道具となった。アメリカの精神医学界では1954年にクロルプロマジンが認可された。この薬の成功によって，重い精神疾患は治療が不可能で，基本的に手の施しようがない，という思い込みは終わった。まったく新しい時代が始まったのである。

　初期の精神薬理学者たちは，クロルプロマジンが精神病性およびメランコリー型のうつ病に有効であることにすぐに気づいた。1953年にパリの精神科医ジャン・シグヴァルドは，外来における，うつ病を含む多くの適応疾患に対するクロルプロマジンの使用について記述している。「一般的に，クロルプロマジンによる治療はほぼ必ず患者の気分に影響を与える。悲しみやうつ症状が消え，ある種の幸福感がそれにとって代わるのが観察されている」[263]。シグヴァルドは3年以内にクロルプロマジンを用いて150人の患者の治療に成功したが，そのうち23人は「精神神経症および精

注6) Gerald Klerman, discussion comment. Meeting of the APA Ad hoc advisory committee on melancholia, July 26, 1985, APA Archives, Williams Papers, Research, *DSM-Ⅲ-R*, box 4, folder "Melancholia meeting."

神病性うつ病」の患者だった[264]。シグヴァルドはクロルプロマジンのことを「神経質な人にとってのインスリン」と述べている[264]。（これはもちろん単純化しすぎである。抗精神病薬は「思考を単純化するもの」である。それは，すべての観念作用を減らすことにより，精神病的思考を減らす。つまり，部屋を整理するのに，かなり片付いたといえるくらいまで物を部屋から取り除いてしまうようなものである。今日，抗精神病薬は必ずしも治療の選択肢ではない。しかしメランコリーに対する薬物療法がなかった時代には，これは一歩前進だったのである）。

　これら初期のフランスの被験者たちに対する良好な結果は，他の医師らによっても裏づけられた。フランス以外で行われたクロルプロマジンを用いる初期の試みとしては，スイス・バーゼルにある大学精神科病院のポール・キールホルツが，「内因性うつ病」に対するクロルプロマジンの有効性を立証した。キールホルツはこの薬が明らかに「精神病的思考」を減少させたと述べている[128]。テキサス州ヒューストンにあるベイラー大学のベルノン・キンロスライトは，クロルプロマジンが統合失調症よりもうつ病に有効であることを見出した。総合病院の精神科に入院していた任意抽出の患者95人のうち，統合失調症患者の72％，うつ病患者では78％が，大幅によくなった，もしくは以前よりはよくなった[131]。ニューヨーク市ワーズ・アイランドにあるマンハッタン州立病院のヘルマン・デンバーは「うつ状態にある精神病患者」（おそらくメランコリーのことを指している）に対していくつかの異なる治療を試みた。プラセボ，クロルプロマジン，抗パーキンソン化合物ジエタジン，およびクロルプロマジンとジエタジンの併用である。クロルプロマジン・ジエタジン併用群の患者10人のうち8人が「完全な寛解」を経験した[62]。

　クイーンズ区東部にあるヒルサイド病院の隣接施設で，1958〜1959年にマックス・フィンクとドナルド・クラインが，120人の患者に診断にかかわりなくフェノチアジン系抗精神病薬を投与した。驚くべき発見は，この抗精神病薬が抗うつ薬として作用し，強迫状態にあるとみられていた8人の患者の「激越性うつ病」を和らげたことだった。著者らは「うつ状態

が明らかに軽減した」のに気がついた[135]。1965年にこれらのデータを再分析した際，彼らはクロルプロマジン-プロシクリジン（プロシクリジンは抗パーキンソン薬）の配合剤に対してイミプラミンの直接比較を行った。激越性うつ病にはクロルプロマジンがイミプラミンよりも優れた効果を示し，恐怖症性不安障害にはイミプラミンの方が優れた効果を示し，うつ病性症候群の治療においては同程度の効果であることがわかった[76]。

一方，レオ・ホリスターとジョン・オーバーロールは，多数の退役軍人病院においてうつ病を主訴としている男性患者77人に対して，抗精神病薬のチオリダジン（メレリル）とイミプラミンの直接比較を行った。「グループの全対象患者のうちの大部分がチオリダジンに最も反応したが，チオリダジンは全対象患者の全体的な病状を軽減させる点で，イミプラミンよりわずかに優れてはいるが，有意に優れているというほどではなかった」と彼らは述べている[110]。

このように，重いうつ病における抗うつ薬としてのクロルプロマジンと他のフェノチアジン系薬剤を支持する証拠が築かれた。1967年までに世界保健機関（WHO）の精神薬理学に関する報告は，クロルプロマジンとイミプラミンは抗うつ薬として同程度に有効であるという結論を出した[323]。

抗精神病薬はうつ病の治療においてECTの補助薬として処方されるようになった。1955年に，シンシナティの精神科医で身体療法の開発を助けたダグラス・ゴールドマンは，うつ病の長い病歴をもつ31歳の女性患者について報告した。ゴールドマンはその患者を低用量のクロルプロマジンで治療しており，彼女の症状はわずかながら軽減していた。「しかし何かの抑うつ的感情が短期間で増大したようだった。患者の命が助かったのはひとえにトレーラー・トラックの運転手の技術のおかげだった。トラックが道の脇の方によけてくれたので，患者の車は正面から突っ込まず，トラクターの後輪に衝突しただけだった」。後に彼女が夫に語ったところによると，彼女は家で自殺しようと思っていたのだが，トラックが与えてくれたこの自殺のチャンスを逃すのはあまりにもったいないと思ったという

のだ。ゴールドマンは彼女にECTを施し、クロルプロマジンによる治療も続けた。それ以降彼女はしだいに回復した。「クロルプロマジンとECTの併用は、彼女のうつ状態からの回復を著しく促進した」とゴールドマンは述べている[96]。

その後に起きたことは、一般的に考えると、進歩と知識を積み上げていくことに重点が置かれている医学においては、起こるはずのないことだった。クロルプロマジンと他のフェノチアジン系抗精神病薬の内因性うつ病に対する有用性は忘れられてしまったのである。これは偶然に起きたのではない。1966年にFDAは、無益な伝統的治療に使われる薬物類を一掃することを決意して、米国科学アカデミー（NAS；National Academy of Sciences）・米国学術研究会議（NRC；National Research Council）に、市場のすべての薬剤の有効性について包括的な見直しを行うよう求めた。精神医学の識者が精神科治療薬について検討し、主に個人的な見解に基づいて、多くの治療薬は効果がないので回収されるべきだという勧告を行った[注7]。彼らは、クロルプロマジンは精神病にも重症のうつ病にも確かに有効だと述べた。しかしFDAは、薬効再評価（DESI；Drug Efficacy Study Implementation）と呼ばれる官僚的な制度においてNAS, NRCの勧告を実行する際に、抗精神病薬の使用を縮小し、クロルプロマジンの適応対象を主に精神病に限り、うつ病は除く、と勝手に決定してしまったのである。1971年にFDAは連邦公報でその旨を通知した。1970年代にはスミス・クラインが、クロルプロマジンの適応を拡大してもらおうとはたらきかけ続けたが、連邦政府はかたくなで、1980年代にクロルプロマジンの「非精神病性不安神経症」への使用に関する枠付きの警告文を入れることを容認しただけだった[注8]。

このように官僚からのお達しの一撃によって、クロルプロマジンはうつ

注7) Food and Drug Administration, archives, Drug Efficacy Study Implementation, NAS/NRC review nos. 1330, 1344.

注8) あまり知られていない薬効再評価については、E. Shorter. 2002. Looking backwards: A possible new path for drug discovery in psychopharmacology. *Nat Rev Drug Discov* 1: 1003-5. を参照。

病に用いる薬として広告されることも列挙されることもなくなった。より新しい特許を受けた別の抗精神病薬が市場に出回るようになり，市販されていたどの抗精神病薬にも劣らず有効だったにもかかわらず，クロルプロマジンは忘れられ始めた[注9]。抗精神病薬の一般的なデメリットを考えると，またもっと最近の代替薬が入手できることを考えると，今日でもクロルプロマジンが精神病性うつ病の治療において選択肢になるのかどうかはわからない。しかし，ECTを除けば，クロルプロマジンは重症のうつ病に対する最初の有効な薬物療法であった。

現在精神病性うつ病に用いられている抗精神病薬は，クロルプロマジン時代の典型的なものではなく，クロザピンのような「非定型」のものであることが多い。この適応においては，それら非定型の抗精神病薬がクロルプロマジンよりも効果が弱い，という可能性は十分にあるが，おそらくわれわれがそれを知ることは決してないだろう。今日，治験は主に製薬業界からの出資で行われており，製薬会社が貴重な新しい合成薬を40年も昔の薬と比較する試験を行って，新薬をリスクにさらすことはありえないからである。いずれにしても大切なのは，クロルプロマジンが精神病性うつ病にとっては特効薬だった，ということではない。一方でそれは，運動障害や持続性の精神病といった重い副作用を引き起こした。むしろ重要なのは，精神病性うつ病に対して明らかに有効だった過去の治療法の中に，それより劣るにもかかわらず特許保護を受けて重用される薬の陰で，今日忘れられているものがある，という点である。

1950年代には事実上すべての臨床医や研究者が，うつ病の治療においてECTがどんな薬よりも優れていることを認めていた。ではなぜ薬のことで頭を悩ませるのだろうか。精神病性うつ病に効く薬の研究が必要になったのは，1960年代と1970年代にECTに対する非難が高まり，多くの患者が電気治療を恐れるようになったからだった。そのうえ，フロイトの

注9） 2003年医師用医薬品便覧（Physician's Desk Reference）のクロルプロマジンの項目は適応疾患としてうつ病について述べていないが，その他の適応疾患として躁病と「子どもの深刻な行動障害」の治療を認めている（p.1651）。

心理療法あるいは精神薬理学に夢中になった多くの精神科医が, ECTを回避するようになった。その結果, 1975年の映画「カッコーの巣の上で」にあらわれたようなECTについての概念が広がった社会で, ECTを行うことは多くの施設で事実上不可能になった（今日でも米国大都市圏の3分の1ではETCの治療を受けることはできない）[104]。こうした不安から, 1950年代終わり以降, 精神病性うつ病の治療は主に薬が担うようになったのである。（ECTはまったく使われなくなったわけではないが, 1990年代に復活するまでは, その使用は非常に限定的で, ほとんどの患者にとって治療の選択肢ではなかった。）

　この1950年代から1960年代初期の創薬の黄金期に関して, 最後にもう一つ言っておきたいことがある。この時期はあたかも豊かさの象徴が開いたかのように思え, 市場にはその使用法を明確に定義されていない新しい合成薬が流れ込んでいた時期である。おそらくあまりにも多くのものがあまりにも早くつくられたのであろう。「われわれが効果を正確に理解していない薬が山ほどある」とエディンバラの精神科医フランク・フィッシュは1959年の会議で述べた。「そしてわれわれはときとして自分が治療しようとしている状態が正確には何なのかほとんどわかっていないことがある」。フィッシュはその状況を「18世紀半ばに, 誰かが5種類の強力な抗生物質を同時に紹介したらどうなっていたか」とたとえた。これらの薬は実のところ何の病気に効くのだろうか[78]。1950年代の多くの研究者によって精神薬理学が沸いていた時期には, ある薬の治療反応プロファイルを他の薬物と区別するような注意深い臨床観察にかける時間はあまりなかった。企業は自分たちの製品がほとんど何にでも役立つと主張し, 治験対象には精神病, 非精神病, うつ病, 緊張, 神経過敏などおおいに異なる種類の患者グループが含まれていた。慎重に扱えば, それらの薬は新しい病気の実体の輪郭をはっきりさせる薬理学の光明となったかもしれない。混乱した市場においてそれは, 万能薬, 何にでも効くがどういうわけか何に対しても特効薬ではないものになってしまったのである。

抗メランコリー薬療法：三環系抗うつ薬

　1957年にスイスの精神科医ロランド・クーンが，クロルプロマジンによく似た，ガイギー社の合成薬イミプラミンの「生気的」うつ病つまり内因性うつ病における有効性を立証した[注10]。イミプラミンはその年のうちにスイスでトフラニールとして市販されるようになり，1959年には米国でも販売されるようになった。これは最初の三環系抗うつ薬（TCA）だったが，化学架橋によって結合された2つのフェニル環が三環構造の外観をもつことからそう呼ばれる。三環系抗うつ薬はすぐに，内因性と反応性双方のうつ病の多くの病態において有効であることが確証された。そして，クロルプロマジンのような「抗精神病薬」と呼ばれる薬は主に統合失調症（統合失調症という語は当時，事実上精神病と同義語であった）の治療に有用であり，三環系抗うつ薬やモノアミン酸化酵素阻害薬（MAOI）はうつ病の治療に有用である，という慣例ができあがった。

　イミプラミンが米国に到着したのは1957年1月，ミシガン州サギノーの2人の精神科医が，ガイギー社から直接供給されたと思われるイミプラミンを受け取ったときである。彼らはその薬を，さまざまな診断を受けている入院患者および外来患者に投与した。「精神病性うつ病」患者では42％が，更年期うつ病および神経症性うつ病の患者ではそれよりわずかに少ない割合の人たちが「明らかによく」なった。このようにサギノーからのニュースは期待できるものだった。「患者たちはしばしば妄想的思考や幻覚が『ずっと昔にみた悪い夢』のようにぼんやりしたものになったと述べた。さほど内省的あるいは考えこんだりすることはなくなった」[240]。

　1959年ガイギー社は，米国でイミプラミンを売り出し，ライバルとなる多数の三環系抗うつ薬がそれに続いた。これらの薬の有効性ははじめは明確ではなかった。そのため多くの重症うつ病の症例が，精神分析を重視

注10）この話については，Thomas Ban et al. (eds) 2002. *From psychopharmacology to neuropsychopharmacology in the 1980s.* Budapest: Animula, pp. 282-353. を参照。

する精神科医たちによって「統合失調症」と分類された。彼らは自分たちが心理療法によって治療できなかった症例はすべて統合失調症と呼んでいたのである。多くの反応性うつ病は,「神経質」というレッテルの下にいまだ隠されていた。病院で診断されるうつ病もなお,似たり寄ったりのようであった。

　1965年になってようやく,当時ハーバード大学にいたジェラルド・クラーマンと米国立精神衛生研究所のジョナサン・コールが,うつ病の治療においてイミプラミンをプラセボもしくは競合する合成薬と比較した23の無作為化臨床試験の概要をまとめた。13の研究が入院患者について行われ,うち7つの研究においてイミプラミンはプラセボもしくは競合薬より効果があった。外来患者における研究では,イミプラミンの有効性がさらに優れていることがわかった[138]。クラーマンとコールによる論文は三環系抗うつ薬が有効であることを初めて明確に述べている。2000年に熟練した精神薬理学者であるバンダービルト大学のフリドリン・サルサーはこう振り返った。「種々の新しい薬が発見されたが,私の意見では,40年ほど前に思いがけず発見された最初の抗うつ薬よりも効き目があり早く作用する薬はひとつもない」[注11]。イミプラミンは精神医学における歴史的な薬の1つだったのである。

　しかし早い段階で精神科医たちは,サギノーでの研究結果とは反対に,イミプラミンは精神病性うつ病においてはさほど効果がないことを見出していた。この頃のドイツやスイスの研究者らは米国の研究者らよりも精神薬理学研究に熱心であったが,それは1850年代の有機化学工業の草分け時代にまで遡る創薬の長い伝統があったからである。1959年6月フランクフルト大学の精神科はイミプラミンに関する大規模なシンポジウムを行った。そこにはガイギー社からその薬の初期のサンプルを受け取っていた多くの研究者たちが出席した。当時ベルリンにおり,ナチの体験の影響を受

注11) Fridolin Sulser, interview, 2000. The presynaptic neurone to the receptor to the nucleus. In David Healy (ed.) *The Psychopharmacologists*, vol. 3. London: Arnold, pp. 239-58, p. 247. より引用。

けていない若い世代のドイツの精神科医たちにとって指導者的存在だったハンス・ヒピウスが会議録をまとめているように，その会議ではイミプラミンは生気的うつ病に対して最も有効であるという，クーンが既に立証していたことが確認された。さらにヒピウスは，イミプラミンは激越性うつ病や精神病性うつ病の治療には不適切である，との統一見解にも触れている。「精神病像に妄想症状が支配的であればあるほど，また生気減退に代わり内的不穏や焦燥が強ければ強いほど，トフラニールがよい治療結果を得られる見込みは低くなる」106)。

イミプラミンにとって打撃となることがいくつか続いた。1962年，心理学者ジョン・オーバーロールらの退役軍人病院の精神科医チームとパロアルトの精神科医レオ・ホリスターが，抗うつ薬となりうる種々の薬に関する大規模なプラセボ対照試験を行った。1つは「デキサミル」という名前でスミスクライン社から販売されている抗うつ・鎮静配合剤（アンフェタミンとバルビツール酸塩の混合物を含有），2つ目はイミプラミン，そして3つ目はMAOIのイソカルボキサジド（ロシュ社のMarplan）であった。試験担当者たちはうつ病の中でも精神病性うつ病に注目していた。結果は決定的だった。3週間ではイミプラミンは精神病性うつ病によい影響を与えていたが，12週間ではどの薬もプラセボに勝ることはなかった。（ここでも「精神病性」は主に重症という意味だったのかもしれない。著者らはその点をはっきり示していない201))。

この頃，このような「精神病性」うつ病に関する研究が多くなされたが，それらを評価するのは難しい。なぜなら研究者たちは，妄想性のうつ病を特別に扱う必要はないという考えで，たいていの場合「精神病性うつ病」を内因性うつ病の意味で使っているからである注12。

その後1975年に，ニューヨーク州立精神医学研究所のサンディ・グラスマンが登場した。グラスマンの研究の重要性は，イミプラミンは実際の

注12) この文献については，A. S. Friedman et al. 1966. Imipramine (tofranil) vs. placebo in hospitalized psychotic depressives. *J Psychiatr Res* 4: 13-36. を参照。

精神病性うつ病には効き目が弱いことを示したにとどまらず，2章で述べたように，精神病性うつ病はおそらく独自の病気で，メランコリーや神経症性うつ病とは異なることをも示唆した点にある。彼は病室を見回っていてイミプラミンによる治療を受けてもよくならない患者のほとんどが精神病的思考を抱えていることに気づいた。その患者たちにECTを施すと，彼らは急速に回復した。このことがグラスマンを考え込ませた[94]。

2年後の1977年，グラスマンとシェパード・カンターはBritish Journal of Psychiatry誌に掲載された論文[125]の中で，妄想的思考の有無は，抑うつ性障害の分類において重要な診断基準になるはずである」と述べた。言い換えると，その病気が三環系抗うつ薬に反応しないということは，それがおそらく別の病気だということを意味している，というのである。これは時宜にかなった意見だった。というのは，この頃グラスマンの同僚ボブ・スピッツァーが編集を手がけたAPAによるDSM第3版の準備が完了に近づき，ニューヨーク州立精神医学研究所（PI）は疾病分類についての話でもちきりだったからである。

実は，PIの疾病分類学に通じた他の人たちは，精神病性うつ病が別の病気であることなどまったく納得していなかった。フレデリック・キトキン，アーサー・リフキン，ドナルド・クラインは，気分障害の分野において独自の病気を提唱していた。1978年7月，American Journal of Psychiatry誌の論文の中で彼らはグラスマンのアイディアを，昔からのただのうつ病のより重症な例にすぎないと鼻であしらった[224]。おそらくこの挑戦に刺激されて，1981年にグラスマンとスティーブン・ルースは，精神病性うつ病を別の病気と考えるべき理由を明らかにした。三環系抗うつ薬に反応しないことに加えて，これらの患者は「精神運動抑制が格段に重く」，環境に対する反応が弱く，プラセボに対して無反応であり，脳生化学において他と異なるパターンを示していた[93]。

この議論は，三環系抗うつ薬が精神病性うつ病の治療には不適当であることを決定づけた。ある論文の著者はやや非公式に，自分たちのメランコリー患者のうち約半数は精神病性うつ病なので三環系抗うつ薬の対象では

ない，と述べた[193]。

このように，「抗うつ薬」はうつ病に，「抗精神病薬」は統合失調症に，という古典的な区別は，主としてマーケティング上の戯言だということを示したのがグラスマンだった．抗うつ薬はうつ病のかなりの患者に対してはほとんど役に立たなかったのである．グラスマンは難治性の患者にはクロルプロマジンではなくECTによる治療を行ったが，抗精神病薬がしばしばうつ病の症状をかなり抑えることは知られていた．精神病性うつ病に関する限り，クロルプロマジンは三環系抗うつ薬よりも有効であったように思われる．（その逆は当てはまらない．抗うつ薬の抗精神病薬としての効果は不良である）．三環系抗うつ薬は，非精神病性メランコリーや反応性うつ病には有効なものの，妄想性うつ病に対する治療薬の選択肢にはならない，という点がようやく理解されたので，精神病性うつ病の治療と非精神病性うつ病の治療を区別することが再び意味をもつようになってきた．

しかし，問題を複雑にした注目すべき試みがある．1980年にDSM-Ⅲが発表されてから，「メランコリー」という特定用語の扱いについてはかなりの苦渋があった．メランコリーとは何なのか，重症度に関する点を除くとメランコリーと非メランコリー型うつ病とはどのように異なるのだろうか．1985年7月26日，ボブ・スピッツァーとアイオワ大学医学部進学過程の研究員だったマーク・ツィンマーマンは，1987年に出版予定のDSM-Ⅲ-Rにおけるメランコリーの役割を検討するための特別委員会を招集した．ツィンマーマンとスピッツァーは，乱雑に文献をあたった狭い研究しかなく，この2つの状態を区別する根拠をほとんど見出せないとした．そして，抗うつ薬やECTなどの「身体療法」にメランコリーが非メランコリーよりもよく反応するという考えを相手にしなかった．1989年に出版された委員会の成果に関する論文の中で，彼らは「抗うつ薬治療や電気ショック療法についての研究で，『メランコリー患者は身体療法に特に反応する』というDSM-Ⅲの提言を裏づけるものは何もない」と述べている[330]．これは単にまったくの間違いだった．メランコリーの特にECTに対する特異な反応性は事実であり，メランコリーと非メランコリーが2つの異なる

病気であるという主張の1つの根拠となっていたのである。

　ツィンマーマンとスピッツァーの意見について質問を受けたときマックス・フィンクは次のように述べた。

　　スピッツァーもツィンマーマンも「医師」ではない（ツィンマーマンは当時学生だった）ので，最も重症な型のメランコリー患者はECTを受けると非常によくなるが，心理療法や薬物療法を受けても経過が非常に悪い，ということを自分自身で経験していない。われわれは，より重症で抑制がみられ絶望的で自殺傾向の強い患者ほど，TCAもしくはMAOIには反応せず，ECTを必要とすることを知っていた。一方，ECTはとても強力な抗うつ療法なので，それほど重症のメランコリーではないうつ病患者もやはりよく反応する。(Max Fink, 2005, 私信)

　しかし，ツィンマーマンとスピッツァーの意見は誌面上で反響が広がり，2つのうつ病（メランコリー型と反応性）という概念に対する懐疑的な態度が促進された。もしメランコリー型うつ病などというものがないとなれば，もちろん，その同類である精神病性うつ病も別の疾患単位として存在してはいないことになる。

抗メランコリー薬療法：新しい治療可能性

　精神病性うつ病に対する関心の急速な高まりによって，当時ニューヨーク州立大学ストーニーブルック校にいたマックス・フィンクが1970年代以降先導していたECTの復活が加速した。フィンクらはこの病気におけるECTの有効性を決定的に証明した。（ある試験において，非精神病性うつ病患者のうち83％で寛解が得られたのに対し，精神病性うつ病患者では95％で寛解が得られた[214]。）同時に，妄想性うつ病に対する認識の高まりにより，他の薬物療法に対しても関心がもたれるようになった。

リチウムは19世紀には精神疾患に対する薬として一般的であった。1871年にニューヨーク州立神経系疾患病院の医長ウィリアム・A・ハモンドは，彼らが当時「躁病」と呼んでいた病気の種々の症例に対してリチウムを使用したことを記述しているが，そのうちの1つは精神病性うつ病（「急性メランコリー」）だった[注13]。

1949年にオーストラリアの精神科医ジョン・ケイドが躁病の治療におけるリチウムの使用に関する先駆的な論文を発表して以降，リチウムは再生の道をたどった[39]。米国では1970年に，リチウムの使用がFDAに認可された。リチウムはうつ病や躁病の患者のエピソード間の状態を保つために用いられることもあるため，当然のこととして精神病性うつ病にもそれを用いてはどうだろうかという考えがあった。多くの場所で普通の精神科医たちが妄想性うつ病の患者にリチウムを処方し始めたが，それは躁病における成功が十分に立証されており，また重いうつ病の多くの症例が，そのように信じる気持ちをもってみれば，躁うつ病だと考えることもできたからである。フランスではそのような症例の治療にはリチウムが日常的に用いられるようになったが，そのうちの多くは長年にわたって精神病を抱えていた患者だった。1972年にマルセイユで行われたリチウムに関するシンポジウムにおいて，ディジョンで公立の精神科病棟を運営していたジャン・ブルソーレは，リチウム使用についての活発な議論の中でこう述べた。

> われわれのこれまで積み重ねた経験について話すと，私は自分自身の病棟をもっており，事実上他の病院が望まないような患者を引き受けるという光栄に浴している。一方，私の友人たちは個人のクリニックをもっていて，非常に重い慢性的な躁うつ病性精神病を抱えるとても裕福な患者をみている。（リチウムを処方した）治療成績を比較す

注13) William A. Hammond. 1871. *A treatise on diseases of the nervous system*. New York: Appleton, p. 381; on acute melancholia, see pp. 362-6.

ると，私の方の結果はそれほどよくないが，友人たちの結果は疑いなく大変優れており，完全に家族の幸せを崩壊させてきたような非常に重い症例にも同様なのである注14。

英国では年輩の精神科医たちが慢性うつ病に対して，MAOIのフェネルジン（パーク・デービス社のNardil），アミノ酸トリプトファン，およびリチウムから成る「ニューキャッスル・カクテル」を長年にわたって用いていた。スコットランドの精神科医ドナルド・エクレストンはエディンバラで1970年代初期からこのカクテルがあったといい，以下のように述べている。

　ジョージ（・アシュクロフト）と私は臨床的問題にさらに興味をもつようになり，われわれのところには治療に抵抗性を示した患者たちが送られてくるようになった。非常に多くの場合，答えは簡単だった。リチウムを使い始めると患者はよくなったのである。しかしジョージはフェネルジンとトリプトファンの併用が電気ショック療法と同じぐらい効果的であるという論文を読んだ。それでわれわれはその組み合わせを試し始めたのだが，患者は6週間快適に過ごすものの，その効果は消えてしまう，ということがわかった。われわれは，それにリチウムを加えたらその反応が長続きするかもしれないと思いついた。そうしてニューキャッスル・カクテル，本当はエディンバラ・カクテル，が考案されたのだ」。注15

しかし彼らには有効性を少しの疑いもなく実証するための対照群（ペニシリンが対照群を必要としたように）はなかった。彼らの成果に関する論

注14) [Jean] Broussolle in discussion. 1973. Psychopharmacology supplement. *L'Encé-phale* 62: p. 60を引用。

注15) Donald Eccleston, interview. The receptor enters psychiatry (2). In David Healy (ed.) *The Psychopharmacologists*, vol. 3, pp. 201-12, p. 208を引用。

文を受理するような学術誌はなかっただろうし，彼らも発表はしなかった[注15]。（アミノ酸がセロトニンと関連のあるトリプトファンではなく，ドパミンやノルエピネフリンと関連のあるL-ドーパもしくはチロシンであったであろうと考えれば，薬理学的にはニューキャッスル・カクテルはあまり意味をなさない。いずれにしても，有効成分はおそらくリチウムだったのであろう）。

そしてリチウムが学問の世界に入ってきた。1981年にモントリオール大学のクロード・ド・モンティニーは，三環系抗うつ薬に反応しなかった「単極性大うつ病」の患者8人にリチウムを投与した。8人の患者全員が48時間以内に「うつ症状の著しい軽減を経験した」[60]。この研究はかなりの関心を引き起こした。翌年，デンマークのロスキレにあるセント・ハンス病院の試験者チームが，「内因性うつ病」の治療において，L-トリプトファンとリチウムの組み合わせと，アミトリプチリンが同程度の効果をもつことを見出した[111]。

一方で，エール大学では精神病性うつ病の研究がさかんに行われていた。1983年にローレンス・プライスとJ・クレイグ・ネルソンは精神病性うつ病の患者にリチウムの系統的な投与を試みた。妄想性精神病は三環系抗うつ薬ではよくならないことを知っており，まだド・モンティニーの知見も念頭に置いていたので，彼らは，抗精神病薬・抗うつ病薬併用療法には反応しなかった6人の妄想のある患者にリチウムを投与した。たとえば55歳の女性Aは，6度にわたる精神病性うつ病エピソードのためにこの大学の精神科病院に入院していた。彼女は「自分が子どもたちを追い払って子どもたちの人生を台無しにしてしまったし，顎には癌があり，もう再び働くことも楽しむこともできないだろう，と思っていた」。抗精神病薬と抗うつ薬の併用がいく度も試みられたが失敗に終わっていた。医師たちはECTを施すことにしたが，彼女をそれに備えさせる間リチウムの投与を始めた。48時間後彼女はかなりよくなっており，ハミルトンうつ病評価尺度によるうつ病スコアは4点（事実上改善）だった。それから5日後に彼女は病院から退院したが，「ECTを用いずに彼女の治療が成功したのは

それが初めてだった」[222]。他のいくつかの症例も同じように印象的なものだった（ここでネルソンはリチウムで完璧な結果を得ているが、さらに効果的な治療であるECTに彼が反対していたことを覚えておく必要がある[注16]）。

　最後に抗精神病薬と抗うつ薬の組み合わせは、精神病性うつ病の治療において一定の成功を収めた。その組み合わせはいうまでもなく自然な発想で、製薬業界は長年にわたってその種の配合剤を販売していた。たとえば1966年、シェリング社は「気分の落ち込んだ患者のために」抗うつ薬のアミトリプチリンと抗精神病薬のペルフェナジンを組み合わせたEtrafonの販売を始めた。1年後の1967年、メルク社が同じ配合剤を「Triavil（トリアビル）」の名で「精神安定・抗うつ薬」として売り出した。トリアビルは非常に評判になり「うつ病治療の本命」として知られるようになった。「神経症にも、メランコリーにも、精神病性うつ病にも」とあちこちで話題になった。ある時点で精神科医たちは、相当に革新的なことをしているという感覚もあまりなく、日常的にこれらの配合剤を処方するようになった。「トリアビルは、どうすればよいか見当もつかないときに使う薬である」といわれていた。

　その後1978年にエール大学のクレイグ・ネルソンはこれらの配合剤を精神病性うつ病に用いることに学術的な承認を与えた。抗精神病薬としてはペルフェナジンが用いられ、抗うつ薬としてはイミプラミンかアミトリプチリンのどちらかが用いられた[92]。また1978年にはエール大学のドナルド・スウィーニーとネルソンらも、Lancet誌においてこの種の多剤併用に関する学術的論拠を示し、精神病性うつ病にはドパミンとノルアドレナリンの変化が関係しているかもしれず、抗精神病薬はドパミンの代謝を、抗うつ薬はノルアドレナリンの代謝を調節する、と指摘した[302]。（後にこのような考え方は分子神話として知られるようになった）。

注16）本著者の1人シュワルツは、クレイグ・ネルソンが自らが医長を務めていたエール大学の入院病棟において、ECTの使用を中止したことを思い起こしている。直接彼にECTについて尋ねたときネルソンは、自分たちは常にECTを使わずにすますことができる、と答えた。

デイビット・クプファーの下，ピッツバーグ大学精神科では精神薬理学研究がさかんに行われた。そして1985年にこの精神科のデュエイン・スパイカーが率いるチームが，抗精神病薬・抗うつ薬配合剤（アミトリプチリンとペルフェナジン）とその2種類の薬剤がそれぞれ単独の場合（プラセボ群はなし）を比較する無作為化試験を行った。配合剤はそれぞれ単独での薬剤よりもずっと効果的だったので（著者らは「相乗効果」について述べた）この試験はゴールド・スタンダードとして文献に取り入れられるようになった。配合剤による治療を受けた患者の78％が反応を示した。これはECTに対する反応とほぼ等しい，と彼らは述べている（そして，今後は配合剤に反応しなかった患者にのみECTを用いることを推奨した）[272]。

しかし振り返ってみると，三環系抗うつ薬にかつて反応を示さなかった患者において，この2薬の併用が抗精神病薬単独の場合よりも精神病性うつ病に有効であるということは示されてこなかった。併用療法のデメリットは，2つの危険性のある薬が大きな副作用を生じる，という点である。

2004年2月，イーライリリー社が，精神病性うつ病のために同社の抗うつ薬フルオキセチン（プロザック）と抗精神病薬オランザピン（ジプレキサ）の配合剤Symbyax（シンビアックス）を売り出したときに，抗精神病薬・抗うつ薬の配合剤は一時的な最高潮に達した（第7章を参照）。シンビアックスはトリアビルの特許の再生版だったが，ひどく不合理なものだった。なぜならプロザックは抗メランコリー薬ではなく，メランコリーやカタトニー，精神病の患者に投与される筋合いはないからである。さらに悪いことに，プロザックはジプレキサの濃度を約50％上昇させ，この組み合わせはひどく無気力なうつ病様症候群を引き起こしうる[197]。

思考内容の貧困化，無動症，運動抑制を示す患者にドパミン阻害薬を投与することには明白な基本的矛盾がある。厳密にいえば，これらはパーキンソン病の兆候であり，大脳基底核におけるドパミンの全体的な欠乏に相当する。対照的に，ドパミン過剰の兆候には過剰な舞踏病性の運動，過活動，饒舌などがある。精神病性メランコリーの患者にドパミン阻害性抗精

神病薬を投与するのは，高浸透圧性昏睡を発症した糖尿病患者にグルコースを点滴するのと同じほど不可解なことに思える。抗精神病薬が症状をかなり抑えることがあることは，論理的にはドパミン遮断そのものに起因しているのではない。むしろそれは，これらの薬によってもたらされる思考の単純化や全体的な精神安定作用によってのみ説明できる。これは特異的な治療ではなく，化学的に制限をかけ，通常の脳機能を妨げ，持続する急性疾患をあいまいにするものである。それは重い皮膚発疹を皮膚麻酔薬と化粧品だけで覆うのに似ている。下には発疹がまだ残っており，うまくいけば自然に治るが，実際に治療はされていないのである。

今日，精神薬理学の50年が創り出した道のりを振り返ることができる。ECTをためらう人にとって，精神病性うつ病の治療は薬に依存してきた。そしてこの50年間の薬物療法において，治療は大きな進歩を遂げてきた。1958年，その前年にうつ病に対するイミプラミンの臨床効果を発見したクーンは，サンフランシスコで開催されたAPAの年次総会に招待された。クーンはとても厳格で無口な男だった。サンフランシスコで彼は，多少軽躁的なところのあるネイサン・クラインが，ちょうどイプロニアジド（Marsilid）の精神医学的使用を思いついたばかりで「気取って歩き回りながら」記者たちのインタビューに答えているのをみた。「クラインは記者たちに，ロシア人はスプートニクによって軍備拡張競争でアメリカ人よりずっと先にいってしまった，と語った。今度はアメリカがロシア人を追い抜くことが重要であり，そうするためにはアメリカの研究者たちの超能力を高めるしかない。それで彼は，超能力を高めるために皆がMarsilidを飲むべきだ，と語った」。

前年にクーンがチューリッヒで開かれた精神科学会で自分の発見について発表したとき，聴衆は数人しかいなかった。発表後の質問はまったくなかった。

クーンは，関心の度合いがなぜそれほど低かったのかを尋ねられてこう答えた。

「それは，誰もうつ病に効く薬などあるはずがないと思っていたから

だ」注17。数十年後，精神病性うつ病という恐ろしい病気もまた，薬によって治療できるようになってきたのである。

注17) Roland Kuhn, interview. Imipramine to levoprotiline: The discovery of antidepressants. In Healy (ed.) *The Psychopharmacologists,* vol. 2, pp. 93-119, pp. 105-6. の引用。

6 治療：落とし穴と抜け道

　抗うつ薬やECTが登場する前は，うつ病患者は一般的に自然に回復していた。しかし，精神病性うつ病の患者はしばしば慢性化していた[125]。この歴史をみるとき，完全には治療されていない精神病性うつ病の患者の悲運について考えずにはいられない。

　精神病性うつ病は一般的に，適当な治療がなされれば軽快するはずであり，一度のエピソードが最初で最後になるはずである。エピソードとエピソードの間には障害もなく，仕事や創造性，楽しみなどを追求することができる。しかし，多くの患者は完全には治癒せず，代わりに，苦痛から身体障害まで幅はあるが，結果として何年も静かなる障害を引き起こす。効果的な治療が遅れると，精神病性うつ病そのものや精神科への入院，鎮静的な薬剤，患者の悪化に対する周囲からの反応といった，汚名を受け衰弱が進み，しばしば生命を脅かされるような経験から，PTSDの出現のリスクが生まれる。さらに，PTSDそのものが苦痛であり，障害であり，明らかに慢性的な病気である。もし精神病性うつ病が治療されなければ，精神病症状が慢性化する危険がある。しかし，原因が精神病性うつ病の慢性化でもPTSDでも，実際の診断とは関係なく，最初の精神病症状から治療までの期間が長ければ長いほどその転帰は悪くなる[169]。

　精神病性うつ病の治療は，第8章で詳述するように，その疾病のタイプに厳密に合ったものを選ぶべきである。残念なことに，治療法に関する文献では精神病性うつ病のタイプについては考慮されていない。さらに症例報告の患者に関して，精神病性うつ病のタイプを分類できるほど詳しい記

述があるものはない。治療についての研究で診断を超えた精神病理に関する詳述があるものはほとんどない。いくつかの報告では，メランコリー型の中核的なサインである重篤な精神運動抑制について述べられている（たとえば文献210）。しかしこれらの報告は，深い抑制を示すカタトニーの評価への言及がなかった。精神病性うつ病の研究においては，メランコリーやカタトニーの特徴をもつ患者が多いと考えることは妥当なことである。しかし，メランコリーはしばしば三環系抗うつ薬（TCA）やブピロピオンに反応するが，カタトニーはほとんどまったく反応しないので，このような混同は結果を混乱させる。さらに，これらの文献は管理と治療を分けていない。

　したがって精神病性うつ病の治療についての研究は，そのタイプが不明確である。われわれは本章で，治療の成果に関する情報がたとえ完全ではなく推測的なものであっても，患者の利益のために，その意味を解釈しようと努める。これまでの文献の欠点からその示唆するものまで，つぶさに分析したい。

　我々が観察した患者を一般化すると，精神病性うつ病の治療研究では3分の1の患者がメランコリー型で，3分の1が精神病優位型で，3分の1がカタトニー型とその他のあまり一般的でないタイプであるようである。いくつかの研究では精神病性うつ病はメランコリー型の症状の発生率が高いとされている（たとえば文献210）が，カタトニー型うつ病における思考の貧困さや精神運動抑制がメランコリー型うつ病の症状の評価と重複し，混同する。カタトニー型を精神病性うつ病の研究に含むことが，精神病性うつ病に対する薬の効果を非精神病性うつ病より一見低いものにしていると考えることができる。精神病性うつ病の公開治療研究に参加した患者ですでに抗精神病薬を服用していた患者はほとんどいなかった。したがって遅発性精神病性うつ病の患者はほとんどいなかったことになる。

　精神病性うつ病の治療は，その大部分が非精神病性うつ病とその他の精神病性疾患，ときには不安障害の治療とも重複する。この重複は，特に精神症候に自覚症状が含まれると，非特異的な精神症候と生物学的に規定さ

れた疾患自体の精神症状とが完全に一致しないことにより起こる。不安障害には精神病の自覚症状が出ることがあり，また逆も同様である。DSMの分類によると，診断は基本的に自覚症状によって決まる。結果的にミスマッチが起こる。たとえば，実際は不安障害である事例がDSMでは精神病性うつ病の分類に相当する。この単純なありふれた方法がこのようなミスマッチ症例を治療に反応しない者として見逃すことになる。しかし，この方法は患者よりDSMを優先させている。患者中心の方法とは，実際の患者に診断分類がどのくらい合っているか，または合っていないかを考えることである。これは，患者の評価と治療はそれぞれの患者の複雑性にしたがって行うべきであり，単にDSMによる単純化と主観性によるべきではないことを意味する。これがわれわれが主張する診断サブタイプ別の治療を支える信条である。

　長期にわたる精神病性うつ病の治療の成功の基準は，現在かなり高く設定されているようである。地方の主要な大学病院であるアイオワ大学病院で，精神病性うつ病の治療後に退院して8年経過した患者32人のうち44％しか精神病状態から解放されていなかった[305]。0％であった統合失調症に比較すればかなりよい結果ではあるが，相当な改善の余地がある。

　治療の信条が異なれば転帰も異なる。たとえば，ECTの使用の迅速さである。この大学病院は難治性の患者，ECTを必要とする患者，保険未加入の患者をアメリカ中の精神科医からの紹介で受け入れている。これらの患者の大部分は，その地域ではECTができない精神保健センターで治療を受けた患者である。そして，アイオワ大学病院では，ECTが行われた。退院後6ヵ月の評価では，単極性の精神病性うつ病の患者は非精神病性うつ病の大うつ病の患者よりずっと高い頻度で正常状態に回復した[56]。おそらく，これらの精神病性うつ病の患者はより高い頻度でECTを受けたのであろう。このように大きく異なる転帰は，精神病性うつ病の治療が医師の信条とさまざまな治療方法の活用度に強く依存していることを明確に説明している。

治療と管理

　議論をすすめるため，仮に，すべての幻聴，妄想，不眠，気分の落ち込み，興味の喪失をなくさせる1つの方法として，意識を失うまで麻酔をかけることとする。ハミルトンうつ病評価尺度（HAM-D）のようなうつ病の尺度は大きく低下する。しかし，これは症状を管理しているが，治療ではなく，とても望ましいとか賢明とかいえる方法ではない。このように完全な麻酔をかけるよりも実現可能な方法は，脳の機能を部分的に抑制し，表面的には患者に意識があるようにする薬である。これが向精神薬である。生理学的に，ベンゾジアゼピンとバルビツレートは脳の機能を低下させるため「抑制薬」と呼ばれている。低用量から中等量で学習，復唱，協調，複雑なものの認識，問題解決，自制心，および注意が抑制される。高用量では全身麻酔となり，意識を失わせる。過量では，ジアゼパムは数日意識を失わせる。

　抗精神病薬は新しい考え，新しい問題解決，社会的な複雑さ，自発性および動機づけと関係した脳の機能の一部のみを抑制する。これらの機能は脳の前頭前野の領域に位置する。こういうと脳のほんの一部のように聞こえるが，人間の前頭野は脳の大脳皮質のほぼ半分を占める。その機能は人間と動物，そして成人と小児の間の精神機能の基本的な違いを象徴している。抗精神病薬は，前頭前野皮質機能や前頭前野皮質からの出力神経を抑制することによりこの違いを小さくしてしまう[291,292]。

　ここで述べる抗精神病薬による精神機能の欠損は，パーキンソン病の患者に起こるものと似ている。パーキンソン病は本質的には，一定の重要なドパミン作動性の脳細胞，つまり黒質緻密部といわれる深部脳領域に位置する細胞が失われたときに身体的および精神的に起こる現象のことである。抗精神病薬の使用もパーキンソン病も，ドパミン作動性の脳細胞の機能を損なわせる。このドパミンの欠乏のため，抗精神病薬を服用した患者にはしばしば筋肉の硬直や振戦，転倒のしやすさやアキネジア（一般的に動きが少なくなること）といった，パーキンソン病の患者と同様の身体症状が

あらわれる。またどちらも問題解決能力や計画性，自主性，複雑なことへの対応に障害があらわれる[19]。これらは「高位」の認知機能と呼ばれ，一般的に背外側前頭前野と関連がある。

　前頭皮質の思考への寄与が除去されることによる行動に対する影響は，どの抗精神病薬を投与されるかによって異なる。ハロペリドール，ペルフェナジン，リスペリドンのようなドパミン遮断の抗精神病薬は，複雑さや考える量を低減するとともに，話す気力を低下させる。最近の抗精神病薬（たとえばオランザピンやクロザピン，クエチアピン）の中には，話す気力より思考の複雑性を低減するものがある。すると患者はよく話をするので，思考の単純性がより目につきやすい。自制心や整理能力の低下は，オランザピンやクロザピンやクエチアピンによる体重増加に加担する。オランザピンやクロザピンは前頭前野内側皮質の機能も抑制し，それは，無気力や傾眠や全身衰弱の原因となる。脳機能の麻酔は確かに最終手段である。これは治療でなく管理である。

　治療と管理では目的も異なる。治療の目的は症状の寛解と，患者を病前の機能や能力に戻すことである。管理の目的は不満を抑え，不満の原因となる行動をやめさせることである。治療には，問題行動の原因となる疾患の診断をつけ，この疾患に対抗することが求められる。管理の焦点は問題行動や不満のような症状を減弱させることであり，厳密な特定の診断は必要ない。この区別は精神病性うつ病の治療において重要である。なぜなら治療と管理は似ていて，よく使用され，互いに間違われるからである。

　しかしながら治療が不可能，患者に忍容性がない，または不成功であるときは，苦痛を和らげるためによく考慮された管理が重要となる。これは関節の劣化や癌による痛みを和らげるのと同様で，精神病性うつ病の症状を和らげるのである。確かに管理は何もしないよりはよいが，管理を治療と間違えることは避けなければならない。場合によっては，時は癒し手である。最終的には抗精神病薬を完全に漸減中止するのであれば，一時的に抗精神病薬を用いて精神症状を治療することで時間を稼ぎ，それが数ヵ月後によい結果を生むこともある。

精神科の文献をざっとみると，何から何までうつ病の助けになるとされている。たとえば体操，鍼治療，ペットセラピー，コンピューターの使用，アロマテラピー，チョコレート，グループセラピー，トークセラピー，芸術療法，ダンスセラピー，光治療，断眠療法，セントジョーンズワートなどのハーブ，S-アデノシルメチオニン（SAMe）などの天然アミノ酸，イノシトールなどの天然糖類，オメガ-3オイルなどの天然脂質，DHEAなど天然のアンドロゲンホルモンやテストステロン，フルオキセチン（プロザック）などのSSRI，イミプラミン（トフラニール）などの三環系抗うつ薬，抗精神病薬，抗精神病薬の反対の作用をするアンフェタミン，ベンゾジアゼピン，リチウム，ECT，迷走神経電極植え込みや刺激，磁気脳刺激，脳深部電極植え込みと刺激，脳手術（たとえば帯状回切除），さらにはプラセボもある。これは，生物学的な疾患の場合，ただ時間が経ってしまうことになる。一覧表を作ることで気分が改善するという患者もいる。2つ以上の治療を使用する併用療法では，可能な組み合わせは手に負えないほどの数になる。

　このように広範囲にわたる治療方法が可能であるのは，うつ病の診断が非特定，さらにいうならば実態がないからである。上述の治療法の一部はプラセボと同等で，精神病性うつ病の治療においてはほとんどの治療法が同等である。精神病性うつ病はプラセボにはまったく反応しない。肺炎初期治療にトークセラピーやチョコレート，プラセボを処方するのが不適切なように，精神病性うつ病にも不適切である。精神病性うつ病をあたかも精神病でない，またはうつ病でないとして治療したり，または精神病とうつ病の別々の2つの症状であるとして治療することは適当でない。

　よい結果を迅速に得ることが重要であるので，その意味，そしてそれをどのように得るかについて検討する。一般的には寛解，つまり完全な回復が，精神病性うつ病の治療ではよい結果であるとされている。寛解とはいうまでもなく自傷や他害，そして自殺の危険をなくし，また治療や残存する疾患により延々と続く障害もなくなるということである。寛解が3ヵ月間で得られれば良好な過程といってよく，4ヵ月間ならば順調，それ以上

では遅すぎる。2ヵ月間ならとてもよく，1ヵ月間であれば素晴らしい。これが実現可能な目標であり，「素晴らしい」過程を得ることが誰にとっても最高である。

　言い換えると寛解は，患者の能力や生産性の病前のレベルへの回復である。「障害のない」という意味を理解するためには，何がどのように害されて起こるのかを認識することが必要となる。不幸なことに，抗精神病薬やベンゾジアゼピンによる精神障害に関する記述は，精神医学の教科書や医薬品便覧（PDR）のような医師に提供されるその他の情報源から割愛され隠されている。

治療研究のよくある落とし穴

　本書のコンセプトと構成は，研究の結果に基づいている。しかし，データを得ることとそれを正しく解釈することは，株の投資家たちが証明しているように，まったく異なる。つまり結果の意味合いを理解するためにその研究方法の強みと弱点を識別しなければならない。方法の弱点は間違った結果につながる。そして精神病性うつ病の研究には，いくつかの共通する弱点がある。研究の結果を理解するには，その結果とともに弱点について理解していることが求められる。

　精神病性うつ病の治療には，エビデンスに基づいた正しい診断が求められる。精神医学でエビデンスは，法廷における証拠のように有益であり妥当なものである。エビデンスは不完全で未完成なこともあるが，プロには入手可能なエビデンスを識別し説明することが要求される。これにはエビデンスの体系的な収集，その内容の確認，それにその質や特性の評価が含まれる。

　それとは対照的に，DSMの第一の目的は精神科医がそれを職業にするための必要性に応じるため，つまりお金を稼ぐという必要性に応じたものである。DSMはエビデンスを付加的なものと考えたり，エビデンスのためのあらゆる基本事項を割愛したりすることによって診断を容易にする。

主観的な訴えがあらゆるエビデンスの代替になってしまう。これはうつ病，特に精神病性うつ病のような気分障害の診断について，とくにあてはまる。一般的にみられるDSMを正当化する言説は，「他のもの」よりはましということである。その「他のもの」とは，学術として失敗した精神医学のことである。この過度に単純化した合理化は，DSMの分類への同調を強要することになる。

これは大きな賭けである。大部分の精神科医が全体として行っていることには価値があり，精神医学が学術や事業として成功することは適当であり重要である。しかし，DSMが精神医学の事業のニーズに合っていることは科学的な妥当性とは無関係であり，得られているエビデンスの部分的選択と軽視の多さをみてもそれがわかる。DSMは，科学的な研究，公平な研究，エビデンスの集積やエビデンスに基づく臨床実践にはまったく適していない。悲しいことに，DSMに基づいて診断され，それ以上の詳細な記述がない精神病性うつ病の研究は，エビデンスまたは科学的な意味をもつことはまずない。こうした研究は臨床的に有益になるという印象や期待をもたせるかもしれないが，臨床診療には使用できないし，するべきではない。

診断の正確さは，精神病性うつ病の研究における多くの落とし穴のうち最も重要なものである。関連した問題としては，ある1つの研究に混在する精神病性うつ病のいくつかのタイプが大きな違いを生むことである。それぞれのタイプの患者の相対的な数が異なるだけでも転帰に大きく影響する。精神病性うつ病の研究にはタイプに基づいて分類しているものがないので，結果の明確な解釈がない。

最後に，精神病性うつ病の研究には，知らぬ間に統計的な落とし穴に陥ったり，自らが罠になったりしているものがある。実際に存在する違いを検出するには，症例数が少なすぎる（統計用語でいう「動力不足」）可能性がある。公表されている結果は統計学的に有意であることが多いが，臨床上も有意であるほどには大きくない。一般的に，ピアソンのr（「積率」相関係数）は外れ値を含むデータが使用され，適切でない。しかし本書は

統計学の教科書ではない。注意を払っていないと，統計に落とし穴があるということを知っているだけで十分である。

加味されない薬の作用

　精神病性うつ病は，その型によって特定の薬物への反応が大幅に異なる。一つの問題は診断されていないカタトニーの患者の存在である。メランコリーでなくカタトニーはたいてい一時的に，ときには著明にベンゾジアゼピンで緩和する。2 mg／日のロラゼパムで大いに効果がある患者もいる。もし，研究上，未診断のカタトニー患者に治療と並行してベンゾジアゼピンを与えると，患者はよく反応するであろう。問題はベンゾジアゼピンがうつ病研究に参加する患者の不快な緊張や不眠を鎮めるために一般的に与えられていることである。ロラゼパムのような薬を投与しておけば，患者は気分が収まりより協力的になるので，研究への参加への同意を撤回する可能性が少なくなる。これと同様な配慮は，静座不能（アカシジア）や不眠が多くのSSRIや抗精神病薬のような研究薬自体によって引き起こされた場合にも行われている。カタトニー型精神病性うつ病の患者が精神病性うつ病の研究に含まれている場合，ベンゾジアゼピンを使用することによって薬の効果が一律に，すべての治療グループで上がったようにみえる。精神病性うつ病におけるカタトニーの割合は多いので，研究者がカタトニーの特徴をもつ患者を特に除外しない限り，カタトニーも研究結果に含まれることになる。最も重要なことは，カタトニーを区別したりその評価を説明したり除外したりする試みをしたと記述のある精神病性うつ病の症例報告はないことで，これは重大な欠陥である。

　ベンゾジアゼピンは，患者によっては知らないうちにカタトニー関連症状を減弱させていることがある一方，しばしば高齢患者のせん妄を引き起こす。したがって高齢者を含む研究では，ベンゾジアゼピンは治療効果を減らしうる。精神病性やメランコリー型，カタトニー型うつ病の研究でベンゾジアゼピンが使用される場合は，常にその効果を評価し説明すること

が基本的に必要であるが，実際にはほとんどなされていない。

　もう一つの問題は，研究における抗精神病性鎮静薬（たとえば「抗精神病薬」）に関してである。これらの薬は精神病性うつ病の患者に対し，うつ病や精神病を改善する可能性をもつ以外に，多くの作用をもたらす。抗精神病薬は，カタトニーをときには急激に，深刻に悪化させ悪性症候群に似た臨床症状を作り出す。しかし，幻覚または妄想がなくても抗精神病薬でカタトニーが減弱する患者もいる。どの患者が抗精神病薬で改善し，どの患者が悪化するのかは予測することができない。ヒポクラテスの誓いに「害と知る治療をしない」とあるように，このような賭けをすることは推奨できない。

　一般的な抗精神病薬であるオランザピンやクロザピンは，精神科医がときにメランコリーと間違ってしまうような無気力を引き起こす[290]。その他の抗精神病薬は静座不能症（アカシジア）をよく引き起こすので，それによって患者は焦燥のその他の兆候がよくなったと思えば行きつ戻りつして，そのため悪化したようにみえる。高齢者は，抗精神病薬による筋強剛やアキネジア（自発的反応の低下)，その他の錐体外路症状のリスクが高い。これらの錐体外路症状は，運動遅延，思考や会話の貧困化，全体の遅延を含むのでメランコリー型の大うつ病に間違われることがある。これらすべての副作用が，うつ病の研究で使われるうつ病の評定を混乱させうるのである。

　遅発性精神病における抗精神病薬の作用についての中心概念は，遅発性精神病を抗精神病薬が引き起こしているということである[286]。抗精神病薬を使い続ければ，たとえ症状は急激に抑制しても，その後徐々に悪化する。遅発性精神病の中核の症状は，患者が用量のほんの少しの調整に極度に敏感であるということである。高用量からほんの少し増量すると膨大な改善をもたらす。ほんの少しの減量が膨大な悪化をもたらす。すべて中止しリチウムまたはカルベジロールを加えると寛解する（第8章参照）。その様子は振戦のあるアルコール依存症の患者にアルコールを与えるのと似ている。それで患者は鎮まるだろうが，根本的にはアルコールは病気の原

因物質であり，飲み続ければすべて悪化していく。アルコールを与えると患者は落ち着く。日々のアルコール量を減量すると振戦は増え，より神経質になる。アルコールをすべて中止し，関連した栄養失調や健康問題を治療すれば寛解する。

　遅発性精神病とアルコールの離脱の類似は，文献ではあまり見当たらないが，この類似が衝撃的で憂慮すべきであることに間違いはない。つまりアルコールの離脱症状は，若いアルコール依存症患者にはどれだけ飲んでも起こらない。1年間毎日1ガロン（約4リットル）もの高濃度のアルコールを摂取していて，突然やめても，典型的に離脱症状は起こらない。長期間のアルコール依存症患者のみがアルコールの離脱症状を経験し，振戦せん妄（delirium tremens；DT）を起こすのは非常に長期間で重症の患者のみである。遅発性精神病もアルコール依存症と離脱のように，実在し明らかに目に見えるものである。つまり抗精神病薬依存と離脱なのである。アルコール依存症患者はアルコールを摂取し続け，離脱とDTが自分には起きるわけがないとでもいうようにふるまう。大量のアルコールを摂取している患者を精神病性うつ病の研究に（アルコール関連の研究をのぞいて）適切に含めることができないのと同様に，大量の抗精神病薬を遅発性精神病が発症しうる約4ヵ月以上の期間服用した患者も含めることはできない。したがって遅発精神病である可能性のある患者は，治療研究において他の患者と同じグループに入れるべきではない[166]。

　抗精神病薬と遅発性精神病の特異な用量関係の最も単純なメカニズムは，神経伝達物質の受容体と恒常性の本質の観点から説明される。恒常性とは体が通常の推移のバランスを維持しようとすることであり，体の推移を変化させようとする試みに抵抗することである。（ハロペリドールのような）ドパミン遮断薬を与えると，ドパミン遮断に対抗して体はドパミンの欠乏を埋め合わせようとする。ドパミン受容体はドパミンに対して過敏になり，数が増える。時間がたつと，ドパミン受容体の数はさらに増えかつ感受性も上がる（これがいわゆる「アップレギュレーション」である）ため，ドパミン受容体を遮断するためにはより高用量のハロペリドールが必要にな

る。このような状況ではハロペリドールを少しずつ増量していくことでドパミンの「過感受性」を防ぎ，用量を少し増やすことで症状を大きく減らす。逆にいうと，「過感受性」があらわれると，ほんの少しのハロペリドールの減量が深刻な悪化を引き起こす。遅発性精神病の最も単純な説明は「ドパミン過感受性精神病」である[51]。

　この非常に単純なメカニズムは完全なものではない。これは，高用量の抗精神病薬にも抗精神病薬の中止にも抵抗する遅発性ジスキネジアや遅発性精神病などの，付随する不可逆性の影響について説明していない。これらの影響にはおそらく，ニューロンがドパミン神経伝達の欠損に対して変化を起こすことが関連している。一般的に，遅発性ジスキネジアのような不可逆性の神経の変化は脳の劣化にともなって起こり，長年にわたる基底核のドパミン遮断がその中のニューロンを殺す[189, 7]。この脳の劣化はさらにアルコール依存に似ている。これらの変化は，ドパミン遮断とドパミン受容体の対立関係を巧みにすり抜けた結果である。患者はドパミン遮断の抗精神病薬を服用しても，またそれが原因で精神病になる。このゲームに負けないようにするにはこのゲームに引きずり込まれることを避ける，つまり，抗精神病薬をやめることしかない。繰り返すが，これはアルコール依存症とアルコールによる脳の劣化の症状と類似している。唯一の道はアルコールをやめることである。

　不安についてはどうであろうか。うつ病研究における深刻なアーティファクトは，不安症状がうつ病を治療しない薬によって鎮められることである。しかし，不安が改善すると，その薬が「抗うつ薬」のように作用したようにみえる。これには注意しなければならない。特にチオリダジンやオランザピンのような交感神経遮断性の抗精神病薬は身体性緊張不安症状を解消する。同様に，ジプラシドンなどのセロトニンⅠ作動作用をもつ抗精神病薬は不安を消失させる。少なくとも精神病性うつ病の患者の3分の1は同時に不安障害を抱えている。重症のうつ病や双極性障害や身体疾患が長く激しく続けば続くほど，より重症な不安障害を抱えることになる。

　不安はうつ病をより悪くみせることもある。どのような精神障害でも同

じように不安障害は患者を不幸にし，不幸に感じることによってHAM-DやMontgomery-Asbergうつ病評価尺度（MADRS）のようなうつの評価尺度のスコアが上がる。焦燥，過活動，イライラ，脅迫的な行為，金切り声，早口のような身体性不安緊張症状は一般的にいくつかの抗精神病薬によって鎮められ（クエチアピンやチオリダジン，ジプラシドンなど），低用量から中等量のその他の抗精神病薬（ペルフェナジン，ロキサピン，ハロペリドールなど）では，悪化することはないにせよ，ほとんど効果はない。

　結論としては，不満や不安，強迫観念といった精神的な不安の症状は，ジプラシドンのようなセロトニン１Ａ受容体を活性化する抗精神病薬によって減弱されるということである。このような薬による併発する不安障害の変化は，うつ病評価尺度の結果に大きな影響を与える。

　このような抗精神病薬の不安への作用は非常に強く，抗精神病薬の有効性のほとんどがこの作用によるものである。言い換えれば，抗精神病薬の大部分は精神病の症状に対してではなく，不安を鎮静化させるために使用されている[316, 95]。さらに，製薬会社は精神病ではない症状，特にうつ病の症状に対する抗精神病薬の使用への承認をFDAに申請している。イーラーリリー社は抗精神病薬オランザピン（「シンビアックス」内）の，精神病性ではないうつ病に対する使用の承認を受けた。多数の医学雑誌が抗精神病薬は非精神病性うつ病の不安障害およびその他の状況に作用すると主張している（たとえば文献40）。

　不安を減弱する抗精神病薬は，そうでない抗精神病薬よりよいと思う読者もいるかもしれないが，これらの薬は最終手段でない限り不安障害やうつ病の治療には適当ではない。なぜならこれらの薬は長期間服用すると有毒だからである。残念なことに研究報告は，たいてい望ましい結果を強調し，望ましくない結果は控えめにいう。「利益相反」がシステムに組み込まれており，それは医師である研究者が肯定的な結果を求めまたそれを強調し，望ましくない結果には触れないようにさせる結果となっている。治療の成功，特にその成功が単純で容易に表現することができれば，それは

彼らのキャリアにとってもプラスになる．TCA単独と，この同じ抗うつ薬と抗精神病薬の併用を比較する研究を想像してほしい．併用グループの患者は，抗精神病薬が不安症状を減弱させるため，うつ病の尺度がより改善したようにみえるかもしれない．不安障害と精神病性うつ病は，それぞれ厳密に評価して別々に査定しなければならない．しかしまったくそうしたことは行われていない．その逆のことが容認されている．つまり併発した不安障害は見過ごされ，すべての精神病理が単純に精神病性うつ病に起因すると考えられているのである．

　全般的に，うつ病患者における抗精神病薬の抗うつ効果を見極めるには，不安障害，カタトニー，アパシー，錐体外路症状，遅発性精神障害に対する系統的で厳正な評価が必要になる．これらの中で評価されてきているのは，錐体外路症状のみである．

評価尺度の欠陥

　もう一つのきわめて重要な問題は，うつ症状の緩和とうつ病からの回復を区別することである．残念なことに，うつ病の評価尺度はこれを区別していない．最も一般的な評価はHAM-DとMADRSである．これらの尺度は決してうつ病の状態を感知することを目的にしているのではなく，単にうつ病の患者に起こった症状の重症度を感知する．たとえこれらの尺度で高得点であっても，それがうつ病の存在を示しているわけではない．これは尺度が具体的でないからである．境界性パーソナリティ障害の患者やアルコールまたは物質依存からの離脱，PTSD，GADは特に，これらの症状自体が原因で典型的に尺度が高得点になる．うつ病の評価尺度が適切なのは，大うつ病が単独で存在していると確定している場合のみである．

　うつ病の評価尺度について2つの相反する，よくみられるタイプの問題がある．1つ目は点数が高いにもかかわらずうつ病が一時的によくなることで，2つ目は点数が落ちたのにうつ病が続くことである．

　これらのうつ病評価尺度の問題は，肺炎の治療を受けている患者の体温

と類似している。まず，肺炎の患者で40℃の発熱があると仮定しよう。治療で熱は37℃に下がる。患者は改善したが肺炎は治癒したのだろうか。必ずしもそうではない。細菌は進化して再び襲ってくるかもしれない。もし体温が38℃に下がったが，白血病や慢性マラリアのような，熱の原因となるような病気を併発していたらどうだろうか。肺炎はよくなったかもしれないが，抗生物質がどのぐらい効いているかは，医者による診断的徴候の判断によって決まるのであり，熱の高さによるのではない。

　これは，うつ病患者のHAM-DやMADRSによるうつ病評価尺度の解釈にそのまま置き換えて考えることができる。うつ病がある程度まで改善していても，不安障害だけでHAM-DやMADRSの尺度が上がるからである。ある患者のHAM-Dが治療前の30から治療を受けて14に下がるかもしれない。まだこれは38℃の体温のようなものである。ただ，体温は正常ではなくとも，病院の外で日常的な生活を続けることはできるはずである。

　見方を変えると，患者にアスピリンを与えれば，もし細菌が繁殖し続けていても熱は下がるかもしれない。熱が下がり，患者はたいていよくなったようにみえ，感じる。アスピリンの反応は誤解を招く。もし患者が抗生物質とアスピリンの両方を服用していたら，追加の検査をせずにこの抗生物質が解熱させたと判断することは適切でない。熱のない患者は退院しアスピリンと効果のない抗生剤を持ち帰り，寝室で静かにひっそりと死ぬかもしれない。心の平穏とは裏腹に，この患者の病気は適切には治療されていなかったのである。

　鎮静薬は精神医学にとってのアスピリンである。それらは患者を穏やかに静かにするので，患者は不満を感じなくなる。鎮静薬を服用すると，思考の過程が単純化し，新しい思考が少なくなり，複雑な思考が衰える。患者は能力や技術を失うが，この喪失によって苦しむことがない。それだけでなくこの喪失について心配するどころか気づいてもいない。これが鎮静というものの意味であり，驚くべきことではない。鎮静薬を与えると，アスピリンが熱を下げるように，どのようなタイプの精神症状も減弱する。

鎮静薬が精神病性うつ病を治療すると信じたり，そのつもりになったりすることはやめるべきである。うつ病は残り，その危険性も残っている。

　たとえば，抗精神病薬で躁病を治療することの問題点を検討してみよう。何年もの間，躁エピソード（たとえば躁病）の標準的な効果的な治療薬はクロルプロマジンであった。しかし思えば，リチウムが躁病の有名な治療法でなかったか。リチウムは十分信頼に値するものであるにしても，リチウムによる治療の不可解な側面は，リチウムで治療している患者の躁病重症度尺度の点数が，クロルプロマジンで治療している患者の点数より決して低くならないということであった。しかし，クロルプロマジンによる治療を受け治癒した躁病患者はまったくおらず，まだ何かしらの躁状態にある。躁による過活動は衰えても，躁による思考障害は大言壮大，注意力散漫，妄想または被害妄想をともない続いている。しかしそのような思考障害が，表面的な問診では検出することができなくなっている。さらに推論能力と問題解決能力が，クロルプロマジンの向精神薬効果により害されている。これはリチウムでは必ずしも言えない。

　この考え方は精神病性うつ病にもあてはまる。抗精神病薬は患者を実際は治療しないが，いくらかはよくする。しかしそれによってさまざまな不利益がもたらされる。例示すると，抗精神病薬であるペルフェナジン（64 mg／日）を服用していた16人のうつ病患者のグループには，HAM-Dの点数が「正常」である7や4.5に下がったものの妄想が明らかに残っていた患者が2人いた[273]。ここには深刻で危険な欠陥があり，HAM-Dは抗精神病薬をのんでいて表面には見えにくい思考障害が残存していることを低く評価しているのである。これは，精神病性うつ病における抗精神病薬の効果がHAM-DやMADRSのような同様の尺度によって過大評価されていることを示している。後方視的な研究では，精神病性うつ病に対しハロペリドールとアミトリプチリンを服用している患者の10人に7人は反応したと評価されているが，10人全員が少なくとも軽度の精神病性うつ病を経験し続けた。つまり寛解していなかった[101]。

　さらにこれらのうつ病評価尺度は，認知や行動，問題解決の精神的な影

響といった抗精神病薬の副作用は評価することができない。これは肺炎の治療の転帰を測るのに患者の体温しか検査していないことと類似している。

　これらの問題は比較的基本的なことである。解決方法は簡単である。診断的根拠は系統的に集め説明されなければならない。不安障害を含む併発している精神障害が，治療前と治療後に診断され説明されなければならない。いかなる評価尺度の結果にかかわらず，治療前後に精神病性うつ病とその亜型の存在を確認しなければならない。ベンゾジアゼピンと抗精神病薬の副作用の程度を評価しなければならない。これらの手順を省略するとデータの解釈が不明瞭になり，正しくない結論や治療法につながる結果となる。それによって，研究は誤解を与えるものとなってしまう。残念なことに，このような手順は取られておらず，これらの欠陥が調査研究の報告によって議論されたこともない。

　さらに，精神病性うつ病には存在しないプラセボへの反応についての疑問もある。製薬会社は米国FDAから，コントロール群といわれるプラセボの比較対象群の研究を含まずに精神科薬の承認を得ることはできない。プラセボ群を含むと，その転帰は研究の精度を解釈するうえで役立つ。しかし，治療研究によってはプラセボ群を省略することが正当なこともある。なぜなら，いくつかの精神障害は明らかに観察可能でプラセボにまったく反応しないので，プラセボ群が必ず必要とはいえないからである。精神病性うつ病はその一つである。

　急性の多幸的な躁病と精神病性うつ病はどちらも，自然寛解率の低い重症の疾患である（未治療の場合）。精神病性うつ病の研究でプラセボ群の患者に研究で実質1週間に2.5％以上の寛解率を認めたら，それは普通ではない。もしプラセボの反応率がこれ以上であれば，その研究が精神病性うつ病を対象としていなかった可能性がある。これはエピソードの平均期間が診断後約9ヵ月間であり，したがって研究に参加後の自然寛解率は1週間あたり約2.5％であるからである。この寛解率は研究の結果を解釈する基準になる。これは数学的論理である。プラセボに関する疑問のすべてが，精神病性うつ病の治療研究においては邪魔なものである。

次に，治療研究には誤診という問題がある。研究によると，SSRIは精神病性うつ病の治療に効果がないとされている。不安障害や非定形うつ病においてさえも，適切に計画されたプラセボ対象群のある研究では，SSRIの寛解率はプラセボの寛解率よりほんの少し高いだけである。もちろんこの最低率に到達しなかった研究は公表されないので，公表された文献がバランスのとれた全体像であるとはいえない。精神病症状，メランコリー，およびカタトニーの症状がない大うつ病の患者では，約25％が約6週間でプラセボに反応し，35％がSSRIに反応した（たとえば文献252）。これよりずっと高い反応率のSSRIの研究（いくつかあるがすべてイタリア・ミラノ。文献329など）はすべてうつ病以外の，精神病性うつ病では断じてない疾病の研究であった。

薬物治療を中止してECTを行うと，精神病性うつ病のすべてのタイプに対し強力な効果がある。ECTは，メランコリーやカタトニー，躁うつ混合エピソード，その他の急性精神病状態を確実に治療する。ECTの治療にはその他の利点もある。ECTは抗けいれん作用があり，発作の影響を減弱するはずである。同様に，遅発型精神病や薬物依存性の精神病では，ECTによって薬や薬の中断による副作用をなくす間の時間稼ぎができる。言い換えればECTは，薬による精神病状態や薬の減量によって引き起こされた精神病状態を減弱している間にも，一時的な抗精神病効果をもたらす。これらの効果の他にもECTは，多くの患者に一時的な抗不安効果や多幸的な行動ももたらし，不安障害や偽精神障害の患者は数週間，気分が穏やかで幸福に感じると言うだろう。とはいえ，不安障害へのECTの持続的な効果は明らかにされていないため，ECTの使用を推奨するのは不安障害以外の障害である。

治療とECTを受ける場所

このテーマは重要である。なぜなら米国では精神病性うつ病の患者の大半が州立病院や公立の精神保健センター，または保険未加入者や貧困者の

ためのクリニックで診察・治療を受ける。正しい治療のためには，すべての精神病性うつ病のすべての患者が，効果的で安全な治療のすべてが可能な設備のあるところで治療を受ける必要がある。もし治療設備のせいで治療ができないと，医療スタッフはその治療方法を軽んじるか，そうでなければその治療方法を使う意欲をなくすことが多くなる。意欲をなくすことは何よりも受け身になって，無視する態度になりやすい。確かに，まだ広く利用できない治療法の中には，迷走神経刺激法（VNS）や経頭蓋磁気刺激法（TMS）のように，精神病性うつ病にとって有効とは思われないものもある。精神療法単独も不適当である。しかし，現代のECTは安全で非常に効果的である。ただ，少数の施設でしか利用できない。州立病院でも本当に少数しかECTを施行できない。ECTを提供できない病院の中には，必要であれば他の病院で受けられるようにし，それに応じて患者を転院させていると主張しているところもある。しかしそれは稀であるので，適切なときに提供しているという主張は欺瞞的である。彼らのいう「適切なとき」とは，「やむをえないとき」である。

　APAタスクフォースの公式レポートのいくつかの版でみられるように，ECTの緊急時の効能と全体的な安全性についての論争は決着がついている。精神病性うつ病による痛々しく明らかに衰弱している患者を，数日以内に必ず正常な状態に戻すというECTの回復効果については疑う余地がない。ECTは米国や世界中で60年前から広く使用されてきた。ECTを受ける患者のほぼ全員が白人の中流階級で保険に加入している[142]。アフリカ系アメリカ人の患者は白色人種と比べ，精神病性うつ病よりも統合失調症と診断される可能性が高く，この現象にはDSM分類にしたがわない臨床医の存在が影響している[280]。人種や民族にかかわらず，適切な患者にタイミングよくECTを提供することが良質な精神医学の臨床である。

　州立病院でECTができないことには政治的な理由がある。1945年頃から1952年の間，ECTは州立病院で広く提供されていたが，方法の選択も患者の選択も雑であった。最初の抗精神病薬クロルプロマジン（Thorazine）が1954年に市販され始める以前は，ECTは診断にかかわらず，精神病性

うつ病の危険な焦燥を鎮める最もよい方法であった。当時は無麻酔であったが，ECTはその他の方法に比べて，はるかに安全で効果的であった。（また，ECTは無痛である。患者は一瞬のうちに意識を失う。麻酔は，サクシニルコリンによる筋弛緩状態で覚醒したときの不安を取り除くためだけに使用する。ECT自体には，麻酔は本来必要なものではない）。ECTはまだロシアやアジア諸国の大半では基本的に無麻酔で行われている。確かに米国の州立病院のシステムではECTの優先度は低いが，これは管理経験をもとに雇われている院長が，単にECTに馴染みがないからである。政治的理由で，院長やそのチームの在職期間は平均2年以内である。この不安定さがECTサービスの発展を遅らせる。ECTプログラムを放棄することは容易だが，再び構築するには時間と手間がかかる。誰がそんなことをするだろうか？

　障害にぶつかると，州立病院の精神科医はECTが提供できないことに慣れてしまい，最終的にはそれを考慮することすらやめてしまう。ECTが必要な患者を治療と入院ケアのために転院させるシステムは，転院のたびに臨床的失敗という印象がぬぐえず，それは能力と士気を低くみせる。もちろん，これがECTの使用を抑制する。

　金銭的なことをいえば，ECTは典型的に2日間の入院より安く，メディケア，メディケイドなどの出来高払いの保険で支払われる。ECTはまた，ジプレキサやシンビアックスやリスパダールのような特許医薬品である抗精神病薬数ヵ月分より安い。さらに精神病性うつ病の治療においては，迅速にECTを使用することによって入院日数や入院費を，これらの薬物を使用する場合以下に減らすことができる[167, 199]。たとえ保険の支払いがなくても，ECTの運用は病院の運営費の0.1％以下にしかならないので，それが州立病院がECTをしない本当の理由とはいえない。ECTを行うことが困難なために，通常，鎮静薬で患者の対処が行われている場合，州立病院で精神病の適切な評価や治療がどのようになされているのか不透明である。ECTを提供できない州立病院と提供できる病院の間では，標準的治療というものが大きく違う。

もしある病院の院長が病院で安全にECTを施行することができないというならば，その病院は多分，どのような治療法でも重症な疾患の患者に安全で効果的な治療を確実に提供することはできない。州立病院の患者は，一般に有害な事態を経験しやすい[87]。米国の病院では年間12人の患者に強制的な身体拘束による死亡事故が起きている[172]。もし精神病性うつ病の患者が最初の1～2日間の間に数時間以上身体拘束されるのなら，その薬物療法は不適切でECTを緊急に考慮するべきである。

　州立病院の責任者は，ECTに関する議論を歓迎しないかもしれない。それは，ECTの効果についてのデータよりも自分たちのもっている印象の方が根拠があると言うのと同じことである。これは仕事上の決定ではなく個人的な考え方である。ECT環境を改善するためには，州立病院の院長，ひいては行政担当者の個人的な意見を，精神科医が変えなければならない。個人的な意見を変えるのは簡単なことではない。映画や本，新聞，政策，サイエンスフィクション信仰などを人々に売りつけようとする人間により広められた，生物学的精神医学やECTに対する偏見を克服することにつながる。

　専門家ではない人のECTのイメージは，50～60年前の州立病院での乱用を再現したいくつかの映画によって影響を受けてきた。最近それをバンケン[18]がまとめている。心臓バイパス手術や子宮摘出術からペニシリンおよびベンゾジアゼピンまで，多くの効果的で利便的な医学治療が乱用されてきた。おそらく乱用は，適切に使用したときの効果の証明でもある。過去の乱用は，適当な患者への正しい使用を妨げる理由にはならない。しかし，過去の不適切な使用について反論することは専門家でない人々を刺激しかねない。現実にあるのは，未治療または適切な治療を受けていない病気の患者の苦痛，衰弱，汚名なのである。私たちの社会で重症の精神疾患患者を身近に知っている人間が，どれだけいるだろうか。これらの患者はコミュニティーから隔離され，病院や養護施設，ときには刑務所に置かれている。このような場所に近づかない限り，精神病性うつ病と，それが即座に十分に適切に評価され治療されないときに陥る状態など，重症の精

神疾患が及ぼす苦痛を目の当たりにすることはないだろう。精神疾患の患者のケア現場を知らずに，このような患者のECTを含む治療を制限して干渉したり知らせなくしたりするべきではない。

　テキサス州では，反精神医学グループが州の立法府にECT施行を厳しく抑制するようはたらきかけた。最近，テキサス州は精神疾患患者らに死刑を執行した。精神疾患の適切かつ心のこもった治療が受けられるかどうかは，常に社会の知性や発展次第である。テキサスの住人よ，注意せよ。

　ECTを提供している公立の病院は，ECTを提供していない病院に対して課題をつきつけている。さらに公立病院の精神科医は，ECTやECTを組み入れた精神医学の臨床を著しく発展させた。すべてではないが，退役軍人省が運営する病院の多くは，ECTを提供する。一般的に医科大学のある市の病院および提携関係のある病院は，ECTの設備一式を持ち維持している。反対に，個人病院や精神医療の病床をもつ地域病院はECTを提供していない。ECTを提供しない病院は，提供する病院に比べて明らかに質にばらつきがある。当然，豊富なECTの経験をもつ精神科医はいつどのようにECTを使用し，いつ使用するべきでないかについて，よくわかっている。

通常の治療の流れ

　治療は病歴，診察，検査の詳細を収集し，精神病性うつ病の型を識別してから始める。精神病性うつ病や統合失調性関連の診断がついたすべての患者に，抗精神病薬を処方するというやり方は役に立たない。もっとよい方法，つまり治療が奏効する可能性を患者ごとに見極めることから始めるべきである。治療は計画を立てることから始まる。

　治療の結果を判定するには，2つの異なる方法がある。目に見える病状と患者の満足度である。前者は客観的で，後者は主観的である。治療の最初の段階は，医療スタッフが患者が病気であるとわかるサインを見わけることから始まる。2番目に患者の主観的な不調や不安を特定する。3番目は，

主観的な不調とエビデンスとをはっきり分ける，これは必須の段階である．

4番目は，満足しているしていないにかかわらず，患者が改善するにつれて，目に見える病状がどのように変化するかをよく知ることである．これに基づいて，改善にかかる時間を予測できるだろう．その結果，この時間の幅の中で最初の薬物治療の効果がみられない場合，いつ患者にECTを勧めたらよいかがわかる．薬物治療を始めるときにECTについて言及しておくと，患者や家族がECTを受け入れやすくなる．精神病性うつ病は心理的なものではないので，薬物の試みによる患者の改善は心理的な期待やプレッシャーに影響を受けないからである．むしろ薬物の試みの前にECTについて言及することは，ECTが必要になったときに患者や家族が医師の経験に対して信頼をもち，またECTを自ら選んでいる気持ちをもたせることができる．寛解と患者の満足感は，2つの異なるゴールである．両方が必要であるが，それにはそれぞれ異なる計画が必要になる．

5番目は，どれほど速い治療反応が求められているか，そして患者がすでに受けてきた治療にどれほど抵抗性であったか判断することである．緊急であるのは一般的に，希死念慮や身体の緊張や過活動がある場合である．もし患者が死にたがっていたり，自殺をはっきりと否定しなかったりする場合は，迅速な治療が必要である．強い身体の緊張とは，患者が強く興奮し，苛立ち，または過活動であるようにみえることである．身体の緊張をもつ患者は，性急にその軽快を望み，ときには自己破壊によってそれを得ようとする．低体重のうつ病患者には，死にたいという気持ちを否定しながら，食べ物を拒否し体重を減らす患者もいる．これは事実上の自殺行為であり，また突然の心停止を招きかねず，実際に亡くなることもある．体重減少後の患者の低アルブミンや徐脈・低血圧，不安定な脈や血圧，電解質異常が特に緊急を要するサインである．未治療のカタトニー型の精神病性うつ病患者に目立つ肺炎，心筋梗塞，不整脈，塞栓など肺と心臓が原因の死は，おそらく低活動が原因である[297]．

通常治療の抵抗性とは，TCAやブプロピオンを最大量服用した後に，単に不調や不安感だけではなく，精神病性うつ病が残っていることである．

緊急性や抵抗性といったことの意味は，現実的には明確な線引きがされていない。大部分の患者は緊急性と抵抗性が精神病性の行動，その他の疾患の行動，個人的な期待，経済的なプレッシャー，生活状況，合併症状などに関連して，複雑に混じり合った状態にある。精神病性うつ病の高齢患者が重症な身体疾患を合併していることは多い。さらに，身体症状とうつ病は複雑に絡み合い始め，両方を同時に協調させて治療し改善を得る必要がある。うつ病による虚弱や無力感をもった患者が呼吸機能の低下（肺炎など）に陥った場合，努力するための気力や意志力を取り戻して初めて呼吸状態を回復することができる。同じことは身体疾患の患者のリハビリにもいえる。うつ病の治療が効果的でなければ，肺炎が命を奪う可能性もある。

　この後の2章にわたってこのような患者をどのように治療するかなどについて詳述する。

7 | 電気けいれん療法, 薬物療法, その他

　電気けいれん療法 (ECT) や抗メランコリー薬療法 (AMM) を受けた患者の目を見張る改善と, 抱えていた苦しみや無力感は筆舌に尽くしがたいほどだ。本章ではこれらの治療の詳しい実施方法を説明する。本章で提供される情報は主に医師向けだが, 患者本人やその家族にとっても, この恐ろしい病気がいかに正しく治療されなければならないかを目の当たりにすることができる内容である。

電気けいれん療法 (ECT)

　精神病性うつ病のうちECTの反応性が良好な型の患者が, カタトニー症状, 希死念慮や自殺企図, 危険で予測不能な焦燥感, 体重減少, 薬物の服用困難, 重症の自力生活不能の症状を呈した場合, これらは緊急にECTを始める理由になる。それまでの薬物療法の失敗, 強制入院の必要性, 迅速で確実な反応の必要性 (すなわち急を要すること), 薬物療法の不耐性 (年齢や身体合併症のため), または患者の希望が, ECTを次の治療に選択する強力な理由になる。もちろん患者の希望というものは, 他の治療のメリットとデメリットについて担当医が説明する (あるいは割愛する) 内容, およびそれが, 確実性, 迅速性, 快適さを望み障害や無力化を避けたい患者の気持ちにいかにかみ合うかに影響される。

　精神病性うつ病の患者についてメタ解析を行った44の研究では, ECTは抗精神病薬と三環系抗うつ薬の併用よりも効果が勝る傾向があり, 三環

系抗うつ薬単独より有意に効果が勝るという結果が出た[211]。これらの研究は基本的にHAM-Dや同様のスケールによる重症度の変化をみたもので，完全な寛解や抗精神病薬による心理的障害については評価していない。したがって，これらの研究の結果は単に症状の鎮静化のみを示したものであって，病前の健康な状態を取り戻し実力が発揮できるかどうかではない。これらの研究方法は抗精神病薬の効果をやや過大評価している。詳しくは第6章の「治療研究のよくある落とし穴」の項で述べる。17の研究の要約のより簡単なレポートでは，精神病性うつ病のうち82%がECTに反応したのに対し，抗精神病薬と三環系抗うつ薬の併用では77%が反応した[273]。

　ECTは，精神病性うつ病の希死念慮を取り去るのに有効である。ECTを受けた活発な希死念慮や自殺企図がある35人の患者のうち，30人はもはや死のうという考えや，人生は生きていても意味がないという気持ちをなくした[126]。精神病性うつ病に対して行った両側性のECTの総回数の中央値は7回で，これは非精神病性うつ病の場合と同じであった[214]。

　いくつかの研究では精神病性うつ病に対してECTは，抗精神病薬と抗うつ薬の併用より効果的だと述べている。後方視的研究では，ECTを受けた患者の86%と，抗精神病薬と抗うつ薬を併用した42%に良好な治療反応がみられたが，何らかの改善はすべてのECT群の患者にみられたのに対し，薬物群では50%であった[213]。

　ECTは非精神病性うつ病（55%）より精神病性うつ病（92%）により効果があるといわれている[27]。同様に，77人の精神病性うつ病の患者のうち83%が寛解し，176人の非精神病性うつ病の患者うち71%が寛解した[214]。時期早尚にECTを中断した14%の患者を除くと，寛解率はそれぞれ95%と87%になる。これは理にかなっている。なぜなら非精神病性うつ病はときにそもそも内因性ではなく，不安障害や心理的反応だからである。具体的には，非定型うつ病（これは決して精神病症状はあらわれない）は不安障害との識別化は難しく，DSMはその差を明確にするというよりも混同している。大うつ病と診断された非定型うつ病または基本的には不安障害で，薬物療法の不耐性や希死念慮を理由にECTを受ける患者がいる

ことが，非精神病性うつ病の患者における全体的なECTの反応率を悪くする原因となっている。一方精神病性うつ病では，精神運動抑制，活気のない表情，感情鈍磨は不安障害の症状とはオーバーラップしない。もちろん，医師が非定型うつ病の患者へのECTを避ければ，ECTの反応率を高くすることができる。より多くの非精神病性うつ病の患者へのECTの適用，またはより非選択的な精神病性うつ病の診断が，ECTへの反応が精神病性うつ病と非精神病性うつ病で同じであったとする報告の原因と考えられる[270, 28]。

　三環系抗うつ薬が効かなかった精神病性うつ病の患者のうち80％以上でECTが効いたという報告がある[94, 15, 162, 163, 271]。ステロイド誘発性の大うつ病では，精神病性うつ病でも非精神病性うつ病でも，ECTは効果があっても三環系抗うつ薬は効かないという報告がある[35, 158]。ECTは抗精神病薬とAMMとの組み合わせが効かなかった15人の患者のうち9人の患者に効果があった[194]。これは80％の患者に効果があるという結果と大差がない。ECTはアミトリプチリンとMAO阻害薬フェネルジンの併用よりも効果があった[58]。

ECTの方法

　ECTは痛みをともなわず，大多数の患者がもう終わったと聞いて驚く。人を対象としたMRIによる研究，死後脳研究，および動物実験で，ECTは脳を傷つけないということがわかっている。ECTが脳を傷つけるとしたら，脳卒中後の麻痺のような体の障害も出るであろうが，そういうことはない。ECTの体へのリスクは，短い手術のための麻酔と同程度である。ECTで死亡する確率は約22,000分の1である。これは入浴中の死亡の生涯リスクの10,000分の1より少ない数字であり[256]，また今後1年の間に交通事故で死ぬリスクよりも少ない。それでもやはり，安全のためには車の運転方法を知る必要がある。同様にECTの手順についても知る必要がある。

　ECTの方法は一定量の電気を流すことにより，脳に治療のためのコン

トロールされたけいれんを起こすというものである。このための技術が十分に開発されている。施行のために患者は麻酔をかけられ，治療の間は眠っている。麻酔のため，治療中筋肉の動きはほとんどない。最も効果のある電気刺激は，パルス幅0.5 msec，周波数は60〜140 Hzである[299]。最大の通電量でも脳が上昇する温度は0.1℃にもならない[285]。典型的なけいれんは25〜50秒続く。患者は通常けいれん後5〜10分で覚醒する。

　ECTの手順は患者からの書面による同意と，少なくとも近親者からの承認を得ることから始まる。患者や家族に対する教育用のパンフレットやビデオ，およびECTで健康を取り戻した経験のある患者の支援も助けになる[212]。また，ECT麻酔中にどんな特別の予防措置が必要か判断するために，身体状況の評価も必要である。これには通常，歯牙の損傷を確認するための視診，心電図（ECG），血清カリウム，血色素，ヘマトクリット値，麻酔科医によるコンサルテーションがある。脊椎のX線写真は必須ではない。糖尿病の存在または可能性がある場合，追加の検査が必要になる。

　ECTに対するうつ病の反応の評価は，2つの時点で行う。1回目はECTのクールが終了してすぐの時点，2回目は3〜6週間後である。病院退院後の患者を評価するには，時間や努力が必要である。これが，ECT後4日以降経過した患者の評価研究がほとんどない理由である。ECT後6週間以上経過しての再発はECTのせいではなく，再発予防策が有効でなかったためである。ECT後4〜6週間の再発は，予防策が不十分であった可能性が高い。一方，4週間以内の再発は通常，治療が無効か適切でない，または不安障害など未治療の別の問題があることを示す。

　ECTにはいくつかの方法があるが，主に電極配置，電気量，麻酔薬の違いである。電極配置は従来の両側性，両側性前頭部，両側性LART，および（右）片側性の4つが一般的である。従来の両側性は両側性前側頭部または両側性側頭部とも呼ばれる。LARTは左前頭部と右側頭部の電極配置を指す。ECT方法が違えば，効果と一時的な副作用とのバランスが変わってくる。

　精神病性うつ病は緊急を要したり抗うつ薬に抵抗性があったりするため，

治療には通常ECTが選択される。患者に多くのエピソードがある，希死念慮が深刻である，症状が長期にわたっている，バイタルサインが不安定である，幻覚妄想に左右された行動があるなどの場合，ECTの方法は，副作用を小さくすることより効果を確実にすることに重点が置かれるべきである。不安定なバイタルサインとは発熱，頻脈や不整脈，過度な発汗（多汗症），血圧の急激な変動，うつ病になってからの高血圧を意味する。これらの状態は，より高い効果がある3つの両側性の電極配置を選ぶ理由となる。LARTと両側性前頭部は，従来の両側性に比べて効果に比して副作用が少ない。LARTが両側性前頭部に比べて副作用が少ないという論拠はいくつかあるが，検証はなされてはいない[300]。特に高齢者には従来の両側性ECTは見当識障害の原因になり，他の電極配置より観察が必要となる。しかしながら，重篤な医学的症状につながりうる緊急性がある場合は，従来の両側性ECTで長く施行することは価値がある。

　片側性ECTの欠点は，従来の両側性ECTと比較して早期の再発率が高いことにうかがえる[241]。片側性ECTは電気量を増加することによって効果を高めることが可能であるが，それにともない副作用も増加する。

　その他，ECTの成果が不十分になる原因で改善可能なものとして，低電気量，弱いけいれん発作，抗けいれん作用のある薬物（ベンゾジアゼピン系薬，抗てんかん薬，高用量の麻酔薬など）の使用，施行回数が少ないことがある。施行回数の通常の最低は，6回の良質なECTであり，5回まで少なくすることはごくまれで，7〜8回が推奨できる中央値である。12回を超えることは通常ない。方法に関するいくつかの問題が同時に存在すれば，効果が低くなることは避けられない。

　高電気量で，薬物療法なしでの強力な両側性ECTを十分な回数行ったにもかかわらず，すぐに再発する患者も少数いる。一般にそのような患者は，重症で持続的な病状が少なくとも2年間以上続いている。しかし再発に関する研究は，精神病性うつ病の真の再発と，隠れた不安障害や適応障害による不調の出現とを区別していない。それは，深刻で長く続く疾患を体験した強いストレスから生じるのである。

ECTの効果が出ない最も多い理由は，不安障害，パーソナリティ障害，アルコールの問題，物質依存，未診断または未治療の身体疾患が隠れていることである。それらの患者は不調と緊張を示すが，動きや思考，感情の緩慢さはないのが典型的である。

ECTの手順できわめて重要な点は，ECT中の不必要な薬物療法を避けることである。ECTの反応を促進することが知られている唯一の薬物療法は，けいれん発作の強度を増すものである。テオフィリン，カフェインといった覚醒系の薬物で，これらの投与は弱いけいれん発作しか得られない場合または医学上避けられない場合（喘息の症例）のみにすべきである。反対にECTの反応を減弱させる薬物は，ロラゼパムやその他のベンゾジアゼピン系薬など覚醒系の薬物と反対の作用の薬である。抗精神病薬は嚥下を妨げ，ECT中およびECT後，特に麻酔がプロポフォールである場合，患者が高齢者である場合，アトロピンの術前投与がない場合に誤嚥のリスクを高める。ECTを受ける患者が夜間鎮静が必要である場合，プロメタジンがECTを妨げず効果を示すはずである。高齢者は12.5〜25 mg，成人は25〜50 mgを経口投与または半量を経静脈投与する。それでもなお，可能であれば薬物はすべて避けるべきである。

それぞれのECTの期間で，ECTのけいれんの生理学的作用をモニターするべきである。発作の弱さは，一般的に治療が効果不足であることの証拠となるが，患者の加齢や疾患を反映している場合もある。モニターの必要がある生理学的作用は，筋電図の強直けいれんの持続期間，最大心拍数，脳波の形状と振幅，および発作後抑制である。詳細および提案は臨床テキスト[2]や専門の文献[287]を参照されたい。

ECTのメカニズム

精神病性うつ病にECTがどのように効くのかという基本的なメカニズムはいまだに明らかではないが，多くの仮説はある。ECTが何らかの治療物質，たとえばホルモンや神経伝達物質を生産すると仮定する精神科医

がいる[74]が，その治療物質の名前は判明していない。本章では，著者の1人が以前に発表した[284] ECTの構造的なメカニズムについて総説する。ここでは特定のホルモンや神経伝達物質について述べる必要性はなく，いくつかの異なる疾患にECTがいかに作用するかを理解するための簡単な方法を提供するものである。

　実際のECTのメカニズムがわかれば，ECTが全般化したけいれん発作を誘発することにより効果をあらわすことと，このけいれんの質によって治療効果の程度が決定されるという事実を説明できるはずである。けいれん発作の質は，その強度や全般化によって評価される。つまりけいれん発作が終始，弱い広がりしかない場合は効果が弱くなる。著者の考えるECTのメカニズムは2つのパートから成り，どちらもけいれんの作用に関係がある。最初にECTは脳の神経伝達物質を枯渇させ，次にこの枯渇が遺伝子による神経伝達物質の補充を発生させるというものである。

　精神病性うつ病のような精神障害の出現に関与したのは，治療前の神経伝達パターンである。この病気の神経伝達パターンは，患者の遺伝子と環境，おそらく身体生理に影響を与えるような経験の相互作用の結果として発生する。ECTのけいれんが神経伝達物質を枯渇させるにしたがい，病気に関与する治療前の神経伝達パターンは崩壊する。神経伝達物質の補充の過程でDNAは転写され，その結果酵素たんぱく質や神経伝達物質の新生のための触媒が生産される。この健康なパターンは，有害となった以前のパターンと異なる。なぜなら新しく補充された神経伝達パターンは遺伝子のみを反映しており，環境や遺伝子の相互作用は反映していないからである。したがって，新しいパターンはECT前の病的なパターンとは異なる。ECTの治療ごとに病的なパターンはさらに崩壊していき，最終的にこのパターンは完全に消失され，精神病疾患が治癒される。

　たとえるなら次のようになるだろう。まず「psychotic depression」とコルクボードに書く。これは病気以前のパターンを表す。その後「health」という言葉をつづるために，いくつかの文字を消して下部に「h」の文字を書く。これはECT治療を表す。毎回のECTは「psychotic depression」

という言葉からさらにいくつかの文字を消し去ること（疾患パターンの消去）と，「health」というつづりを完成するためにさらに文字を付け加えること（遺伝子に従った補充）に反映される。

　これは躁病やカタトニー型うつ病，メランコリー型うつ病などといったその他の精神病性うつ病のいくつかのタイプにECTが効果を発揮するメカニズムと一致する。脳の神経伝達のパターンを初期化することのメリットは，環境要因がそれを超えない限り維持されるはずである。おそらくリチウムは，神経伝達物質のパターンに及ぼす環境要因を減じるのであろう。これはセカンドメッセンジャーを減少させ神経伝達物質のレセプターに作用するというリチウムの薬効と矛盾しない。このメカニズムでは，ECTは脳の神経伝達物質の機能を正常な病前の状態に戻す。この回復のメカニズムは，ECTと脳外科手術，脳深部刺激療法，抗精神病薬など脳機能を妨害する治療介入との明らかな違いを示している。

　このメカニズムでは，精神病性うつ病は，コンピュータープログラムの操作でエラーが蓄積され，最終的に全体的に故障してしまった状態と似ている。そうするとECTは，コンピューターからプログラムを消して，プログラムの新しいコピーを再ロードするようなものである。たいていの古い記憶は神経伝達物質ではなく脳構造の中に残っている。直近の記憶は神経伝達物質にある。古くてしっかりした記憶ほど脳構造に多く存在している。神経伝達物質の記憶は，半導体のランダムアクセスメモリ（RAM）に似ている。構造内の記憶はハードディスクにあるメモリに似ている。ECTはランダムアクセスメモリを消すがハードディスクの記憶は消さないようなものである。このたとえは，ECTがいかに脳機能や精神機能を損なわずに治療効果をあげるのかをよく示している。

　ECTは，抗けいれん作用の発生や下垂体前葉と後葉からのホルモンの放出など，神経伝達物質の枯渇以外の神経化学変化も確かに発生させる。ECTの抗けいれん効果は，けいれん性疾患に起因する精神病性うつ病を緩和する可能性がある。抗けいれん薬には躁病や不安障害に効果のあるものがあるため，ECTの抗けいれん作用も同様に効果があるのかもしれな

い。しかし，ECTの抗けいれん作用は数週間しか持続しないので，その作用が精神病性うつ病に対する持続した効果を生み出す可能性は少ない。

ECT後の再発防止

　治療を持続していないと，ECTで効果があった患者が短期間再燃（2〜4ヵ月以内）したり再発（2〜4ヵ月後）したりすることがある。早期の再発は治療が不十分であることを示すのに対し，時期がたってからの再発は維持療法が不十分であったことを示す。どのように治療を続けるべきであろうか。ECTで精神病性うつ病が寛解に至った60歳以上の患者で，三環系抗うつ薬を単独で継続した患者のうち，4ヵ月以内の再燃は10％，4〜24ヵ月での再発は36％であった[80]。これはかなりよい結果であるが，リチウムによる維持療法かリチウムとノルトリプチリンの組み合わせでさらに再発は減少するはずである。精神病性でないうつ病患者のECTによる寛解後の再燃は4％，再発は10％であった。

　三環系抗うつ薬のみによる維持療法は中等度の効果しかない。ECTによって寛解した精神病性うつ病の患者のうち，平均3〜5年間後の調査の結果，78％が再燃していたという研究がある。23名の患者全員がECT開始以前に三環系抗うつ薬に反応していなかった[11]。他の研究では，ECTで寛解した精神病性うつ病の患者のうち1年以内に50％が再燃していた[272]。この場合もやはり，大部分の患者が三環系抗うつ薬のみで退院している。

　ECTに反応した妄想性うつ病の50歳以上（平均72歳）の患者のうち，ノルトリプチリン（平均55 mg／日）とペルフェナジン（平均10 mg／日）併用で退院した患者の33％が6ヵ月以内に再発した。ノルトリプチリン単剤（平均70 mg／日）では15％のみの再燃であったが，両者の差は有意ではなかった。それでもなお，併用療法は三環系抗うつ薬単独より，ECT後の維持療法としてすぐれていないことを示唆している。併用療法はペルフェナジンが少量であるにもかかわらず，転倒や厄介な錐体外路症状，遅

発性ジスキネジアをより多く引き起こした。精神病性うつ病で再燃した患者は1人のみで，その他の6名は非精神病性うつ病で再燃した[179]。

　この差は意外な事実であり，このような差に言及している研究は他にない。この非精神病性うつ病への「再燃」は，PTSDや適応障害など潜在する不安障害が増悪したものかもしれない。これは正確には精神病性うつ病の再燃ではない。本当の発作性疾患患者が虚偽性の発作（偽発作）を起こす頻度が高いように，病者の役割を担うことで生活の不満に救いを求める患者もいる。精神病性うつ病の高齢患者は再発率が低いが，そのことは，若い世代の患者の再燃は不安障害や適応障害が原因である可能性が高いことを示唆している。高齢患者が精神病性うつ病から回復した後は，効果と経済性から外来の維持ECTが推奨されている[225]。

　2つの研究で，カルバマゼピンがリチウムよりも精神病性うつ病の再発防止に効果があるということが報告された[216, 140]。精神病性うつ病の治療にオキシカルバゼピンが効果がある（そしてバルプロ酸よりも効果がある）ということを示唆するデータの出た研究もある[227]。いくつかの報告が，バルプロ酸に精神病性躁病や統合失調感情障害の躁状態に対する効果があるとしているが，精神病性うつ病の治療に成功したという報告はない。カルバマゼピンやその代謝物であるオキシカルバゼピンはバルプロ酸に比べて抗躁作用は劣るかもしれないが，抗うつ作用はあるように見受けられる。

ECT 対 薬物療法

　ECTは，精神科病棟では一般的な治療法である。ECTを受ける前の患者は病弱にみえる，自立した生活ができない，またしばしばセルフケアが不十分であるなど，容易に判断のつく重症の病気をもっている。ECTがなかなか受けられないと，このような苦痛や衰弱が長引き，仕事や家族，財産や経済的な自立，他者からの尊敬，自尊心を失うリスクが高くなる。精神病性うつ病の治療が不十分なためにもし患者が自殺したら，病院や医者の責任は重い。カタトニー型精神病性うつ病の患者のECTが遅れると，

生命を脅かすような心肺の疾患が起こりやすくなる[297, 288, 289]。精神病の治療が不十分なために苦痛を受けたり汚名を着せられたりすることは，それ自体が有害な心的外傷になりうるストレスである。さらに精神病状態やカタトニーの状態を治療しないでおくと慢性化しやすくなる。

　慢性化するかどうかが，統合失調症と精神病性うつ病の根本的な違いのようである。これは統合失調症と感情障害の一卵性双生児を含めた遺伝率が一致することで最も明解に説明することができる[303]。精神病性感情障害と統合失調症は同一の遺伝子型や生物学的異常を共有していると思われるので，臨床症状の違いは患者の経験に由来するようである。この意見に完全に同意しているわけではないが，患者を中心に考えた意見であるのでともかく提案したいと思う。精神病状態やカタトニーを効果的に終結させる治療方法は，統合失調症のような精神病状態の慢性化を避けることができるかもしれない。著者は数年前に，このコンセプトつまりECTによって慢性の精神病を防ぐという研究が，海外で進められているということを聞き喜んだが，その結果の公表までにはまだ数年かかるだろう。

　精神病性うつ病の治療に対するECTの限界は何であろうか。ある精神科医らが研究費を目指した論文審査のある医学雑誌に発表した総説には，個人的な意見が含まれている。ここに引用されているものは，ECTの効果が疑われない精神病性うつ病に焦点を当てた論文のみである。この論文は事例的であるが包括的ではない。医師と患者の立場の違いを守らない否定的なコメントからとり上げると，「ECTは，薬物療法を好む大多数の患者には施行しない」，「患者はECTを好まない」などとある。あるグループは，「そもそもけいれん発作の誘発は野蛮そのもので，社会統制の含みがあり……その使用は複雑で……患者を飢えさせる必要がある」など過激な表現で言及している。ある精神科医は「ECTに関連する有効性，費用，偏見，副作用は，一次適応としての使用を制限してきた」としている。著者は読者に対し，ECTという言葉を「手術」という言葉に置き換えてこれらの言い分それぞれを再考することを求めたい。「手術」と置き換えれば，これらの言い分はかなり的確であろう。しかしこの言葉の置き換えは，

ECTに関する意見が歪曲されていることを明らかにする。これらのすべての「理由」は個人的なものである。以下に述べるように，事実とは異なるか自己満足にすぎないものである。

　ECTは，野蛮で社会統制的で餓えさせることを必要とすると感じさせるものなのだろうか。これとは比較にならないほど残酷なのは，患者に健康や自分らしさを取り戻させないで病気の状態を持続させることである。病気の状態や抗精神病薬による鎮静が続くことは患者を大いに，そして直接的に支配する。一方，ECTは痛みもなく，誰も支配せず，鎮静作用や部分的な疾病状態を患者に残すこともない。ECTは生活や自由や幸福の探求を可能にするが，抗精神病薬はこれらを危機に陥れたり損なわせたりする。飢えさせるという言葉については，朝食を9時まで待たされるだけであり，事実と釣り合っていない。「飢える」という言葉を使うということは，これらの著者が批判するECTの方法に習熟していないことを示している。

　患者とその家族の選択は，精神科医の知識や細やかさ，説明の妥当性に相当影響を受ける。患者やその家族は，ECTについてどのように考えたらいいのかわからないでいる。その多くが，映画やテレビでみたことは医学的に間違ったことや時代遅れなものであることに気づき，医師からの教育で多くを学ぶ。ここに，ECTの価値について患者に理解してもらうための単純だが現実的な説明を示す。まず初めに，「あなたが病人であることは，他の人に簡単にわかります。インフルエンザを患っているのと同じように，病人であるようにみえます」。それから，他の人にみえる患者の病気のサインを説明する。「あなたはひどく疲れ果てて擦り切れていますね。ほとんど動きも話しもせず，声は弱々しく，顔の表情は強張って仮面のように無表情で，自分の中に引きこもり，他人に注意したり手助けしようとしたりもできません」。さらに続けて，「他人があなたの動きを見，話すのを聞いたら，あなたが病気だとわかるでしょう。みんな，いまのあなた自身の姿をわかっています。ここに，他人から正常で健康的にみえるように戻し，健康を再びあなた自身の姿にすることのできる治療法がありま

す。それは現代のECTです」。

　患者は，抗うつ薬や感情調整薬や抗精神病薬のような薬が代用品になると信じているかもしれないが，そうではない。抗うつ薬や感情調整薬の効果は高いが，それは3分の1から半分の患者のみに対してであり，再発率もECT後より低くはない。大学病院や近辺の病院でECTが日常的に使われている事実は，予算がありさえすればECTに代わるものがないということを示している[104]。誰もが，薬で治療され手術の必要がなくなればよいと強く思うが，ヘルニアや脾破裂や脳腫瘍を薬で治すことはできないことを知っている。薬にECTと同等の効果があればいいと思うことは確かであるが，実際はそうではないのであり，そのように装うことは患者に対して害を害を与えることである。

ECTと抗精神病薬の安全性

　抗うつ剤ではなくECTによって精神病性うつ病を治療すれば，将来起こりうる多くの損害を大幅に減らせる可能性がある。ECTを用いれば多くの患者を回復させることができるにもかかわらず，希死念慮を持ち続け，無為自閉のため肺炎などの心肺疾患で若くして亡くなる患者が後を絶たない。たとえば，エール大学病院ではECTを行わなかった精神病性うつ病の患者の40％が15年以内に亡くなっているが[313]，これはきわめて高率である。亡くなった患者の90％は医学的原因によるもので，自殺ではなかった。最近のスカンジナビアの研究では，ECTを行って退院した精神病性の患者は，ECTを行わないで退院した患者より，肺炎などの肺疾患で亡くなることが相当少ないことがわかった。さらに，喘息があり前年に抗精神病薬を内服している患者は，喘息発作による死亡または瀕死のリスクが3〜6倍高い[120]。同様に，歩行可能なアルツハイマー病の高齢者の誤嚥性肺炎は，抗精神病薬との関連があった[314]。500人以上のうつ病の入院患者のうち，ECTを受けた患者は，低用量の抗うつ薬を内服している患者およびECTも抗うつ薬の内服もない患者より有意に死亡率が低かった[16]。

これは自殺以外の死亡に関して，とりわけいえることである。

　精神病性うつ病に対する治療で，ECTでなく抗精神病薬を用いた場合に死亡率が高いのには，明らかに異なる2つの原因がある。その2つとは，症状の継続と抗精神病薬の副作用である。それは抗うつ薬を併用していてもしていなくても同様である。まず，抗精神病薬はECTに比べ寛解率，反応の完全性および反応のスピードで劣る。したがってECTでなく薬物で治療していると，より多くの患者に疾患が全部または一部残存し，継続するうつ症状による低活動性と関連する肺炎や肺塞栓などの心肺疾患にかかりやすい。

　2つ目としては，精神病性うつ病の治療に一般的に使用される抗精神病薬は危険性の高い身体状況を引き起こすとともに，行動上の問題も引き起こす。行動上の問題とは，低活動性であったり，自発性の低下であったり，意欲の低下であったりするが，それらは肺炎や肺塞栓の原因になる。それらの症状はまた，患者が病気の始まりを訴えるのを遅れさせる。抗精神病薬が引き起こす有害な身体的状態は，癌の原因になり[295]，体重を増加させる。次いで，体重増加は高血圧や冠動脈疾患，糖尿病，虚血性疾患やさらなる低活動性のリスクを高める。認知症のある5,000人以上の高齢者に対して無作為試験を行ったところ，抗精神病薬での治療開始後12週間以内の死亡率（3.5%）はプラセボ群（2.3%）より50%高かったという結果が，抗精神病薬の致死的な身体的リスクをよく表している[251]。このデータはオランザピンやリスペリドン，ジプラシドン，アリピプラゾール，クエチアピンやクロザピンといった最近発売された高価な抗精神病薬を内服した患者を対象にしている。それぞれの薬，疾患の重症度，認知症のタイプは死亡率に関係していない。これらの薬剤による脳血管疾患の発生率が非常に高いことから，FDAはタバコの箱に記載されているのと同様，「警告文」をそれらの薬の仕様書に記載するように要求した。

抗メランコリー薬単独

　抗メランコリー薬（AMM；著者の1人が以前発表した文献で使用した略語）[301]はメランコリー型うつ病の効果的な治療につながる薬剤である。これには，三環系抗うつ薬，MAO阻害薬，ブプロピオン，高用量のベンラファキシンなどがある。フルオキセチンやエスシタロプラムなど非メランコリー型うつ病と定義されるような非定型のうつ病を治療できるSSRIは含まれない。SSRIは抗うつ薬と広くいわれているので，この薬物クラスが議論の対象であるときは混乱を避けるためにこの言い回しを避ける。実際SSRIは，ここで検討するうつ病を完全には治療することはできない。

　精神病性うつ病と非精神病性うつ病の違いは，抗メランコリー薬への反応の違いの大きさに一致する。三環系抗うつ薬単独高用量では精神病性うつ病患者で寛解するのが3分の1であるのに対し，非精神病性メランコリー型うつ病患者は3分の2が寛解する[15, 54, 145, 56, 271, 49, 208]。患者があたかも不治の病のようだと感じるか，本当に不治だと確信しているかの違いはわずかであるが，それはこの治療の成功率の大きな違いにかかわってくる。精神病性うつ病における薬物に対する反応性の低さは薬への期待を失わせ，エピソードの平均期間が長引くことにより治療費やリスクを増大させ，患者や家族の治療の選択に影響するはずである。

　精神病性うつ病と非精神病性メランコリー型うつ病の転帰の差は，重症度の差によって説明できるかもしれない。非精神病性うつ病患者でも重症になると，三環系抗うつ薬に対する反応率は精神病性うつ病患者の反応率とほぼ同じ（3分の1）になる[139]。もう一つ，可能性のある説明は，精神病性うつ病患者の多くはカタトニーや老年期うつ病といった三環系抗うつ薬抵抗性のうつ病であるというものだ（第8章参照）。

　不安障害の合併は転帰に影響を与え，非精神病性うつ病よりも，精神病性うつ病のようなより重症で長引く重症患者になるだろう。不安のあるうつ病患者に対する実際的な臨床アプローチ法としては，急性期治療を考える前に隠れた不安障害の評価や治療を行うことであり，精神病性うつ病を

含む重症うつ病患者の高用量のAMMによる33〜50％の寛解率が期待されることに変わりはない。この考え方には，ECTに進む前に抗うつ薬による初期の効果をみるため，可能ならばリチウムや甲状腺末を追加し，短い期間（1週間程度）を限度として設定する方法も含まれる。

抗メランコリー薬の血中濃度は精神病性うつ病の転帰に影響を及ぼす。アミトリプチリンでは，三環系抗うつ薬の総血中濃度が250 ng/ml以上であることが反応の高さに関係しており[271]，イミプラミンも同様であろう。三環系抗うつ薬の内服による患者の血中濃度は通常10倍の幅で変動するが，アミトリプチリンの血中濃度を250 ng/mlにするには，通常200 mg/日以上の内服が必要である。ノルトリプチリンの血中濃度は通常50〜150 ng/mlを目標とされるが，これは精神病性うつ病に限定していない小規模な研究によっている。アミトリプチリンを処方するときは目標が250 ng/ml以上（アミトリプチリンとノルトリプチリンの総計）であるのに，ノルトリプチリンの場合は150 ng/ml以下というのは矛盾している。それを考えれば，精神病性うつ病の治療にノルトリプチリンを150 ng/ml以上使用するということは基本的に間違いではない。

精神病性うつ病の患者で三環系抗うつ薬単独で効くか効かないかについて，年齢や性別，罹患期間に関係はみられなかった[271]。小規模な研究のいくつかは三環系抗うつ薬の低い反応性を報告しているが，対象症例数不足のために，3分の1という通常の反応率と有意な差はなかった（たとえば17％の反応率[35]）。

抗うつ薬による躁転

過度に高用量になると，三環系抗うつ薬は感受性の高い患者を躁転させる[114]。ブプロピオンでも同様である[98]。双極性障害に発生するタイプの精神病性うつ病の患者は，感受性が高い。通常の用量での抗うつ薬による躁転は，内因性躁病より軽度で短期間で終わる[279]。この研究は，SSRIが導入されて間もない頃，フルオキセチンしか広く使用されていなかった時

期に行われたものである。抗うつ薬による躁転は19人が三環系抗うつ薬，13人がフルオキセチン，6人がブプロピオン，13人がモノアミン酸化酵素阻害薬（MAOI）であった。フルオキセチンは精神病性うつ病の治療においてはプラセボとの違いがないので，躁転についてもプラセボと違いはない。これらの数字は，三環系抗うつ薬やブプロピオンによる躁転は，自然に躁状態になる場合より少なくより軽度であるということがわかる。反対にMAOIの使用が少ないことで，これによりMAOIが軽度の躁転を容易に誘発することが示唆された。

双極I型によるうつ病エピソードは，精神病性やメランコリー性やカタトニー性のタイプであって非定型ではないので，この躁転の研究を行う際には非定型うつ病を除外することが重要である。非定型うつ病はその他のタイプのうつ病を合わせたものより多く，もし非定型うつ病を含めてしまうと患者の選択は妥当ではなくなるだろう。必要な情報は，非定型うつ病ではなく，精神病性，メランコリー性，カタトニー性のうつ病がどの程度躁転したかということなのである。残念なことに，非定型うつ病を除外するどころか，実際はその逆である。おそらく患者数を増やし結果を目立たせるために，最近の躁転に関する研究には明らかに非定形うつ病や双極II型の患者が含まれている。これによって躁転に関する研究は説明がつかないものになっている。

研究対象の分子である躁転患者数もまた，人為的に増加させることができる。軽躁を躁転と同様にカウントするとそのようなことが起こる。しかし，軽躁は中等度の躁状態ではなく，不安障害を示す現象なのである[293]。精神病性うつ病の患者を最初の入院から1～2年間追跡すると，13%の患者が「躁状態あるいは軽躁状態になった」とされている[61]。1～2年は最初のうつ病からの寛解後，抗うつ薬を維持するべきといわれている期間であるので，この追跡期間は適当である。しかし，13%というのは躁転を多く見積もっている。なぜなら軽躁を含めているからである。アメリカでは，双極I型の患者で不安障害とも診断されうる患者は約35%おり，双極II型ではほぼ100%であるとされている。不安障害は双極I型にも多く含ま

れる。なぜなら疾患が不安を生むからである。不安が双極Ⅱ型に普遍的であるのは，双極Ⅱ型の軽躁はまれな場合を除いて不安障害と同等だからである。

急速交代型や三環系抗うつ薬に起因した早期の躁状態も，時がたつにつれ悪化する双極性障害により説明できる。三環系抗うつ薬による躁転を判別する唯一の方法は，その他の抗うつ薬と比較するため患者を2つの方法に無作為に分けることしかない。この研究への参加に適当なのは，精神病性うつ病からちょうど回復したばかりの患者か，急激な再燃を避けるために治療を続けなければならない患者である。このような研究では，比較すべき治療にリチウムやECTといった抗躁作用のあるものを加えるべきではない。なぜならこれは結果にバイアスをかけてしまうからである。抗精神病薬のように，躁転の症状をわかりにくくするものであってはいけない。

このため，三環系と比較できる適当な薬は少なくなり，ブプロピオン，高用量ベンラファキシン，MAOIに限られる。精神病性うつ病の治療にベンラファキシンを用いた症例研究は少数あるが，患者群を調べたものはない。何人かの精神科医が，ベンラファキシンとおそらく関連した躁状態の症例を報告しているのみである。それでも，精神病性うつ病に対し，プラセボと同等な薬物とりわけSSRIを比較群として使用した研究から，結論を得ることができる。実際にはSSRIはまったく躁転を起こさないのである（文献6など）。躁転の発現や急速交代型の発生に関し，ブプロピオンとSSRIではほとんど違いがなく，両方を発症することはまれであった[118]。

まとめると，高用量のブプロピオンと三環系抗うつ薬とベンラファキシンを避ければ，薬剤性の躁転の発生率は取るに足らない割合になる。これは双極性障害のリスクのあるうつ病の患者にも当てはまるが，一般的にこれらの患者にはリチウムやバルプロ酸などの抗躁薬も必要である。リチウムにはうつ病の再発を予防する効果もあるが，バルプロ酸にはその効果はないため，何にもましてリチウムが推奨される。

女性に対する三環系抗うつ薬とトリヨードサイロニン

　トリヨードサイロニン（T3, リオサイロニン；Cytomel）は生体の2つの基本的な甲状腺ホルモンのうちの一つで，もう一つがチロキシン（T4；Synthroid, Levo）である。T3を三環系抗うつ薬と一緒にメランコリー型の精神病性（または非精神病性）うつ病の女性に投与すると，3, 4日で，ときには1, 2日で完全寛解に至る。これは三環系抗うつ薬単独に対する反応がたいてい3〜4週間かかるのと比べて早い。さらにこの方法は三環系抗うつ薬で効果がないと判断することが早期にできるため，他の治療に移行することがより迅速にできる。不思議なことに，このような大きなT3の相乗作用は男性にはないということである[319]。精神病性うつ病に特有の現象ではないが，三環系抗うつ薬単独で効果がない患者もT3を加えると反応する[97]。

　甲状腺ホルモンはそれのみで，精神病性うつ病もその他どんなうつ病も治療することはできない。確かに，生理学的用量を超える量を与えるといかなるチロイドホルモンも甲状腺機能亢進症の原因となり，焦燥感や振戦や過活動といったいくつかの好ましくない身体の緊張不安状態をもたらす。うつ病の治療においてトリヨードサイロニンは三環系抗うつ薬の補完をするのみである。T3の通常量は25μg（0.025 mg）/日で三環系抗うつ薬と同時に開始する。T3を処方する前に甲状腺ホルモンの異常をスクリーニングするために，血清のT4やTSHを測定するべきである。

　T3も三環系抗うつ薬が処方される間続ければ，T3を寛解直後に中止するとみられる急な再発は予防できる[283]。早期にT3をやめることに利点は少しはあるかもしれないが，再発のリスクははるかに高くなる。

　T3の1日の服用量は，甲状腺から通常日々放出されるチロキシン量150〜200μgの7分の1程度である。T3服用のバランスをとり甲状腺機能亢進を避けるために，生体は迅速にチロキシンの生産を減らす。最終的にはチロキシンに対するT3の割合は増えるが，全体の甲状腺ホルモン活動は変わらない。これは脳に影響がある。なぜなら脳はチロキシンを利用するこ

とはできるがT3は利用できないのである。脳が若干の甲状腺ホルモン不足であることがなぜ，より速くより多くのケースで三環系抗うつ薬をはたらかせるのか，またなぜ女性にのみこの相乗効果があらわれるのか不思議である。

T3の他にも，T4に対してT3の割合を上げる薬はいくつかある。しかし，それらは三環系抗うつ薬の相乗作用を妨げるかもしれないその他のホルモン性または向精神性の作用をもっている。さらに，それらは別の副作用や危険性もある。そのような薬には，リチウムやカルバマゼピンやフェニトインやバルビツレートなどがある。うつ病の治療または予防において，リチウム，三環系抗うつ薬の併用と三環系抗うつ薬単独を比較する研究は，T3とT4の割合も配慮しなければ不十分である。ノリトリプチリン単独群にT3を加えたら，その割合は変化したであろう。残念なことに，そのような比較研究ではT3とT4の割合は計測されていない。ちなみに，通常のサイロイドテストである「T3吸収率」ではT3のレベルは測定されず，測定されるのは「RIAによるT3」である。

いくつかの研究が，T3と三環系抗うつ薬の相乗効果は重症のメランコリー型うつ病の女性にみられるとしている。これは，われわれ著者の精神病性のメランコリー型うつ病を治療した長期の臨床経験とかみ合っている。精神病性うつ病の治療に対してT3の相乗効果を試み公表された臨床試験はまだない。精神病性うつ病のメランコリー型のみ，T3の相乗効果が適当である。シュワルツは次のように述べている。「19歳の女性のひどいカタトニー型精神病性うつ病がT3の相乗効果によって2日間で寛解するのをみたが，それ以後私は女性のカタトニーでは成功したことはない」。

T3の相乗効果の研究で否定的な結果のものには，男性が含まれていた。しかし男性を含めると，女性における肯定的な結果が薄まり，それでこの結果を説明することができる。メランコリー型うつ病でない患者を含めると，さらに薄まる。否定的な研究は，メランコリー型うつ病の女性だけを選択することの重要性を意味している。

リチウム

　リチウム単独では，精神病性であろうとなかろうと単極性メランコリー型うつ病の治療には効果はほとんどない。ステロイド起因性や双極Ⅰ型の精神病性うつ病の患者の治療に効果があると推奨している精神科医がいることは理解できる。もしカタトニーを治療するためにECTが単純に利用できないのであれば，リチウムを試してみる理由にはなる。第8章で述べるように，もし抗精神病薬が完全に休薬されているのであれば，リチウムのみで遅発性精神病を治療することができる。

　三環系抗うつ薬にリチウムを加えるとメランコリー型のうつ病を寛解にもっていくことができるし[202]，特に双極性障害の既往や家族歴があるならば試す価値は十分あるようだ。以下で述べるように，抗メランコリー薬と抗精神病薬の併用に，第三の薬物としてリチウムを加えることは，効果があるとする症例報告がいくつかある。

　これら急性期の治療に使用する以外に，リチウムは一般的にECTやAMMで寛解に到達したのちの精神病性うつ病の再発を防ぐのに効果がある。リチウムは最後のECTが終わった数日後に開始するべきである。なぜなら，リチウムはECTと併用するとせん妄の原因となるからである。AMMと併用する場合，リチウムはいつでも使用開始可能である。

　リチウムには，治療可能ではあるがちょっとした厄介な副作用がいくつかある。強い口渇は重要である。なぜなら頻尿を引き起こし，高カロリーの飲み物をとれば体重増加の可能性もある。この喉の渇きは，1日1〜2回の15 mEqのカリウム補充で大幅に緩和されるか鈍くなる[187]。このカリウムの量は，通常の食事摂取でとる1日量100 mEqに比べると少量であり，正常な腎機能の患者であれば容易に耐えられる。その他の一般的な副作用は，静止時振戦や筋肉の易疲労であるが，どちらも抗精神病薬をあわせて服用していると悪化する。静止時振戦は，中枢神経作動性のβブロッカーであるベタキソロールで減らすことができる。たいていは就寝前1回，5 mg（半錠）服用すればよい。

抗精神病薬単独

　数字をみると，精神病性うつ病の患者は抗精神病薬単独ではよくならないことが示されている。17の研究をまとめると，ドパミン遮断作用の抗精神病薬による精神病性うつ病の反応率は51％であった[273]。精神病性うつ病の患者にペルフェナジン単独で5週間以上投与したところ，反応率は19％であった（64 mg／日，クロルプロマジン換算で800 mg／日）[273]。効果が変化しやすいだけでなく，抗精神病薬単独は精神病性うつ病の治療にとって望ましくない。

　高用量を投与した場合，抗精神病薬は多くの患者の精神病性うつ病のいくつかの症状を抑える。もちろんこれらの強い薬の効果はうつ病に特有ではなく，他の疾患の場合でも患者の性格を変えてしまう。精神医療が人格に欠陥を与えることは非常に重大なことであるにもかかわらず，病気でない人や精神病性でない患者への抗精神病薬の心理学的効果について，精神医学の教科書で語られないことは奇妙なことである。これを他の医者や看護師が聞かされたら，彼らはその問題は倫理的に考えるのがふさわしくないことなのだろうかと感じるだろう。現実には，FDAは新しい抗精神病薬について，健常人のボランティアに相当な量を服用させる第一相試験をすることを命じている。多くの文献が健常人における抗精神病薬の体における代謝に言及している。したがってわれわれは，これらの薬の健常人における半減期や最高血中濃度や分布について公表されているものを見つけることはできるが，その精神医学的な影響については見つけることができない。

　偏見は人の目の中に生まれ育つ。抗精神病薬は，ECTよりも偏見を生む原因になる。なぜなら，抗精神病薬は目に見える風変わりな動きや人格の変化を引き起こすことによって，「異質さ」という印象を強化してしまうからである。それらの目に見える風変わりさによって，偏見は偏見たりえてしまう。抗精神病薬によって引き起こされる，誰の目にも明らかな遅発性ジスキネジアなどの永久的な身体的変形は，付き合いの浅い知人や通

行人にさえも奇妙な人だと感じさせてしまう。これは主観をはるかに超えた根強い偏見となる。偏見は，抗精神病性鎮静薬，ベンゾジアゼピン系薬，治療が不十分な疾患がもたらす。倫理的な点から，精神科医はそれらの偏見に対しECTがいかにすぐれているかを説明するべきである。現代の方法で適切に行われれば，ECTの副作用はたいてい取るに足らないものであり，その取るに足らない副作用が継続するのはほんの4〜10日の短い期間である[296]。

　精神病性大うつ病に対して（そしてその他の非定型ではない深刻な大うつ病に対して）の治療に抗精神病薬を使用するという基本的な考え方にも，自己矛盾が存在している。この矛盾は，振る舞いと神経伝達物質のどちらにも同様にかかわることである。

　振る舞いの面で抗精神病薬は，典型的には，自発性をなくさせ，意志力をなくし（無為），力を失わせ（無力），覚醒度を下げ（傾眠），自制心を減らし（眼窩面前頭葉兆候），複雑なものの認知を悪くする（実行機能の低下）。重篤なうつ病は，まさに同様の喪失状態となる。これらの振る舞いでは，動機づけもその見返りとなる報酬も失われている。したがって，振る舞いの点から見て，抗精神病薬を投与することには明らかな矛盾がある。

　神経化学的には，抗精神病薬はドパミンやその他のカテコラミンを遮断する。しかし，重症の大うつ病はドパミンやその他のカテコラミンの欠乏を引き起こす[178, 31]。

　振る舞いと神経化学とにおける矛盾は2つの異なる側面から生まれたものであるが，基本的に同じ問題である。動機づけと報酬に深く関与する神経伝達物質は，ドパミンやその他のカテコラミンを含む。これらの神経伝達物質を遮断する点で，抗精神病薬はうつ病そのものの病理と似ている。

　うつ病に対して抗精神病薬を使用する際には，抑うつ症状と精神病症状をしずめ，無為や無力や思考の単純化といった副作用をごくわずかに抑えることができれば最高である。予想されることは，抗精神病薬の効果が出た患者が自分で身の回りの必要なことをでき，不安行動をみせたり苦悩に満ちた考えを口に出したりしなくなることである。しかしこれは本当の回

復ではない。

　精神科医が抗精神病薬を内服している患者にみられる短絡的な思考を説明するとき，薬でなく病気のせいにすることは簡単である。要因を薬から患者に移行することで，患者の代わりに薬の疑わしい点を好意的に解釈することになる。オランザピンやその他の抗精神病薬が，強力に人格に影響を及ぼすことは疑いの余地がない。疑うのであれば，オランザピンの1日平均投与量以下である10 mg／日を1週間，飲む前と後でビデオテープに撮ってみてほしい。薬剤性人格変化については，以下の項と第6章にある「治療と管理」を参照されたい。

　精神医学の文献には，抗精神病薬が統合失調症の患者のある種の精神機能をいかに回復するかに関する報告が豊富にある。未治療の患者が精神機能が十分でないのはいうまでもないが，治療中の統合失調症の患者の機能は，治療中の精神病以外の患者のそれに比べて明らかに損なわれたままである[113]。抗精神病薬が重症の精神病患者の精神機能を改善することを理由に，抗精神病薬が一般にすべての患者の精神機能も改善するといくつかの論文では示唆している。しかし，それは違う。健常人に対して抗精神病薬がするのは精神機能を大きく損ね，統合失調症で治療中の患者の機能とほぼ同レベルにしてしまうことである。しかしこれは，うつ病に好ましいレベルではない。うつ病患者に求められる精神機能の標準は，正常である。

　最近の18ヵ月間の研究で，抗精神病薬を処方された患者のほとんどは副作用や効果のなさを理由に内服を中断した[159]。中断率は64％から82％であった。その中には高価な特許医薬品であるリスペリドン，ジプラシドン，オランザピン，クエチアピンが含まれる。この中断率はこれらの薬に対する患者の不満を示す。

　抗精神病薬は昏迷を呈した（つまりカタトニー性の）精神病性うつ病を増悪させ，致死性緊張病に至らしめる。致死性緊張病は，悪性症候群に似ている[230, 85, 155, 47, 30]。致死性緊張病では，高度な焦燥または抑うつ気分をともなう衰弱，発熱，頻脈か心拍変動を伴う自律神経系の不安定，発汗，鈍麻，深刻な筋酵素の上昇などが起こる。

短期間の使用では，抗精神病薬は精神病性うつ病の患者における危険で厄介な焦燥の緊急な精神安定作用に効果がある。これは第8章「鎮静プラン（表8.2）」の項で詳しく述べる。

抗精神病薬は最後の頼みの綱としても有用である。1980年代半ば，退役軍人病院にて，著書の1人（シュワルツ）はメランコリー型精神病性うつ病が治らないために第二次世界大戦後からずっと入院している65歳の男性に出会った。彼は衰弱のためECTを勧められた。彼の運動制止は深刻であり，また話を聞こうとした相手をぞんざいに侮辱するときしか話さなかった。標準的な両側性のECTのコースで完全な寛解に達し，物柔らかで元気な様子を見せた。しかしそれはたったの1〜3週間しか継続せず，「出ていけ。ひとりにしろ。死ね」と叫ぶような話し方に戻った。ECT前は，リチウムの有無にかかわらず，三環系抗うつ薬すべてに反応しなかった。ECT後，フェネルジン60 mg／日でも効果はみられなかった。持続的な体重減少が問題であったため，ペルフェナジンとロラゼパムの組み合わせを処方した。この処方でまだ悲哀感があり動きに遅延があったが，体重を維持し，すべての易刺激的な行動が止まった。この状態が何年も続いた。

クロザピン単独が，薬剤不耐性の精神病性うつ病の3人の患者の精神病症状と抑うつ症状の両方に著効した報告がある[228]。4年間以上の経過で再発もなかった。30年間継続して州立病院に入院していて，ECTのために著者のところに紹介されてきた54歳女性の唯一の効果的な状態維持方法は，ECTをときおり行うことと，クロザピンであった。その患者はこの数年，あらゆる感情調整薬とクロザピン以外の抗精神病薬を処方されていたが，焦燥が制御できないため，拘束または隔離をされていた。ECT前の彼女の会話や態度は完全に混乱していて，無目的で，まとまりがなかった。ECTで回復したが，3〜6ヵ月間の周期で精神病性躁病と精神病性うつ病を繰り返すようになった。調子がよいときは友好的で，親切で穏やかであった。再発すると，周りの人すべての神経を擦り減らすような絶叫と深刻な焦燥を表した。クロザピンは，この周期性とECTの必要性をなく

すことはできなかったが，絶叫をやめさせ，焦燥を大きく減らした。その結果，この患者は治療を進んで受けるようになり，濃厚な監視を必要としなくなった。

抗精神病薬と抗メランコリー薬の併用

　APA ガイドラインによると，精神病性うつ病の治療は，抗精神病薬と抗うつ薬の併用で始める。44 の研究のメタ解析では，抗精神病薬と三環系抗うつ薬（TCA）の併用が抗精神病薬単独や TCA 単独より効果があるとしているが，明らかな有意差を認めないためこの研究の結論は不確かである[211]。17 の研究をまとめると，TCA と抗精神病薬の併用は 77％の患者にかなりの臨床的改善をもたらす。とはいえ，かなりの改善は完全な寛解と異なり，自殺を招く可能性はある。

　最初に抗精神病薬で治療を開始し，2〜3 日後に抗うつ薬を加えるようにすれば各々の薬と副作用の関係を明らかにすることができる。2 つの薬の利点も別々に観察できる。なぜなら，一定量の抗精神病薬の効果は数日以内に発生するが，TCA は数週間しないとわからないからである。0.5 mg を毎食後程度の少量のロラゼパムを最初の 1 週間に限って投与すれば，患者（おそらく高齢者以外）を落ち着かせる助けになる。

　この併用ではクロルプロマジン換算で 600〜1,000 mg／日程度の多量の抗精神病薬が必要になる[67]。ペルフェナジンなら 48〜64 mg／日，リスペリドンなら 6〜10 mg／日，チオチキセンなら 25〜40 mg／日，ハロペリドールなら 9〜16 mg／日，高齢者にはその 4 分の 1 から 2 分の 1 量である。高用量が必要であるという根拠は，高用量と低用量のペルフェナジンの転帰の比較試験に基づいている。

　アミトリプチリンとペルフェナジン 64 mg／日の併用を 5 週間以上続ける高用量の研究では，精神病性うつ病の改善率は 78％であった[273]。このペルフェナジンの高用量はクロルプロマジンに換算すると 800 mg／日に相当する。50 歳以上の患者に対してより少ないペルフェナジン（平均 19

mg／日で最大24 mg／日）と血中濃度をコントロールしたノルトリプチリンによる同様の研究では，ノルトリプチリン単独とノルトリプチリンとペルフェナジンの併用の場合の4週間後の改善率は，どちらも47％であった[185]。言い換えると，TCAと併用した場合ペルフェナジン24 mg／日まではプラセボと変わらないということである。後方視的研究では，反応があった患者は反応がなかった患者より高用量の抗精神病薬を内服していた[196]。

　精神科医はほとんどこのような高用量は採用しない。このことは，薬物治療に失敗した後にECTが施行された精神病性うつ病の患者のカルテを調査するとわかる。さらにこれらの患者はおそらく，高用量の処方をより簡単に行うなど積極的な治療ができる大学病院で治療されてきた患者である。精神病性うつ病の患者に対し現実に使われている典型的な抗精神病薬の用量は，クロプロマジン換算で200 mg／日以下である[184]。ECTに紹介される前の患者の約半数は，抗精神病薬を投与されて3週間以内かまったく投与されていない。このような診療方法は，大学の精神科医が高用量の抗精神病薬よりECTを好んでいることを示す。2週間あまりで抗精神病薬を中断することが，不十分な反応や再発と関連している[213]。

　最近導入されたリスペリドンのような抗精神病薬は，精神病性うつ病に対して，ペルフェナジンのような古い抗精神病薬より優れているのだろうか。6週間以上の治療でうつ病の重症度（Bech-Rafaelsenメランコリー尺度）は，アミトリプチリン180 mg／日とハロペリドール（平均9 mg／日）で70％改善した。これはリスペリドン平均7 mg／日（ハロペリドール9 mg／日と同等またはそれ以上）による50％改善を有意に上回る。試験の対象であった61人の患者は精神病症状と抑うつ症状の両方を含む数々の症状を呈していたが，ほとんどが精神病性うつ病であった[183]。印象深いことに，錐体外路症状はハロペリドールとアミトリプチリンの併用より，リスペリドンの方が重症であった。これはアミトリプチリンの抗コリン作用によると推定される。有効性評価の結果によると，リスペリドンは精神病性うつ病に対して古いタイプの抗精神病薬より大幅によいわけではなく，

抗メランコリー薬と抗精神病薬の併用に代わるほどでもない。

　高齢者に対しては特別な検討が必要になる。70歳以上の患者に対しては，抗精神病薬の成人と同等の血中濃度を得るのに，成人の通常の用量の半分でよいが，高齢者は同等の低い血中濃度でも，より敏感である。高齢者は持続的で重症な振戦や転倒や嚥下困難，遅発性ジスキネジアを起こしやすい。今度はそれらが，遅発性ジスキネジアの奇異な外観に加えて，腱や筋の拘縮，脳卒中，骨折，誤嚥性肺炎などを引き起こす。したがって虚弱な患者や70歳以上の高齢患者は，これよりもさらに少ない抗精神病薬を内服するべきである。抗精神病薬の投与を受けた高齢患者のうち，年間約5％は，高価な特許薬であろうと一般的な薬であろうと遅発性ジスキネジアによる身体変形を起こしている[150]。年間の遅発性ジスキネジアの発症率は，認知症よりうつ病の高齢者の方が高く，約7％になる[324]。

　平均年齢72歳の精神病性うつ病の患者の治療に，低用量のペルフェナジン（平均10 mg／日）をたったの6ヵ月間投与しただけで，43％の患者が遅発性ジスキネジアを起こしたという恐ろしい報告もある[179]。高齢患者の抗精神病薬と抗うつ薬の併用に対する治療反応率は全体で25％で，効果が出るまでには平均7週間もかかった[79]。

　アモキサピン（アモキサン）は単独で，確実な抗精神病効果に加え抗うつ効果も併せもつとされて，1980年代に登場した。抗うつ作用に推奨されている用量には，クロルプロマジン900 mg／日に相当するハロペリドール15 mg／日に等しい抗精神病作用が含まれていた。逆にいえば，アモキサピンは抗精神病薬であるロキサピンの高濃度の代謝産物である[38]。アモキサピンには，ドパミン遮断作用のある抗精神病薬と抗うつ薬の両方を服用するとき以上の長所はない。一貫して高いレベルの抗精神病作用をもつという短所がある。つまり初期の（しかし不十分な）改善の後，アモキサピンの用量を増やすと，無為や低活動にみられるような過度な鎮静作用を引き起こす。初期の改善後の増量で奇妙な悪化が生じるのである[262]。さらに抗精神病薬と抗うつ薬の併用においては，4〜6ヵ月後に抗うつ薬の用量は維持されながら，抗精神病薬が漸減される。しかしアモキサピンで

はこれができない。柔軟な調整ができないため，抗精神病薬の作用を微調整する必要の有無にかかわらず，すべての患者が同じ鋳型に押し込められることになる。アモキサピンには強力なドパミン遮断作用があるため，患者は苦痛の強い遅発性ジスキネジアを含めた，ドパミン遮断による副作用のすべてを発症するのが常である。

　アモキサピンが同用量の抗精神病薬単独よりうつ病に効果があるかどうかは，判明していない。これに関して直接的な研究はみつからなかった。アミトリプチリン単独は，うつ病から完全寛解するにはアモキサピンより効果的であり，アモキサピンは再発が多いと結論づけた大規模な無作為試験はある[171]。しかし，この試験は精神病性うつ病に限定していない。精神病性うつ病の治療のみに関しては，アモキサピンに対する反応は全体で約70％で，アミトリプチリンとペルフェナジンの併用と同等または若干劣っていた[9]。アモキサピンは三環系抗うつ薬のみより症状が早く改善したと主張する研究もいくつかあるが，これはアモキサピンの鎮静作用によるものであり，この効果は考慮されていなかった[65]。

抗メランコリー薬と抗精神病薬に第三の薬を追加

　三環系抗うつ薬と抗精神病薬を併用しても改善しなかった6〜8人の精神病性うつ病の患者にリチウムを加えたところ，半数に著しい改善を認めた[222, 79]。さらなる研究で，エール大学のグループは，リチウムによる増強は双極性障害では9人中8人に効果があったが，単極性障害では12人中3人のみの改善という，明らかな違いがあることを見出した[194]。抗精神病薬は中断されなかったが，この状況は，特に双極性障害で三環系抗うつ薬にリチウムを加えると，抗精神病薬を加えるのと同程度に精神病性うつ病の症状を改善する可能性があることを示している。抗精神病薬を追加することを上回るリチウム追加の重要な長所は，鎮静作用による症状の改善ではなく本物の寛解を得られ，人格や能力を大きく変化させない点にある。また，三環系抗うつ薬単独でよい寛解が得られていても，維持のためにリ

チウムを加えることは通常行われている。

　リチウムを加えて成功したのとは反対に，カルバマゼピンを抗うつ薬と抗精神病薬の併用に加えた場合はほとんど忍容性がなかった[57]。さらに，カルバマゼピンとバルプロ酸を，躁状態をきたしたことのない患者に使用することに対する明らかな論理的根拠はない。

モノアミン酸化酵素阻害薬（MAOI）

　フェネルジン，トラニルシプロミン，イソカルボキサジドはモノアミン酸化酵素の不可逆性の阻害薬である。モノアミン酸化酵素はカテコラミンやセロトニン神経伝達物質を不活化する。この不活化を阻害することはうつ病を治療し，セロトニンを増やすと推測される脳内のカテコラミン濃度を上げ，その結果不安を軽くすると考えられている。モクロベミドのようなモノアミン酸化酵素可逆的阻害薬は，ヨーロッパでは使用されているが米国では使用されていない。この薬は精神病性うつ病に対し弱く，効果がないように思われる。

　フェネルジンには，非精神病性うつ病の患者の68％，おそらく精神病性うつ病だと思われる患者の43％，確実に精神病性うつ病の患者の21％が反応を示した[115]。おそらく精神病性と思われる患者と確かな精神病性うつ病の患者を合わせた平均は32％で，三環系抗うつ薬単独の研究と同等である。とはいっても，反応した3分の1の患者は三環系抗うつ薬に反応した患者のグループとはまったく違うかもしれない。関連するフェネルジンの用量については，半数が30 mg／日以上で半数が60 mg／日より多く90mg／日以下と，明記されていない。うつ病や精神病性うつ病へのフェネルジンの最低投与量は，高齢者の30mg／日を除いて45 mg／日であった。

　これらの結果にしたがい，アミトリプチリンとMAOIを併用する精神科医がいる。なぜなら，アミトリプチリンは強力なα遮断薬であり，この組み合わせは悪名高いが珍しい高血圧「チーズ反応」をほとんど起こさないからである[204]。この併用研究の患者は，重症なうつ病というよりも難

治性の患者であった。94人の入院患者が三環系抗うつ薬とともにMAOIのトラニルシプロミンを併用したところ，68％に効果がみられ，副作用は三環系抗うつ薬単独と変わらなかった[249]。非定形うつ病の研究でも同様の結果であった[176]。これは交感神経遮断作用のあるアミトリプチリンが緊張や不眠を改善し，MAOIが精神的な不安を減弱したことに起因する。精神病性うつ病に対しては，ECTがフェネルジンとアミトリプチリンの併用より勝っていた[58]。

ラモトリギン

精神病性うつ病であったと思われる3人の女性の妄想症状を完全に寛解させた結果は，高用量のラモトリギンが精神病性うつ病に真の効果がある可能性を示している[69]。ラモトリギンの効果的な用量は400 mg／日であった。ラモトリギンで決められた用量漸増方法は，発疹の副作用を減少させる。これには約4ヵ月間かかる。これら患者の診断名は統合失調感情障害であるため，一見したところうつ病ではなかった。同じように，抗精神病薬にラモトリギンを加えたところ，4人の患者において重症な「錯乱精神病」を著しく改善した[64]。ラモトリギンの用量は75〜175 mg／日である。それぞれ2〜6週間で達する。なぜなら24 mg／日で開始し1週間ごとに25 mg／日ずつ増量するからである。これらの症例報告における患者は，カタトニー型精神病性うつ病またはてんかん性精神病性うつ病であった。ラモトリギンの抗てんかん作用は当然のことである。これから予測される興味深いことは，ロラゼパムに類似の作用なのか効果増強作用なのかはわからないが，ラモトリギンに抗カタトニー作用があることであった。

セロトニン再取り込み阻害薬（SRI, SSRI）

wDrug社はFDAより，大うつ病の治療のためににSSRIの販売促進をするライセンスを得た。大うつ病にはいくつかの異なる病態が含まれるが，

FDAは大うつ病のタイプを区別しなかった。しかし，製薬会社のSSRIの臨床試験では精神病性うつ病の患者を除外していたので，FDAは大うつ病をタイプ別にするべきであった。製薬会社は売り上げを考えた判断によって経営されているし，製薬会社の販売員は自分たちの領域における販売量によって給料が決まることが多い。これが意味するのは，製薬会社の販売員が個人的に精神科医の職場を訪問したり，会議で講演したりすることで，すべての大うつ病にSSRIを使用するよう奨励するということである。だから精神科医が精神病性うつ病に対してSSRIを広く処方することが予想されて当然である。SSRIは精神病性うつ病には効果がないので，抗精神病薬をSSRIと併用しなければ症状を改善できない。しかし，この併用の効果は抗精神病薬単独の効果と変わらない。

　セルトラリンのようなSSRIは，確実には精神病性うつ病を治療しない。具体的には，セルトラリンを200 mg／日まで上げていく8週間のオープン試験[266]で，精神病性うつ病の患者における寛解率は16％であった。これはこの章の最初の方で述べたプラセボに対する期待度と一致している。非精神病性うつ病患者の寛解率は，64％と大幅に高かった。高齢患者を12週間治療した場合，ノルトリプチリン単独ではSSRIであるシタロプラム単独より，特に精神病性うつ病の場合効果が高かった[191]。それにもかかわらず，イタリアのミラノの精神科医のグループは，精神病性うつ病に対するフルボキサミンやセルトラリンの，75％以上という並はずれて高い治療反応率を報告している[88, 325, 326, 327, 329]。これは他の研究が報告しているどの抗うつ薬単独の反応率よりかなり高い。さらにSSRIの非精神病性うつ病に対する反応率は，たとえばプラセボの26％に対して35％（例をあげると文献251など），プラセボの42～47％に対して56～60％[13]など，プラセボよりかろうじて勝る程度であると繰り返し報告されている。この数値は，軽度のうつ病患者のたった約10％のみがSSRIの特定の薬理効果に反応するということを示している。ある大規模多施設研究では，9施設中6施設においてプラセボに対する反応率がSSRIより高かった。

　したがってロスチャイルドとフィリップス[236]は，ミラノの研究におけ

る患者は精神病性うつ病ではなかったのではないかという見解を示した。彼らはその患者らは不安障害や解離性障害であると推測している。これは重大な診断間違いである。これは，DSMが証拠なしに自覚的な症状のみに基づいて診断をつける結果である。これに対するミラノからの反論は，ピンドロールがフルボキサミンの反応を増強するのであり，同様の結果がイタリアのブレシアでもみられたというものであった[328]。しかしブレシアはミラノから数キロしか離れていないし，ピンドロールの唯一の向精神作用は不安や緊張を減弱する β 遮断のみである。具体的にいえば，ピンドロールのセロトニンに及ぼす効果は臨床効果をもたらすには弱すぎる[226]。言い換えると，ピンドロールの向精神作用は不安を減弱させるだけで，もしピンドロールを加えて反応性が増したのならもとの診断が不安障害であることを示す。

　SSRIが精神病性うつ病を治療しないのと同様に，躁病エピソードを誘発することもない。S-アデノシルメチオニン（SAMe）やセントジョンズワート（セイヨウオトギリソウ）を精神病性うつ病に使用するとした報告には行き当たらなかった。セントジョンズワートの摂取が躁病エピソードのきっかけになったとする症例報告もあるが[278]，これは主に重症の気分障害のある患者が精神科医の診察を受ける前に試したことを意味しており，因果関係ではない。

抗精神病薬とフルオキセチンやパロキセチンとの併用

　単刀直入にいえば，この組み合わせは悪い考えである。SSRIは精神病性うつ病を治療しないため，抗精神病薬にSSRIを組み合わせることは抗精神病薬単独と効果は同等であるが，副作用は加わる。SSRIは不安や不満を減弱させる。そのため，これらの症状はこの組み合わせによっていくぶんか減弱するかもしれないが，精神病性うつ病にとってはこれは治療とは異なるものである。ペルフェナジンとフルオキセチンを5週間内服した40人の精神病性うつ病患者のうち，30人が反応した。反応は寛解と同じ

ではない。ペルフェナジンは4ヵ月後に漸減され，22人がさらにその後11ヵ月間に再発せず，全体で55％の反応率であった[235]。これは，抗精神病薬の確実性は4ヵ月間の使用では十分ではないことを示している。この研究から抗精神病薬単独の効果を理解することはできるが，ノルトリプチリンのような抗メランコリー性抗うつ薬と抗精神病薬の併用の効果を推定することはできない。この研究の前に行われた類似の研究では，同じ著者がフルオキセチンとペルフェナジンの併用によって50％症状減弱率が73％になり，ECTの効果と一致しているという過剰な賞賛をした[237]。しかしECTは73％以上の寛解率を示し，症状を減弱するだけではない。

　フルオキセチンやパロキセチンは抗精神病薬の代謝を抑制するため，あたかも大量に内服したように，抗精神病薬の作用が体内に蓄積される。この大量用量の等価換算量は，抗精神病薬によって違う。チトクロームP450の経路で2D6，3A3，3A4によって代謝されるペルフェナジンなどの薬の場合，血中濃度は平均して，処方量の3〜10倍に相当するおよそ平均200％から900％上昇する。ペルフェナジンの場合，有害な薬物暴露とまでいかなくても過度な状態には陥らせる。

　オランザピンやクロザピンの場合，フルオキセチンやパロキセチンによる用量上昇は平均50％である。これは，落ち着いているのと無気力であるのとの違いとなってあらわれる。したがって，抗精神病薬とパロキセチンやフルオキセチンとの併用を抗精神病薬単独と比較することは，フルオキセチンやパロキセチンが処方されると抗精神病薬の血中濃度が高くなるということを検討し考慮しなければ妥当ではない。このような用量の効果は大きくまた一定でないので，抗精神病薬とフルオキセチンやパロキセチンなどの抗うつ薬を併用することは，ベンラファキシンのようなその他のSSRIとの併用に比べて危険が高い。何度もいうが，フルオキセチンやパロキセチンはどんなタイプであっても精神病性うつ病を治療しないので，これらを併用することは抗精神病薬単独と同じことである。反対に，ベンラファキシン，ブプロピオン，または三環系抗うつ薬の抗精神病薬との併用は抗精神病薬単独より効果があるはずである。

シンビアックスという名前で販売されている錠剤にまつわる特異な状況について，言及しまた警告する価値がある。シンビアックスはオランザピンとフルオキセチンの合剤である。オランザピン単独よりもシンビアックスの方が効果が大きいというリリー社の主張の根拠は，オランザピンよりシンビアックスの方がHAM-Dがより低下したことである。しかし，シンビアックスの中のフルオキセチンはオランザピンの代謝を妨げ，オランザピンの血中濃度を50％上昇させる[197,290]。これはオランザピンを50％多く服用したことになり，シンビアックスがオランザピン単独より効果があるというリリー社の報告の根拠となる。フルオキセチンは不安や不満を減弱させるが，精神病性うつ病は治療しない。シンビアックスは不安障害や非定型大うつ病（そういわれているだけで実際は不安障害なのだが）の症状を減弱させるであろうが，最後の手段として使用する以外は，不適切に強くて障害がある。著者の1人（シュワルツ）は時期尚早なシンビアックスの処方は，レンガで蚊を退治することに似ていると言う。これは，ボーイスカウトのキャンプにいた11歳の自分がやっていたことである。その蚊は巨大だが，後にでき上がった伝説ではとてつもなく大きくなっていた。最近になって，著者は自宅で，「バガルー」という曲のレコードのボール紙のジャケットをもって，ほとんど100匹にもなる3インチの赤いスズメバチに立ち向かった。これは，治療における適切な精度をあらわしている。

　オランザピンはそれのみでよく虚弱（いわゆる無力）や易疲労感（眠気）の原因になるが，これらの症状はフルオキセチンを併用すると決まって悪くなる。なぜなら，オランザピンの血中濃度が高くなるからである。精神病性うつ病のシンビアックスへの反応はさまざまである。イーラーリリー社自身が公表したある2つの研究のうち1つによると，効果はプラセボと同等であった[238]。

　インターネットを検索してみると，自分が服用したとは書かれていないが，シンビアックスを賞賛している個人（医師ではない）サイトがある。抗精神病薬と抗うつ薬を合剤にして販売することの有利性は，30年前にペルフェナジンとアミトリプチリンの合剤であるトリアビルが販売された

ことで始まった。「万能薬」トリアビルは，プライマリーケア医によって広く処方されることになった。なぜなら，大部分の精神的不満を即座に減弱させ，抗うつ薬として販売促進されたからである。トリアビルは不眠から不安，パニック，焦燥，精神病症状，抑うつまで全範囲の症状を減弱させた。トリアビルを服用することにより患者は，筋肉の強張りや虚弱，短絡思考，問題解決能力の低下および遅発性ジスキネジアという代償を払った。シンビアックスはこれに無気力，体重増加，子どものような無邪気さを加えるが，高齢者を除いて筋肉や動きの問題はほとんどない。

抗精神病薬とその他のSSRIの併用

ハロペリドール5〜9 mg／日とシタロプラム20〜40 mg／日の内服が，精神病性うつ病の7人の患者の症状を50%改善した[29]。前述したように，症状の改善は寛解とは決定的に異なり，またこの程度の症状の改善は抗精神病薬単独の効果であると説明できる。抗精神病薬とセルトラリンやフルボキサミンの併用で精神病性うつ病の治療に成功したという患者群を報告する研究結果は，見出せなかった。フルボキサミンはチトクロームP450-1A2の代謝経路を阻害することでオランザピンの血中濃度を上昇させ，これは抗精神病薬を倍量投与したのと同等であることに言及した報告がいくつかある[25]。セルトラリンをすでに抗精神病薬を内服している4人の患者に投与したところ，精神病症状が出現した[220]。

抗コルチコイド薬

最近，コルチゾール受容体のアンタゴニストが精神病性うつ病の治療に試みられている。その背景は，精神病性うつ病はコルチコトロピン放出ホルモン（CRH）とコルチゾールの生産が通常より高くなるということである。このような高レベルのCRHやコルチゾールがうつ病のすべての症状の仲立ちをしており，それを正常に戻すことでうつ病が治療できると推

測される。もう一つの仮説は，CRHやコルチゾールの高レベルはうつ病のいくつかの症状のみであって，肺炎に対するアスピリンのように，高レベルを正すことで，病気は治さないがいくつかの症状を減弱させるかもしれないというものだ。精神病性うつ病の患者の約半数は，ほんの少し（平均10％）だが確実にコルチゾールの生産が過剰になっている。コルチゾールが過剰なうつ病の患者は，抗コルチコイド作用のあるケトコナゾールによってうつ病の重症度が下がったが，コルチゾールの過剰がない患者には効果がなかった[322]。

　抗コルチゾール薬であるミフェプリストンを7日間内服後，19人の患者のうち3分の2がうつ症状が中等度減弱し，同量のプラセボに当たるグループの27％に比べて42％が反応（寛解ではない）した[22]。この高いプラセボの反応は，精神病性うつ病における一週間の試験期間にしては奇妙である。さらに，試験期間が1週間というのは妙に短い。コルチゾール不足状態を継続することで起こる身体へのリスクを避けるために，この方法を余儀なくされたようだ。ミフェプリストン（Corlux）は最初の二重盲検ランダム化試験で，精神病性うつ病の精神病症状の重症度の消失がプラセボのそれと違いがなかった。1週間のオープン試験の際と同様に，この8週間の研究ではプラセボでの改善率が著明であった。具体的にいうと，プラセボを服用した80％の患者が50％の改善を示した[52, 59]。ハミルトンうつ病評価尺度にあらわれたプラセボの高い改善率は，この試験から除外されなかった不安障害や非定型うつ病に結果が影響されていること，「精神病性うつ病」という診断が適切になされていなかったことを示唆している。今日までに得られたミフェプリストンの精神病性うつ病に対する結果は，臨床的に有益というにはほど遠く，三環系抗うつ薬やブプロピオンよりかなり劣る。ミフェプリストンは精神病性うつ病の精神病症状の治療が期待できるといわれているが，精神病症状は単なる症状の1つで，アスピリンが肺炎による熱を治療するのと似ている。ミフェプリストンは避妊薬として知られている。RU-486の一部で「モーニングアフターピル」である。

ミルタザピン，ネファゾドン，トピラマート

　エビデンス上では，抗うつ薬として販売されているミルタザピンは，精神病性うつ病には有益ではない。一部精神病性を含む97人の重症うつ病の入院患者を対象にした研究では，イミプラミン単独で50％が反応したが，ミルタザピンを服用した患者は22％しか反応しなかった[37]。ミルタザピンは精神病性うつ病に効果がないという論説が出たが，データは示されていなかった[26]。

　ネファゾドンの精神病性うつ病に対する唯一の報告は，うつ病の評価尺度の改善にもかかわらず，論文著者が臨床効果に対し満足していないという考察を示したものである。この報告は，ネファゾドンを服用した10名の患者とアミトリプチリンとハロペリドールを内服した10名を後方視的に検討し，同様に前方視的検討も行ったものである。後方視的研究では，ネファゾドンで1名（10％）が寛解したのに対し，アミトリプチリンとハロペリドールでは寛解した患者はなかった。似たような症状の改善は両方の治療グループでみられた。前方視的研究ではHAM-Dによる寛解（すなわち少なくとも60％の減少や8点以下など）は，ネファゾドンの治療群は5人（50％），アミトリプチリンとハロペリドール治療群は3人（30％）であった。しかしこの前方視的研究で，ネファゾドン治療群には低いうつ病評価尺度にもかかわらず精神病症状が継続した患者もあり，著者は得られた結果からは精神病性うつ病の治療にネファゾドン単独は支持できないとの結論に至った[101]。また彼らはアミトリプチリンとハロペリドールの併用にも積極的でない。

　トピラマートは身体の緊張不安を減弱する。抗うつ薬として十分なエビデンスはない。トピラマートは，すでに気分調整薬を内服していた双極性のうつ病の患者のHAM-Dを改善するが[177]，それは身体的緊張不安症状を弱めただけの結果である。

反復経頭蓋磁気刺激法（TMS）

　経頭蓋磁気刺激法（TMS, rTMS）では，急激な磁場の変化を頭の小さな部位に起こす。大うつ病の治療の場合，この部位はこめかみの左か右である。磁場の変化は脳内のニューロンに電流を通じさせる。脳内のニューロンを脱分極させるのは磁気ではなく，この電流である。脳の発作は，誘発されず避けられる。したがって，TMSは刺激用量が少なすぎて発作が起きない片側性の電気けいれん療法に似ている。このような「閾値付近」のECTのやり方はうつ病の治療には効果がない。完全な強直間代の大発作でも電気量が最小限の片側性ECTでさえ，効果が少なく，効くのは高用量の電気量で反応する患者の3分の1程度である[241]。TMSと閾値付近のECTの類似点が示唆するのは，精神病性うつ病に対してTMSは，ひいき目にみても脆弱で頼りにならないということだ。TMSは，めまい，不安障害，いくつかの慢性の精神病の幻聴など，ECTに適さない症状を治療できるかもしれない。

　TMSが精神病性うつ病に有効だという研究はない。経頭蓋磁気刺激法の14のデータベースすべてのメタ解析では，どのような種類の大うつ病であっても，その治療で臨床的に明らかな利点というはっきりとしたエビデンスはないと結論した。最近の研究では肯定的な結果も出ているが，その効果はとるに足らないまたはまったくないとする報告の方の数が上回っている。全体的に弱いTMSの作用は，精神病性うつ病に代表される重篤な病気に対する有用性とは相容れない。ある研究は精神病性うつ病に対するrTMSに限定して行われ，ECTと比較している。ECTの優位性は「顕著」であり，10人中10人がECTに反応したのに対しrTMSに反応した患者は9人中2人しかおらず，と統計的に有意であった[100]。反対に，うつ病で今まで精神病症状が出現したことがない患者の1人が，TMSのコースの最中に「頻発する重症の妄想」が出現したが，幸い稀なケースであった。

外科的処置，深部脳刺激法，迷走神経刺激法

　確かに外科的処置は治療の最終手段として選ばれる。それらの中でも一般的に2つのグループに分かれる。それは可逆的であるか永久的であるかである。迷走神経刺激装置の埋め込み，脳深部刺激装置の埋め込み，外科的処置またはγ線による脳組織の破壊が可能性としてある。

　うつ病患者に対する迷走神経刺激というアイディアは，これが抗けいれん薬が効かない重症てんかんの患者への治療に使用されることから生まれた。患者のうち何人かは迷走神経刺激法をすると気分もよくなると言った。これは，一つには少ない苦痛でけいれん発作をより少なくしたいという強い気持ちからと，また一つには複雑部分発作のもたらす有害な気分が軽くなるせいである。たとえ迷走神経刺激法が気分を直接的に改善したのだとしても，精神病性うつ病との関連は推論にすぎない。会社がスポンサーになった迷走神経刺激法の大うつ病患者への研究では，迷走神経刺激法の平均的な臨床効果は，臨床的に有意でなかった[239]。結果は統計的には有意でなかったが，迷走神経刺激法は市場で承認されている。なぜならFDAには，新薬の基準のような医療機器の効果の基準がないからだ。迷走神経刺激法の良好で信頼性のある治療効果を予測する指標がいずれは発見されるのかもしれないが，まだ知られていない。

　精神病性うつ病に対する深部脳刺激法は，大脳皮質の底部に電極を埋め込むという試験的な手術である[269]。この手術を受けた100人の精神病患者の大部分は，難治性の強迫性障害で占められる。電極につないだワイヤーを頭蓋骨と頭皮に通し，精神科医によってプログラムされた刺激装置につなげる。この手術は，難治性のてんかんやパーキンソン病の管理のために始められた。一般的に電極は，尾状核のすぐ下の前頭前野にある帯状回か内包に，精神外科手術が行われるのと同じ脳の領域に配置する。電流が電極のそばの脳の活動を，外科的切除のように遮断する。

　一見したところ，脳深部刺激法は可逆的なように思われるが，長期的に使用すると持続的な電流にさらされたニューロンの構造や機能に，永久的

でないとしても継続的な変化を引きこすだろう。1％の大出血や感染などの合併症の可能性を別にすれば、とるに足らない脳の手術なのであろうが、脳の組織にダメージを与えうる[92]。この手術は薬物療法やECTでコントロールできない患者になされるべきである。それでも精神外科的切除やγ線よりは好ましいようだ。

鑑別されていない難治性うつ病の少数のケースシリーズでは、抗うつ薬の効果は、帯状回に隣接した白質路の血流の大きな減少と関係があった[174]。すなわち、脳外科的切除と同様、脳深部刺激法は電極近くの脳機能を遮断したことが効果につながったのであろう。帯状回の異常な状態はOCDと関係があり、精神病性うつ病の治療との関係は明らかではない。逆に、パーキンソン病への脳深部刺激法はうつ病や攻撃的な行動を引き起こしてきた[215]。確かに脳深部刺激法の効果は、位置に大いに依存する。精神病性うつ病の治療で位置による効果は報告されていない。

精神外科は、慢性の疼痛性障害とOCDの治療のほか、慢性のうつ病も和らげるという報告がなされている。しかし、近代の精神外科の文献の中で、精神病性うつ病に対するものはまったくみつけられなかった。無差別な前頭前野へのロボトミーが行われ、診断すらはっきりしていなかった時代以来、不当なものかもしれないが、その手技には憎しみがしみついている[309]。最近の精神外科による損傷部位は、1950年代の前頭前野のロボトミーに比べて大幅に小さくなっている。それらは一般的に帯束、基底核、内包に留まる。これらの損傷には、抗精神病薬による副作用と同様の副作用がある。具体的には、人格の単純化、社会的な複雑さや問題の解決や一度に複数の仕事をこなすなどの能力の低下である。もちろん、これらの同じ能力は疾患によっても障害を受ける。精神外科は特に70歳以上の患者には危険で、1年以内の死亡率は25％である[108]。精神外科またはγ線による神経切除は、その他の治療で軽減されない精神病性うつ病の患者に重要な治療的な有効性をもたらすかもしれない。公表されている先例がないだけである。

8 精神病性うつ病の タイプ別治療法

　精神病性うつ病にはさまざまなタイプがあるため，それぞれに適した治療をしなければならない。本章では，著者であるシュワルツの長年にわたる経験と文献の注意深い検討から生まれた実践的なガイドを紹介する。製薬会社が宣伝に使用している主張は，本章にはほとんど反映されていない。

メランコリー型精神病性うつ病

　この病気はたいてい，生じたり消えたりする病気の複数のエピソードが長年にわたって続く。そのため治療には2つのフェーズがある。急性期と予防である。これらを順を追ってみていく。

　この病気の急性期の治療には3種類ある。最初にその概要を述べ，続いて詳細を説明する。1つ目は抗うつ薬単独，2つ目は抗うつ薬と抗精神病薬の併用，3つ目はECTである。抗うつ薬の治療では約3分の1の患者しか寛解に至らない。したがって試みる期間は数日で区切れば十分である。抗精神病薬は機能的な障害や深刻な副作用をもたらすため，数ヵ月間までにするか，または最終手段にするべきである。ECTにはさらなる専門的知識と病院設備が必要であるが，専門的知識と設備こそ現代医学である。ECTはほぼ常に迅速に効果が出る。ECT後に維持薬物療法または継続ECTを行えば，ECT後の再燃が薬物のみの後より多く起きるということはない。

表8.1　メランコリー型精神病性うつ病の治療戦略

- 緊急の場合、ECTを開始。ECTができなければ、鎮静プランから始め、抗うつ薬を加える。
- 5日間猶予がある場合。以下のような短期間の試験プランとECTを並行して進める。5日間で効果がなければECTに切り替える。ECTができなければ、患者が最近、他の抗精神病薬を大量服用しているのでない限り、クエチアピンを加える。
- 切迫しているのが焦燥のみで、人の目が行き届いている高齢患者の場合、いくつか選択肢がある。

　定型的な治療の戦略（表8.1）は、どのぐらい迅速な改善が必要かを決定することから始める。もし5日以内の反応が特に重要であるならばECTを始める。ECTができないのであれば、「鎮静プラン」（表8.2）を始める。それから、抗うつ薬を1日または2日後に加える。もし、5日間以上薬物療法トライアルを行う猶予があるならば、以下のような短期間の薬物療法トライアルを行い、同時にECTの準備のための身体評価を始める。これは薬物療法が効果がなかったときに、ECTを始めるのを遅らせることがないようにするためである。

　最終手段として用いる場合以外では、鎮静プランは一時的で補助的な治療である。鎮静薬を使い始めるときの問題は、それを止める時にある。止めることで焦燥感が高まるリスクがあるためである。したがって、鎮静薬を使い始めるときは中断するための試案を作っておく。

　曲げることのできないルールとして、ベンゾジアゼピンは中止のために漸減する2週間を除き、2週間以上使用すべきではない。これより長い使用は障害を促進する。アルプラゾラムは、減量するのが難しすぎるため避けなければならない。高齢者を除く成人に対しては、2週間までの少量のベンゾジアゼピンは効果が期待でき、副作用もほとんどない。高齢者に対してベンゾジアゼピンは、せん妄や転倒を引き起こしやすい。

　抗精神病性鎮静薬での鎮静の質は、薬によって大きく異なる。危険な副作用についても同様である。可能であるならば、いつでもクエチアピンの内服かロラゼパムとクエチアピンの併用を試みるべきだ。これは、少なくとも1時間は作用の出現を待てる場合に限る。もっと早い鎮静が必要であ

表8.2　鎮静プラン

高齢者ではない成人

1) 軽度：ロラゼパム0.25〜0.5 mgを経口で1日3〜4回。アルプラゾラムは避ける。使用は2週間以内。
2) 中等度：ロラゼパム0.5〜1 mgとクエチアピン50〜100 mgを1日2〜3回。
3) ある程度重症：ロラゼパム0.5〜0.75 mgとクエチアピン100〜200 mgを1日4回。
4) 重症：ロラゼパム0.5〜0.75 mgとモリンドン10〜20mgを1日4回。モリンドンの中断後の効果の継続は他に比べて少ない。
5) 緊急：ロラゼパム1.5 mgとドロペリドール5〜10 mgを静注または筋注。この場合ロラゼパムは2週間以内に減量または漸減。

高齢者

1) 軽度：ヒドロキシジン（アタラックス）10 mgを毎4〜6時間ごと。クエチアピン12.5〜25 mgを1日2〜4回。
2) 中等度：クエチアピン50〜100 mgを1日2〜4回。
3) 重症：クエチアピン100〜150 mgを1日4回とオランザピン2.5〜5 mgを1日2〜3回経口または注射。
4) 緊急：ドロペリドール5 mgと，場合によりオランザピン口腔内崩壊錠（ザイディス）10 mg。緊急時のドロペリドールの効果は，QTc延長のリスクや代替手段に勝る。ハロペリドールは絶対に避ける。

れば，ドロペリドールの非経口投与が効果的である。もし即座の鎮静が必要であれば，経静脈的投与も認められている。ドロペリドールは鎮静作用が強く，鎮静作用の弱いハロペリドールより副作用が少ない。さらに，ドロペリドールの効果が24時間以上継続することはほとんどなく，パーキンソン症候群の副作用はハロペリドールよりかなり軽度である。

　ヒドロキシジンは緊張を和らげるには十分の強さがあるが，それ以外の効果はほとんどない。軽度の緊張感の患者を楽にさせることはできるが，問題となる焦燥感を確実に減弱させることはない。

　このタイプの患者の最初の治療は通常，短い薬物療法トライアルである。もし至急改善が必要であったり，患者が高齢者であったりするならばECTが一般的に望まれる最初の治療である。高齢患者は転倒，せん妄，不整脈の傾向があるため，TCAに耐性がない。

　虚弱でないが高齢で，躁病エピソードのない女性には，朝にトリヨード

サイロニン 25 μg（mg ではない）と血中濃度 60 〜 150 ng/ml を目安にしたノルトリプチリン 75 〜 125 mg /日を併用で始める。同時に ECG と，甲状腺機能亢進の鑑別（たとえば T4 と T3 の取り込み）のための採血をする。これは 3 〜 4 日間試みる。もしそれまでに，ノルトリプチリンの血中濃度が治療域にありながら明らかな改善がなければ，また臨床反応が緊急な必要性に間に合わなければ，ECT に切り替える。患者が TCA しか内服していなくて反応していないのなら，トリヨードサイロニンを追加することによって，相当な改善をもたらす可能性がある。もし緊急性はなく，長く続く不完全な改善しか得られないならば，必要に応じてノルトリプチリンの用量を調整し，寛解するまでまたは不十分だが一定の改善に至るまで継続する。もし，緊急性はないが明らかな臨床的な改善がなく，ノルトリプチリンの血中濃度が 3 〜 4 日後でも治療域に達していなければ，用量を調整して，もう 3 〜 4 日のトライアルを行う。これらの薬物治療で寛解するとすれば，1 週間以内に起こる。女性患者が，以前のエピソードでトリヨードサイロニンと TCA に反応がなかったのならば，40 歳以下の男性に対するのと同じ方法で治療するか，ECT を始める。双極性障害の女性は，40 歳以下の男性と同様の方法で治療する。

　虚弱で高齢というのは，一般に，虚弱で年齢が 65 〜 80 歳，または虚弱でなくても 80 歳以上の患者全員を指す。80 歳以下の場合，虚弱とは一般に力がなく，身体疾患があるかけがをしやすいということである。緊急性がある場合，虚弱で高齢の女性患者に対する治療の最初の選択は ECT である。緊急性がないのなら，ベンラファキシンの徐放剤を始め，徐々に増量して 150 〜 225 mg/日にする。もし患者に焦燥があるか，ベンラファキシンで反応がないのなら，クエチアピン 12.5 〜 25 mg を 1 日 2 回投与する。

　すでに甲状腺機能低下症のためトリヨードサイロニンでなくチロキシンの錠剤を飲んでいるのであれば（たとえば Synthroid），両方の用量を同量に調整する。主治医の内科医の協力を得て毎日 25 μg ずつ減少させ，同量のトリヨードサイロニンを加えていく。

　けいれんや外傷性脳損傷の既往のない 40 歳以上の男性は，ブプロピオ

ン200 mg/日（70歳以上の男性のほとんどは100 mg/日）を始める。以前に躁病エピソードや混合状態の既往があれば，40歳以下の男性についての記述と同様に，リチウムも始め，5日間試す。もし5日以内にまったく改善がなければ，ECTに変える。より高用量のブプロピオンが効果を生じる可能性は少なく，反応を急ぐ緊急性がある場合は試みる価値はない。もしブプロピオンが患者にとってあまり効果がなく，患者が虚弱や高齢でなければ，40歳以下の男性と同様の治療を行う。患者が虚弱で高齢であるならば，ベンラファキシンの徐放剤を始め，徐々に150〜225 mg／日まで増加させる。もしうまくいかなければ，ECTに変える。

　40歳以下の男性またはけいれんや外傷性の脳損傷のある男性は，ノルトリプチリンを通常量（75〜125 mg/日）とリチウムを始める。これは躁状態や混合状態を経験したことがある虚弱でも高齢でもない女性にもあてはまる。まずノルトリプチリンを始め，翌日にリチウムを追加する。リチウムは定常状態を期待する用量で始める。48時間後にリチウムの血中濃度をチェックする。定常状態のリチウムのレベルを，このときの1.33倍になるようにする。この時点でリチウムの迅速な調整を行うことで，その後リチウムの濃度が過度になるのを防ぐことができる。4日後（96時間後）にノルトリプチリンの血中濃度を調べ，同時に2度目のリチウムの濃度を測定する。ノルトリプチリンとリチウムの最終定常状態は，この4日後のレベルの1.14倍であるべきである。もし口渇や排尿が増えたら，塩化カリウムの錠剤15 mEqを1日1〜2回始める[187]。リチウムやノルトリプチリンの用量は，期待する定常状態レベルに応じて調整する。これは5〜7日試みる。もし十分な臨床改善があれば，この試みを継続する。十分な反応がない，または薬の反応が不十分なレベルで頭打ちになる場合は，ECTに変更する。

　シュワルツは次のように述べている。私がアイオワ大学病院の病棟で精神科研修医をしていた頃，多くのメランコリーうつ病の患者を受け持った。退院できるほどよくなる患者はいなかった。トリヨードサイロニンとTCAの併用で反応した比較的軽症で罹病期間が短い少数の女性以外は，

TCAに反応がなくECTに移行した。ECTは効果があった。この方法は，精神病症状の有無にかかわらず行われた。三環系抗うつ薬がまったく効果がなく，病棟の大多数の患者がECTを受けていたようなこともときどきあった。結局は三環系抗うつ薬単独は無駄足で，単純に入院期間を長引かせるだけであることが明らかだった。女性に対する治療の日常的な私の方法は，すぐさま甲状腺ホルモンの血液検査（総T4とT3の取り込み試験）と心電図を行い，ノルトリプチリンとトリヨードサイロニンを始め，ECTに向けた所定の精密検査を開始することであった。もし患者が4日でまったく改善をみせなければ，ECTを開始した。ノルトリプチリンとトリヨードサイロニンを使うことの素晴らしさは，効果がある場合はたいてい1〜3日で改善するという迅速さである。大半のTCAと違って，ノルトリプチリンの用量はたいてい血中濃度（150 ng/ml）にしたがって制限されるが，めまいのような副作用が生じて制限されることはない。

ノルトリプチリンの血中濃度の幅は，精神病性うつ病に対しては決まっていない。患者が通常の幅である50〜150 ng/mlで効果がないときは，血中濃度を200〜275 ng/mlに上げるのを意味がないとする先例のデータはない。

約20回試みたことがあるが，私は，メランコリー型の男性の入院患者が三環系抗うつ薬とトリヨードサイロニンで改善したのを一度もみたことがない。私の男性患者に対する日常的な治療方法は，結局，ブプロピオンを始め，5日以内の改善がまったくなければECTをする準備をするという方法におさまった。これなら甲状腺ホルモンをチェックする必要がなくなる。しかし，ブプロピオンはけいれんを引き起こすことがあるため，認知の混乱やそれに加えてカタトニーのような症状を呈した患者にはEEGが必要である（なぜならせん妄かもしれないからである）。

入院するほど重症ではないメランコリーの患者は，通常三環系抗うつ薬かブプロピオンに反応する。しかし，精神病性のメランコリー患者は判断力が障害され，セルフケアができず，自殺傾向があるのでほとんどどんな場合も入院が必要である。

ノルトリプチリンは，アミトリプチリンやイミプラミンより副作用が少ないが，高齢者の中には耐性のない患者もいる。これはたいていは，起立性低血圧や不整脈やせん妄のせいである。使用を避けず，ノルトリプチリンをうまく使うためには，これら特定の副作用を定期的にスクリーニングすればよい。

　もし以上の治療が成功しなければ，それに代わる4つの方法がよく用いられる。MAOI，抗メランコリー作用のある抗うつ薬とクエチアピンの併用，抗メランコリー作用のある抗うつ薬にその他の抗精神病薬の併用と，クロザピンである。

　この中で，真の寛解をもたらす可能性が最も高いのはMAOIである。真の寛解の利点は，精神病性うつ病による思考障害や自殺傾向が徐々に消失することである。その他の薬で寛解のような状態に達しても，これらの問題は残る場合がある。

　MAOIは，用量は非定形うつ病や不安障害の患者に必要な量より多くなるが，精神病性うつ病を治療できる場合がある[282]。フェネルジンの適切な量は1日3回15 mgから始め，2倍に引き上げる。起立性低血圧があらわれると，用量はたいてい制限される。MAOIを内服する患者はすべて，最初の内服前48時間は熟成チーズや赤ワイン，およびいくつかの一般的でない特定の食べ物を避けて，チラミンを含まない特別食にしなければならない。患者は細心の注意を払って，いくつもの市販薬や処方薬を避けなければならない。たとえばSSRI，ブスピロン，ブプロピオン，受容体刺激薬，抗アレルギー薬である。これらの予防措置は，血中濃度の危険で急激な上昇を防ぐためである。フルオキセチンをやめた後MAOIを始めるまで，少なくとも5週間は経過していければならない。私の経験では，他の薬のように日ごと徐々に改善がみられるのとは対照的に，MAOIの反応は急激である。患者は初め明らかな変化はみせず，突然2〜3週間後に正常な状態に戻る。MAOIは用量依存性に躁状態を誘発する。たとえば，患者は60 mg/日では躁転するが45 mg/日ではしない（高齢患者は45 mg/日では躁転するが30 mg/日ではしない）。

患者がMAOIで寛解しない場合，抗精神病薬やその他の精神安定剤を併用するのは危険である。なぜならMAOIの過量服用はきわめて致死的であり，精神安定剤によって症状を除去しても自殺傾向は完全には取り去れないからである。退院前に患者にはもはや自殺傾向がないこと，さもなければMAOIをやめていることを確認するのが賢明である。

　4つの方法の残り3つのうち，最も処方しやすいのはクエチアピンと抗メランコリー薬の併用である。これらの薬は馴染みがあり，また錐体外路症状や遅発性ジスキネジアや遅発性精神病を比較的起こしにくいからである。この組み合わせの過量服薬はどれも致死的になりうるが，最も危険が少ないのがベンラファキシンで，最も危険なのはTCAである。したがって，もし患者に自傷のリスクがあれば，望ましい組み合わせはクエチアピンと200～300 mg/日（高齢者には150～200 mg/日）のベンラファキシンである。クエチアピンの1日量は600～800 mg/日，高齢者はこれの4分の1から2分の1である。これらの量に達するには少ない量から始めて，ベンラファキシン37.5 mg/日，クエチアピン12.5～50 mgを1日2回といったように徐々に積みあげていかなければならない。もし患者に自傷の危険がなければ，患者がすでに服用していた抗メランコリー薬に単にクエチアピンを加えることが合理的である。

　クエチアピンと抗うつ薬の組み合わせが成功しなければ，クエチアピンをロキサピンに置き換えて10 mg，1日2回で開始するのが合理的である。ロキサピンは必要に応じて40mgを1日2回，高齢者はその半分まで増加できる。ドパミン遮断性の抗精神病薬を4ヵ月だけに限って使用することは，パーキンソン症状や遅発性の現象の可能性を大きく減らすであろう。しかし，65歳以上では少なくともまれに低用量のドパミン遮断に敏感な患者があり，ほんの少しの服用で中止しても，数ヵ月症状が継続することがある。80歳代の患者は，ほんの2 mgのハロペリドールで致死的な悪性症候群に陥ることがある。

　クロザピンは一般的に，最も治療抵抗性が高い重症例に対する最終手段であり，少なくとも数年は使用される。最終手段である理由は，その危険

性や強力な心理学的な副作用のためである。クロザピンを服用している患者は不快ではないが，自分の人格や能力がどのように変化したかを把握していない。用量はたいてい，25 mg を1日2回から始め，維持のための用量は200〜800 mg/日であり，高齢者はその4分の1からである。クロザピンを服用中は，顆粒球減少症を防ぐために白血球数を毎週，最終的には2週間ごとにモニターする。

メランコリー型の再発予防

　精神病性うつ病の大部分の患者にとって，うつエピソードまたは躁エピソードを繰り返すことが主な本人にとっての苦しみであり問題である。仕事，結婚，家族といった生活のすべての面が崩壊し，自殺や肺や心臓の疾患で死亡したり障害をもったりするリスクをもっている。ここでは，うつ病の再発を防ぐための3つの異なる指針をみていく。このうちの2つまたはすべてを，同時に用いてよい。

　継続の指針は，効果があった治療を続けるということである。これは大ざっぱにいうと，ノルトリプチリンを継続してうつ病を防ぐことを意味する。TCAの継続はシンプルなやり方だが，確実な効果がない。しかし，ECTの前にイミプラミンで反応がなかった患者であっても，ECTの後のイミプラミンは強力に再燃を予防した[310]。ECT後のTCAで再燃した患者に対する継続の方針とは，数ヵ月から数年の2〜4週間ごとの外来ECTを意味する。これは確実な効果はあるが通院に要する時間も考えると時間のかかる方法である。

　双極性の指針は，リチウムを加えることが躁状態になることもうつ状態になることも同様に防ぐというものである。リチウム自体は精神病性うつ病を確実には治療しないが，再燃は防ぐ。TCAとリチウムの組み合わせは，双極性障害のうつ状態の防止としてリチウム単独より効果の高い方法ではないとする研究結果がある[90]。これは精神病性うつ病も同様であろう。同様に，リチウムを中断した場合の転帰はより悪かったが，三環系抗うつ薬

であるイミプラミンを中断した場合はそうではなかった[223]。TCAで効果があった患者に対する日常的なプランは，三環系抗うつ薬を継続しリチウムを加えることである。3〜6ヵ月後に三環系抗うつ薬は漸減中止する。

　上記の他に，ストレス関連の指針がある。精神病性うつ病のエピソードが，交感神経系の活性化により敏感になったことを契機に発症することである。これは闘争・逃走反応のパニックに関係する緊急の興奮系である。実際の脅威なしにそれが常に活動している状態が，不安障害の核の問題であり，身体緊張性不安と呼ばれる。

　この体系は，精神病性うつ病と不安障害（PTSDやGADなど）を併せもつ患者は，不安障害がない患者よりうつ状態になりやすいことを示している。最も効果的で特異的な身体の緊張性不安を取り除く方法は，脳に作用を及ぼす長時間型のβブロッカー（ベタキソロールを1日2回やビソプロロールを1日3回）や特定の抗けいれん薬（トピラマートやラモトリギン）を使用することである。

　精神病性うつ病から最近回復し身体緊張性不安の問題がない患者は，おそらく強迫症状に対する薬のみを始めることで再発を防ぐことができるだろう。すでに不安障害がある患者は，この抗強迫薬と身体緊張除去薬の両方が必要である。抗強迫薬には，ブスピロンやベンラファキシンのようなSRIまたはフルボキサミンのようなSSRIを含む。ストレス関連の指針は，どのようにラモトリギンがうつ病の再発を防ぐかを説明できる可能性がある。不安症状の予防や治療は，不安障害が併存している患者または精神病性うつ病が生涯にわたって特に困難な経過をたどっている患者にとって，理屈にかなった改善の方法であるように見受けられる。困難な経過とは，基本の予防方法では反応が乏しく，再発を繰り返したり，抗うつ薬による効果が不十分なことが続いたりしていることを意味する。

　交感神経系は，体の概日リズム系すなわち体内時計である。概日リズムの障害は身体緊張性不安の原因になり，敏感な人には重症なうつ病となる。実際，時差ぼけは重症のうつ病を引き起こしうる。総睡眠時間の欠乏はイライラさせるものの，一時的な抗うつ効果がある。睡眠や食事の規則的な

スケジュールを維持することは,概日リズムにおけるさまざまなストレスを防ぎ,身体緊張性不安を減らす。夜更かしという楽しみを台なしにするつもりはないが,精神病性うつ病のエピソードに陥ったら台なしにされてしまうことになる。

　発病の早かった患者,重度の思考障害[321],または過去に再発が繰り返しあった患者は,再燃のリスクが高い。重症な自殺傾向や危険な焦燥感がある患者の再燃は,重大なリスクを負うことになる。再燃のリスクが極度に高い患者や再燃によるリスクが高い患者には,リチウムと抗メランコリー作用のある抗うつ薬の同時投与または維持ECTによる維持療法を考慮するべきである。

精神病優位型うつ病

　2つの亜型,双極性混合状態型と脳機能低下型についてそれぞれ論じる。

双極性混合状態型

　患者が躁とうつの混合状態にあるように見受けられる,過去に躁状態または躁うつ混合状態のエピソードがあった,または出産か中絶の2ヵ月以内に精神病状態または重症なうつ病があった場合,双極性として治療する。もし至急に反応が必要であれば,迅速で信頼性のあるECTが適当である。ECTが必要であるが実施できない場合,前述の「鎮静プラン」を始め,その後急性の薬物療法を加える。5日以上薬物療法トライアルの猶予があるならば,炭酸リチウムまたはバルプロ酸を始める。精神病症状や興奮があっても,リチウムやバルプロ酸という選択に問題はない。

　リチウムは,最終的に期待される定常状態の量で開始する。健常な腎機能で,40〜65歳の男性であれば1200 mg／日,女性であれば900 mg／日である。48時間後にリチウムの血中濃度を測定する。最終的な定常状態のリチウムレベルを,このときの約1.33倍となるようにすべきである。このときリチウム量を調整し,その後のリチウムの上昇を防ぐ。さらにもう

24時間後に2度目のチェックをする。リチウムの定常状態は，このレベルの約1.14倍になっているべきである。もし口渇や排尿が増えたら，塩化カリウム 15 mEq を1日1～2回始める。リチウムを始めて4日以内に血中リチウムレベルを 0.7 mEq/l 以上にすることが目的だが，1.0 meq/l 以上になることは避けなければならない。これを確実にするために，毎日でも繰り返し採血をする。この幅に達して3日以内に，最大の改善を得ることができるはずである。これは5～7日間で試みるべきだ。もし十分な反応がなかったり，不十分な状態で臨床上の改善が頭打ちになった場合は，患者がより信頼性の高いECTを選択するのでない限り，バルプロ酸を加える。

　バルプロ酸を使うには，1日 30 mg/kg から始め，端数を切り捨てて 250 mg の整数倍になるようにする。虚弱であったり，高齢であれば，代わりに1日 20 mg/kg で始める。一般的なバルプロ酸の場合は，1回量が 750 mg 以下になるように1日量を分割する。より高価なデパケンERは1日1回の服用にできる。2日以内にバルプロ酸の最初の血中濃度を測定する。もし最初の服用から16時間後に採血したのであれば，その約2倍の値が最終的な定常状態になるはずである。最初の服用から32時間後に採血し，2日目も初日と同量投与すれば，その1.33倍が最終的な定常状態となる。バルプロ酸の血中濃度は 70～100 mEq/l とする。これを確実なものとするために，毎日でも繰り返し採血をする。この幅に達して2日以内に，最大の改善を得ることができるはずである。これは4～7日間で試みるべきである。もし十分な反応がなかったり，不十分な状態で臨床上の改善が頭打ちになったりする場合は，患者がECTを選択するのでない限り，リチウムを加える。もしその組み合わせがすでに試みられていれば，ECTが望ましい。

脳機能低下型

　患者に脳血管障害がある場合またはそのリスクが強い場合でも，不安障害が出現していない場合，ECTが選択される。もし身体緊張性不安障害がある場合でも，妄想や幻聴が奇異なものならば，ECTが望ましい。これはECTに効果があるからというだけでなく，薬物療法は効果がない可

能性が高く次善の策だからである．もしECTができないのであれば，「鎮静プラン」や上記で述べたようにリチウムやバルプロ酸を始める．

抗精神病薬の扱い方

　上記の方法がどれも成功しなければ，ここで述べる抗精神病薬しか残っていないように思われる．患者が最近3ヵ月間以上，抗精神病薬を服用していないのであれば，クエチアピンを25 mgから100 mgを1日2回で始める．高齢者はその半分が望ましい．安定するまで，3～7日ごとに最大800 mg/日になるまで増量する．800 mg/日以上が適当である患者もいるかもしれないが，これに対して賛成も反対もすることができない．もし患者が抗精神病薬を過去2年間以上服用していたのであれば，遅発性精神病の可能性を考慮しそれに関する章を参照されたい．それでもクエチアピンが効果がなければ，ロキサピン10～30 mgを1日2回かペルフェナジン8～32 mg/日など他の抗精神病薬に変更する．もし選択した抗精神病薬が効果がなければ，オランザピン10～25 mg/日に（高齢者はその半分に）変更する．オランザピンの後，クロザピンがふさわしければ，統合失調症の治療の場合と同様に処方する．

重症の不安障害の治療

　精神病症状が支配的なうつ病は，重症な不安障害のあらわれを意味していることがときにある．その場合は不安障害として治療するべきである．これを疑うべきなのは次のようなときである．強い身体緊張性不安の不安障害である場合，感情が他に影響されて張り詰め不安になっているがそうでないときには正常で鈍麻していない場合，妄想や幻聴が偏執的だが奇異ではない場合，患者自身がその妄想や幻聴に困っており不快に感じている（「自我異和的」である）場合，話し方は緊張した様子以外は普通である場合，妄想や幻聴の内容が広がらず限定的である場合である．危険な行動

のリスクがないこれらの場合，抗不安治療プランを試みる。もし危険な行動やそのリスクがあれば，抗不安治療に前述した「鎮静プラン」を加える。

　ここでは，重症な不安障害の治療を述べる。最小限でも，抗緊張薬と抗強迫薬の両方が必要である。患者が喘息やうっ血性の心不全，徐脈性不整脈，末梢血管障害またはレイノー現象がなく，すでにβブロッカーを使用していなければ，最初に抗緊張薬を始める。もし患者にうっ血性心不全があれば，βブロッカーの内服がそれにも望ましいかもしれないので，内科医に相談する。最もよい向精神作用のあるβブロッカーは，ベタキソロール2.5〜5 mgを1日2回である。なぜ最もよいかというと，脳内に侵入するスピードが中等度で，半減期（約19時間）が長く，β1に選択的であり，睡眠構造を妨げず，うつ病の原因にならないからである。不安障害の患者の治療にあたる人は誰でも，ベタキソロールが身体緊張性不安を取り除くためにどのように働くかをよく知るべきである。血圧について，ベースラインと少なくとも服用3日以内とに血圧をチェックする。転倒に注意するように患者に喚起する。もしベタキソロールの使用の経験が少なければ，朝2.5 mg，就寝前5 mgが最もよい量だろう。1錠は10mgなので，これには錠剤の粉砕機が必要だ。緊張を治療する際の最少は5 mg/日，最大は10 mg/日である。患者が最近ECGをとっていなければ，とる方がよい。

　もし患者が心疾患のためにすでにメトプロロール（またはトプロール）を服用していたら，内科医と協力してメトプロロールの徐放剤を1日2回にしたり，ビソプロロール2.5〜5 mgを1日3回に変更する。向精神作用のためには，十分な抗緊張効果が得られる血中濃度を保つために，これらの薬は1日の投与回数を少なくするべきではない。ビソプロールはメトプロロールの徐放剤よりも緊張を取り除く。これらは，内科医が多くの患者に処方する心疾患に実績のある薬である。

　ナドロールとアテノロールは，向精神薬としては効果がない。脳内に到達しないからである。プロプラノロールは素早く作用するが，しばしば反跳現象がある。ピンドロールは反跳現象がないが，半減期が短いので1日4回（高齢者は時に3回）服用しなければならない。

もし患者がβブロッカーを服用できない，またはβブロッカー内服によっても問題となる緊張が残っていたら，トピラマート25mgを1日2回内服する。トピラマートの最適な用量は25 mg1日1回から100 mg1日3回と，患者によって大きく異なる。トピラマートは一般的には3〜4日ごとに増量する。著者（シュワルツ）の臨床経験上，トピラマートは常に，効果的な用量にして1日以内に改善をもたらす。目に見える改善が，約1日でプラトーに達する。患者は一般的に，この改善を感じていることを報告し，数週間でさらなる自覚的な改善を経験する患者もいる。腎結石の患者にはトピラマートを避ける。トピラマートに耐性がないまたは効果がない場合は，ラモトリギンに変更することを考える。これもまた抗不安作用をもつ[181]。25 mg／日から始め増量するが，1週間で25 mg／日以上は増やさない。

　トピラマートやβブロッカーの量が多くなりすぎると，患者は疲れ，弱くまたはぎこちなくなり，視界不良も起こりうる。これを経験すると，ほとんどの患者は薬をやめたいと要望する。これは薬物用量が過剰になるのを避けるべき重要な理由だ。もし減量を患者に納得してもらえないときは，ベタキソロールでなくビソプロロールや，トピラマートでなくラモトリギンなど似た薬に変更する。

　抗緊張薬を始めた後で，抗強迫薬を加える。抗緊張薬を最初に与えてあれば，ブスピロンは大きく簡単に改善をもたらすことができる。ブスピロンはわずか7.5〜15 mgを1日2回で十分だ。

　重症の不安障害では，2つ目の異なる抗強迫薬の投与がたいていは望ましい。同じ標的に対して異なる方法で作用する2種類の薬を使うと，より効果的となるのが典型的である。尿路感染症の治療のために，細菌の成長を抑えるスルファメトキサゾールとトリメトプリムを組み合わせるのと似ている。もっと単純にいえば，大きな箱の持ち手がもう一方の持ち手のすぐ下にあるより，異なる場所に2つ持ち手がある方が持ち上げやすいのと似ている。安全上の理由から，市販のSAMe，つまりS-アデノシルメチオニンを抗強迫薬の1番目か2番目の選択肢として，つまりブスピロンの

前か後，しかしSSRIの前に投与することを勧めたい。SAMeは「抗うつ薬」として有用であるとされている[203]。抗強迫薬（SSRIのような）なのか抗メランコリー薬（三環系抗うつ薬のような）なのか，または両方なのかは確立されていない。シュワルツの臨床経験では，抗強迫薬の作用を示す。ヨーロッパでは，SAMeは処方箋が必要な抗うつ薬である。一般的に400 mgを1日1回から始め，数週間後に600 mgに増やし，800 mg／日までの増量を考慮する。最大量は800 mgを1日2回である。SAMeを急速に増やしすぎると，不眠を引き起こす。不幸なことに，SAMeを提供する病院の薬局は非常に少なく，保険も効かない。SSRIより安くてもよいはずである。

　SAMeが効果がなければ，ブスピロンと1つか2つの抗緊張薬と一緒にSSRIを加える。シュワルツが好むSSRIはジェネリックのフルボキサミン50 mg／日である。その他いくつかのSSRIにありうる発癌性がなく[295]，薬物相互作用は稀でたいへん軽いからである。これに代わるのはベンラファキシンの徐放剤75〜150 mg／日で，薬物相互作用は知られていない。

精神病優位型の再発予防

　予防プランには2〜3の側面がある。1つ目は，基本の治療を続けることである。ECTを行った後なら，リチウムがよい選択である。リチウムの血中濃度は0.6〜0.9 mEq/lを目標にする。2つ目は，不安障害があればそれも治療をすることである。3つ目は，心血管障害のリスクを少なくすることだ。つまり禁煙，糖尿の傾向（空腹時高血糖をともなうような）があれば減量，収縮期血圧を100〜120 mmHgに下げる，コレステロール値を下げる，ホモシステイン値を下げる（たとえばメチルコバラミン錠で），性腺機能低下症があればそれも治療すること，である。残念ながら，女性の性腺機能低下症を治療し血管障害リスクを減らすベストな方法についてはまだ確実なものはなく，確立が望まれる。同様に男性の性腺機能低下症の治療も，リスクと効果についての特別な知識と経験を必要とする。

カタトニー型精神病性うつ病

　カタトニーの唯一の効果的な治療はECTで，その後さらなるECTかリチウムか三環系抗うつ薬，またはそのいくつかで維持する。症例経験によれば，クロザピンもおそらくECT後の再発を予防するが，その他の抗精神病薬は予防しない。

　カタトニーの患者には，決まってロラゼパムを試験的に投与する。一般的には1.5 mgを経口または筋注である。それから60分後に患者本人を診察する。これによって，ロラゼパムが症状を軽減させるのにどれほどの効果があるかをはっきりと確かめることができる。もし他の誰かに観察を依頼して改善していないと報告を受けても，効果がないとはきっと思えないはずである。ロラゼパム投与で常にではないが，しばしば患者は会話ができるようになる。改善は2〜24時間，平均して6時間続く。この一時的な改善は，患者に状態を説明しECTの書面による同意を得る価値ある機会となる。ECTの最初の2〜3回ではロラゼパムを追加して，患者が治療に注意を払い協力できるようにする。ECT前夜の就寝前，さもなければECTの2時間前にロラゼパム，一般的には1 mgの経口投与または筋注を行う。ロラゼパムは，コースが進むにつれそれ自体自然に弱くなるECTの効力をさらに減弱するので，ECTの2〜3回目ぐらいの早期に止めることが重要である。

　ECTはカタトニー型のうつ病の治療にとてもよく効くため，もし改善がみられなければ，カタトニー症状を引き起こす粗大神経疾患の可能性が十分ある。もしECT前になされていなければ，脳波，梅毒検査，血沈，神経科へのコンサルテーション，甲状腺ホルモン検査，家族歴の追加聴取，遺伝子コンサルテーション，脳MRI，脊椎穿刺といったさらなる評価を行う。

　いくつかのベンゾジアゼピン系薬（ロラゼパム，クロナゼパム，トリアゾラム）は一時的に症状を緩和するが，カタトニーにベンゾジアゼピンを続けて使うことについての価値について検証した報告はない。これはつま

り，カタトニーの患者がベンゾジアゼピンを退院後も服用または長期に服用するとどうなるか，誰にもわからないことを意味する。不安に対してベンゾジアゼピンを服用した患者は，典型的に数週間か数ヵ月の間に薬に耐性ができてしまう，つまり薬が作用しなくなるということなので，これは深刻な欠点である。その後，利点とは反対に作用し，症状は悪化する。すなわち，薬物耐性と反跳作用が不安を悪化させる。同様の問題が，カタトニーに対して投与されたベンゾジアゼピンに対しても起こる。シュワルツが治療したカタトニー型精神病性うつ病で，ECTを断りロラゼパム2 mg/日かまたはそれ以上で退院した患者はよい状態を保てず，すぐにひどいうつ病か精神病症状かカタトニーになって再入院した。そうはいっても，いくつかの例外はある。おそらくカタトニーの1％の患者はロラゼパム0.5〜1 mgの少量で良好な機能を回復する。このような患者はECTをせずにロラゼパムで維持する試みをする価値がある。

　もしECTができないのなら，他に確立されたよい方法はないが，ほんのわずかの症例報告はある。したがって，これらのECT以外の方法は，最後の切羽詰まった頼みの綱である。これらの中にも優先順位がある。まずは，ロラゼパムを最高1 mg/日投与する。この試験投与から，ロラゼパムの効力がわかるはずである。もし十分でなければ2 mg/日まで増量し，リチウムを加える。リチウムの血中濃度が0.7 mEq/l以上になって48時間以内に改善を認めたら，これはリチウムの効力であるのでロラゼパムを漸減する。もしリチウムの濃度が治療域であっても改善しなければ，リチウムを中止し，ラモトリギン25 mg/日を始める。その後7日ごとに25 mg/日ずつ，寛解するか200 mg/日に達するまで増やす。

　最近，メマンチンの処方で精神病性カタトニーが部分的ではあるが意味のある改善を示すという症例報告がいくつかある（たとえば文献46）。これらの報告の大部分は，併用しているドパミン作動薬か拮抗薬，重篤な身体状態，せん妄の可能性によって複雑化している。メマンチンはアルツハイマー病の認知機能障害治療薬として認定されているが，症例報告にあるような併用薬や状態はメマンチンと相互作用を起こしうる。とはいっても，メマ

ンチンの試みは早く結果がわかりリスクも低いので，もし今までの治療で改善がなければ考慮するべきである。

　精神科医によっては，カタトニーの患者がうつ病性であろうとなかろうと抗精神病薬を処方する者がいる。病院において著者（シュワルツ）は，この投薬計画で素早く改善した患者もみてきたし，もっと悪化し，興奮性のカタトニーや致死性緊張病になった患者もみてきた。致死性緊張病は，悪性症候群と同じような多くの症状を呈する。ベンゾジアゼピンと同じように，カタトニー型うつ病の患者に抗精神病薬を外来でも続けることの価値について評価した報告はない。ロラゼパムやクロナゼパムと，抗精神病薬との併用は，悪化が起きた場合それを和らげるのかもしれない。カタトニーの患者に投与する最もリスクの小さい抗精神病薬は，おそらくクエチアピンで，次いでクロザピンである。

　ECTによって回復したカタトニー型精神病性うつ病の再発防止プランは，メランコリー型精神病性うつ病と同じである。重点を置くのはリチウム，またはリチウムが効果がなければ維持ECTである。

精神病等価うつ病

　この症状は基本的に高齢者に起こる。したがって，せん妄や脳機能が低下した認知症も同時に考慮しなければならない。そのためには，振戦せん妄の可能性を確認したり，抗コリン薬やベンゾジアゼピン系薬を飲んでいないか薬のリストを入念に調べたり，EEG，脳CT，酸素飽和度や尿培養，赤血球沈降速度，電解質，甲状腺ホルモンをチェックしたりすることがしばしば必要となる。せん妄や認知症の評価は，本書の範囲を超える複雑な問題である。これらが除外されるまたはこれらがうつ病のみによるものであると判断したら，唯一の信頼性のある治療はECTである。もしECTができないのであれば，可能性が低いが第二の方法はメランコリー型うつ病と同様の薬物療法である。

　再発予防プランは，脳血管病変の悪化を遅らせるための対策をとりなが

らメランコリー型うつ病と同じようなステップを踏む。なぜなら精神病等価うつ病は，治療によって認知機能の困難が消失しても，アルツハイマー病や血管性認知症に発展する可能性があるからである。認知症は，いくつかの方法で防止したり発症を遅らせたりすることが可能である。それは心臓発作や脳卒中を減らすのと同じ方法である。つまり，禁煙し，糖尿の傾向があれば減量し，血圧を下げ，コレステロールやホモシステインの数値を下げ，性腺機能障害があればその治療を勧めることである。

遅発性精神病性うつ病

遅発性精神病性うつ病は，確立された治療法がない分野である。つまり治療プランはすべて推論に基づいている。とはいっても，原理の検討や文献報告や症例経験によって，4つの異なる治療方法が示唆されている。これらは，この診断を忘れ，そのよくみられる悪化していく慢性症状を見過ごすよりましである。以下に効果のある順に示す。

遅発性精神病に対するリチウム療法

この方法はおそらく，効果と安全性の最適な組み合わせである。精神病優位型うつ病に関しての記述と同様，炭酸リチウムを始める。いったんリチウムの血中濃度が治療域に達したら，抗精神病薬を完全にかつ速やかに中止する。もし焦燥感が出現したら，前述の「鎮静プラン」を採用する。もし鎮静を徐々にでも中断できないようであれば，後述のようにカルベジロールを加える。

クエチアピンとクロザピンを除き，すべての抗精神病薬は厳重に避ける。この方法は，著者（シュワルツ）が遅発性であることがはっきりしている重症なケースで用い，鎮静剤をまったく使用しなくてもよく効いた[286]。しかし，この経験はすべて入院患者であって外来患者にはリスクがあるようである。

遅発性精神病に対するカルベジロール療法

　カルベジロールにはいくつかの薬理作用があるが，その効用を別々に説明することができない。βアドレナリンブロッカーであり，αアドレナリンブロッカーであり，カルシウムチャンネルブロッカーであり，また強力な抗酸化物質でもある。カルベジロールは，速やかにジスキネジアや嘔吐やしゃっくりや強迫観念や抑うつ気分などの，いくつかの遅発性の症状を減弱させる[281]。カルベジロールは，喘息や徐脈性不整脈や末梢血管障害やレイノー現象がある患者には使用すべきではない。すでにβブロッカーを服用している場合は処方者と相談し，カルベジロールに変更するべきである。もし患者が心臓に問題があるのなら，用心のために内科医とよく協議する。6.25 mgを1日4回，高齢者はこの半分で開始するのがよい。カルベジロールの使用の前後は血圧や脈拍をチェックする。患者がまだ抗精神病薬を服用している間に，カルベジロールを始める。その1日後，抗精神病薬は一度に完全に中止する。もし焦燥感が出現したら，前述の「鎮静プラン」を使用し，忍容性があればカルベジロールを倍増し，鎮静薬を漸減中止する。

遅発性精神病に対するクロザピン療法

　患者がまだ抗精神病薬を服用している間に，25 mgを1日2回で始める。患者がベンゾジアゼピンを服用していれば，呼吸不全が起きるかもしれないので用量を最小限にし，パルスオキシメーターのモニターの使用を考慮する。クロザピンの用量を2～3日ごとに増量しながら，抗精神病薬を漸減する。クロザピン300 mg／日の時点であらゆる抗精神病薬は中止する。クロザピンは徐々に800 mg／日まで増量することができる。クロザピンの血中濃度を測定することは，用量の調整の手助けになる。致死的な顆粒球減少症（白血球の非生産）を防ぐために，白血球数を数ヵ月間は毎週，その後は2週間おきに測定する必要がある。もし白血球が2000以下に落ち込んだら，ただちに血液専門医に顆粒球刺激因子の投与について相談する。

遅発性精神病に対する抗精神病薬療法

　この方法は短期間の症状の管理に用いられる。遅発性の精神病症状を悪化させるので、よくない治療方法である。これは、患者に遅発性精神病症状を引き起こしたドパミン遮断作用のある薬物と同じタイプの薬をさらに与えることになる。方法は単純で、症状が反応するまでただ増量する。ほんの少しドパミン遮断薬の量が多いことへの強い反応が、遅発性精神病の臨床上の一般的特徴であるといわれている[51]。時間がたつにつれ、用量はさらに増やさなければならない。もちろん、ドパミン遮断抗精神病性鎮静薬を服用することによる心理的な障害は続く。

薬剤誘発性，ホルモン誘発性精神病性うつ病

　一般的な方法としては、病因となった薬やホルモンを中止したり減量したりすることから始める。これでは不十分かもしれないが、うつ病と思われるものが実際はせん妄であるのならば、これで寛解する可能性がある。ホルモンまたはホルモンの欠乏によって引き起こされる精神病性うつ病は、典型的にはホルモン値が是正されても持続する。コルチコステロイドや甲状腺ホルモン、アンドロゲン、エストロゲンが、過剰でも欠乏でも急低下でも原因となる。

　もし甲状腺機能低下症により精神病性うつ病となれば、少なくとも数週間が過ぎるまでは、トリヨードサイロニンとノルトリプチリンの組み合わせの投与にはリスクがあることが多い。なぜなら、これらの患者は一般的に甲状腺機能低下による心機能障害をもち、トリヨードサイロニンを服用すると甲状腺ホルモンの活動を急に増加し、不整脈を引き起こすからである。これはECTの使用を示唆すると思われるが、残念なことに甲状腺機能低下症はECTの発作を弱める傾向がある。とはいっても、これは単なる傾向であってそう決まっているわけではないので、もし差し迫った反応が求められるならばECTが望ましい。シュワルツは「2年前にECTをして迅速に改善した70歳の男性が、重症の甲状腺機能低下症を新たに発症

したせいでうつ病が再発した。彼は非代償性のうっ血性心不全であった。甲状腺機能低下症のため，以前のような質のよいECTの発作を得ることはできず，改善しなかった。3回のセッションが不成功だった後，さらなるECTは延期となったが，この患者は6週間後に亡くなった」と述べている。

　コルチコステロイドによる気分障害はリチウムに反応することがある。患者に5日間の薬物療法トライアルをする猶予があれば，精神病優位型で述べたようにリチウム療法を，必要であれば鎮静プランもあわせて試してみるべきである。もしこれがうまくいかなければ，次の治療プランは患者が求めるゴールによって異なる。患者に慢性的な身体面の障害がある場合は，抗精神病性鎮静薬を使用してもおそらく生活の質がそれ以上落ちたり，さらなる障害が加わったりということはないだろう。患者にこのような慢性的な障害がない場合は，抗精神病薬よりECTが望ましい。

　薬剤誘発性またはホルモン誘発性精神病性うつ病の患者がカタトニーになったら，EEGがカタトニーかせん妄かを判断する助けになるはずである。1つの例として，ジスルフィラム（ノックビン）の毒性が，顕著な姿勢常同，しかめ顔，一点凝視，無言，蝋屈症を呈すせん妄を引き起こすことがある。このせん妄は3，4日で自然に消失する。もし患者がせん妄よりカタトニーのようであれば，カタトニーに関する記述に沿って治療を行う。

てんかん患者の精神病性うつ病または
てんかん性精神病性うつ病――他の粗大脳疾患

　てんかん自体の治療の他には，てんかん性精神病の確立された治療はない。患者の抗けいれん薬への反応は非常に幅がある。平均すれば，患者群でみると抗てんかん薬の効果には差はないが，特定の抗けいれん薬への反応は患者によってさまざまである。新しく特許をとった抗けいれん薬は，フェニトインやプリミドンやフェノバルビタールより副作用は少ないが，

精神科疾患に対する効果は古い薬の方がよいこともある。

　抗けいれん薬は3つの異なる使い方がある。抗けいれん薬として，抗躁薬として，抗緊張不安薬として，である。抗躁作用と抗緊張不安作用はしばしば「気分安定薬」の中に混ぜ込まれている。しかし，これらの2つの作用は別々のものであり，強い抗緊張不安作用をもつ薬に抗躁作用がないものもある（たとえばトピラマートやラモトリギン）。一方，強い抗躁作用をもつ薬には緊張を減弱する作用がないか，あっても少しだけのものもある（リチウム，バルプロ酸など）。てんかん性のうつ病の治療では，抗躁作用と抗緊張作用は第一に考慮すべき問題ではない。

　もし患者が抗けいれん薬を服用していなければ，まず1種類始める必要がある。もし1種類で症状が残るようであったら，もう1種類追加するか変更する。

　かつてよくいわれていた「強制正常化」という用語は誤解があり，また単純化しすぎであった。この考えは，てんかん患者に抗けいれん薬を与えると精神病症状が出現したり，もともとあった精神病症状が悪化したりするというものである[81]。これが抗精神病薬だけを与え，抗けいれん薬を避けるという誤った方法として伝わっている。もっとはっきりいうと，てんかんの治療が中途半端であることが，疾患そのもの以上に精神病症状を生み出しかねない。抗けいれん薬を始めることで，全般性発作から複雑部分発作に変わる。これでけいれん発作の回数は減るが，行動障害や精神症状は増える可能性がある。全般性発作はせん妄を起こすことがあるが，抗精神病作用がある。反対に複雑部分発作は幻覚を起こし，せん妄の原因にもなりうる。患者が必要としているものはより効果的な治療であって，不完全な治療ではない。てんかん性の精神病が抗けいれん薬による治療中に悪化した場合，用量の増量，2つ目の抗けいれん薬の追加，または抗けいれん薬の変更を検討する。

　オランザピンは行動の障害を強力に減らすので，それによって精神病症状やうつ病，複雑部分発作による行動障害を抑えることもある[288]。これは，どのように抗精神病薬が症状の原因となる疾患を治療せずに症状を減弱さ

せることができるかを示す，明らかな例である。それは抗精神病薬による症状の減弱が，いかに患者の疾患の性質について何も示さないかということを表している。もちろん，けいれん発作がある患者に対する抗けいれん薬の治療を差し控えることは適切ではない。

反対に，オランザピンやその他の抗精神病薬は，うつ病や精神病に似たせん妄症状をともなうけいれん発作を引き起こす[289]。このような場合，症状を取り去ろうと抗精神病薬を続けることは適切ではない。それらは，せん妄の症状であって大うつ病，精神病性うつ病または統合失調症のような機能性の精神病性障害の兆候ではないからである。

アルツハイマー病やパーキンソン病の患者における精神病性うつ病の治療は，目標がふつう症状緩和で，元来の機能を回復させるという考え方に意義がないことを除けば，それらの疾患がない場合と同様の治療になる。基本的な管理方法は，診断に関する項で述べたとおりである。患者の中には，高用量にもかかわらず単なる薬物療法で反応しないものもいるだろう。ECTは，うつ病とともにパーキンソン病の症状もよくする。ただし典型的には，パーキンソン病の症状は最後のECTから数週間以内に元に戻ってしまう。アルツハイマー病に対するECTに関する文献はあまりないが，シュワルツは治療抵抗性の焦燥感が強いうつ病を呈する精神病性の認知症の患者に頻回にECTを行い，成功したのを何度かみたことがある。患者の安全のために焦燥行動を減らし，管理しやすくするという目標は達成されている。

偽精神病

反社会性パーソナリティ障害の患者を除いた，偽精神病の患者の不安障害の治療について検討する。不安障害がある患者は，自分の悩みを不安として認めて説明できないことが多い。これらの患者はその症状を説明するのに，大うつ病や双極II型や成人のADHDや内科疾患だとしばしば主張する。精神病性うつ病と主張することもある。このような患者は，境界性

パーソナリティ障害や虚偽性障害やその他のパーソナリティ障害として片づけられることが多いが，不安障害の評価を行うべきである。治療については，「精神病優位型」の項で前述のとおりである。

分類不能，不明，不明確なもの

　一般的にこのようなケースは，さらなる評価を必要としているように見受けられる。カルテ上に不明確な点がある可能性が高いので，それでも数日間解決しない点に悩むようならば，セカンドオピニオンを信頼できる同僚から得るのがよいかもしれない。シュワルツによれば「私の意見では，はっきりしない症例を生み出す環境にはいくつかある。その一つは，患者が重大な既往症を話していない，またはその情報が得られないということである。私が治療した何人かはアルコール依存症を隠していた。その理由を1人の患者は『単なるアルコール依存症の人として扱われたくなかった』と言った。患者と正確にコミュニケーションが取れないとき，または数日間患者に関する情報が得られないときには，『鎮静プラン』が時間をかせぐのに有用である。せん妄は，数時間から数日，診断に悩む状態が続くことが多い。精神病症状と抑うつ症状の両方がある謎めいた症例は，ハンチントン病のような神経疾患の場合もある。血縁者についての情報がなければ，このような病気を疑うことは難しいだろう」。

　急性のカタトニーは，一点凝視の態度や持続しない無言状態（たとえば，わずかな不適切な会話がある）しかみられないとき，特に精神病症状もあらわれている場合は診断を容易に誤ってしまうだろう。カタトニーは，患者がせん妄の原因になるような身体的な問題を持ち合わせたり外傷性脳損傷を患ったことがあったりしたときなどは，診断を誤る可能性がさらに高い。せん妄と身体的原因によるカタトニーを見わけるためには，しばしばEEGと脳MRIが必要になる。シュワルツは最近2度，神経医がせん妄と診断した一般病棟に入院中の患者をカタトニーと診断した。EEGが正常であったことにより，カタトニーだと考えられた。症状が数週間安定して

続いたという事実も，カタトニーを支持した。ECTを準備することが難しいことを理由に，カタトニー型うつ病と診断することを躊躇する精神科医もいるようである。

外傷性脳損傷を患った患者は，急性にも慢性にもあらゆる精神病症状を呈し，その症状像は，異なる状態であるかのように，時間がたつにつれ変化しうる。もしけいれん発作が起きていれば，その症状はせん妄なのかもしれない。脳波が正常でも，また神経学的には否定的でも，けいれん発作を起こした症例は何度もみたことがあるし，精神科医なら誰でもみたことがあるだろう。しかしながら，外傷性脳損傷はカタトニーのあるなしにかかわらず精神病性うつ病を引き起こすことがある。これはせん妄ではなく，抗てんかん薬の治療も効果がない。これらのせん妄ではない症例は，一般的には上述したような症状の解釈にしたがって治療される。

もし患者の診断が未定の状態が続くのならば，何かが成功するまで順次いろいろな治療を試みることには意味がある。しかし，抗精神病薬で症状が軽減してきても，抗精神病薬はうつ病，躁病，せん妄，ほとんどの精神病性症状，不安，およびてんかんの症状を抑えることができるので，診断に関しては何も示唆するものがない。原則として抗精神病薬は最終手段であることに変わりなく，ときに悪化の原因にもなる。ECTは，最終手段ではなく最初の手段になることもある。神経疾患，せん妄，不安障害の合併は，しばしばうつ病や精神病と見受けられる症状をつくり出す。

残遺するうつ病症状とPTSD

精神病性うつ病を含め重症の病気は，PTSDのような不安障害の原因になる。PTSDは記憶の障害，不幸な気分，緊張，意欲低下が長引いた状態である。PTSDの発症は，数々のストレスの高いエピソードによって可能性が高まる。精神医学の文献では概して，精神病性うつ病やその他のうつ病からの不安障害の発症を見落としている。それどころか，精神科医は不安障害の症状をうつ病の方のせいにしている。最近では，「慢性症候潜在

性うつ」「残遺性うつ」「無反応性うつ」などの言葉が使われている。PTSDのような不安障害は精神病性うつ病とは別の治療があるので，これは根本的な問題なのである。

通常と変わらず，治療の前に診断である。不安障害はたいてい不調と緊張の両方があらわれる。不調は目には見えないが，患者はあると言う。患者は自分にはもっとふさわしい状況があるはずだと信じている。緊張は，たいてい過換気，易刺激性，過活動，イライラ，ソワソワ，落ち着きがない，不眠，金切り声で表現される。もちろん不調や緊張は，欲求不満や喪失感や脅威で増強する。この状況が継続し存在すると治療が必要となる。うつ病の「残遺症状」の大部分は，緊張の問題なのである。

不安障害の治療は容易ではなく，効果のある方法も広くは知られていない。これは，いったんうつ病にかかると不安障害とはみられないことが多い理由の一つである。もちろん，不安障害が適切に治療されるためには，その前に診断される必要がある。

不調と緊張は，両方が治療を必要とする。一方を治療することでもう一方も治療することにはならない。軽傷の場合を除いて，不調を取り除いても緊張は取り除けない。治療の概要は精神病優位型の項において前述した。これらの治療の多くの詳細は，本書の主眼から外れる。しかし，SSRIとブスピロンは交感神経をしずめることはなく，したがって緊張をしずめることもないということを繰り返しておく。緊張は正しく治療されるべきである。

付録1 精神医学的概念のサマリーガイド

薬物療法については,「付録2：向精神薬と治療のサマリーガイド」を参照。

病歴と精神状態の診察

　精神医学を含む医学において患者の訴えの理解は,人生を理解するのと同様に,病歴を聞くことで始まる。病歴をよく知ることがしばしば診断につながる。

　現病歴を知るには,まず患者と家族の悩みと苦痛を理解することである。悩みと抑うつを区別することが重要である。現病歴を知れば,言動の乱れが始まった時点から症状の消失と再燃,入院,薬物療法の時間経過が明らかになる。

　精神状態の診察とは,患者の状態を描写することであり,おそらくそれは物語で登場人物を詳細に描写するのと同じことである。記述されることは,清潔さと疲労の程度など全体的な外観,面接者への態度（協力的,受け身的,皮肉っぽい）,覚醒度,話の信憑性,自らが表現する気分,観察上の情動表現（感情）,体の動きの量と奇異な点,会話の速さと変わった点,基礎的な知的機能,思考表現の奇妙さ,洞察力の程度である。これらの特徴の研究は,精神病理学と呼ばれている。

　覚醒度は,警戒心が強く反応しやすい人では過剰になっている。覚醒度が低下していくにつれて,眠気（傾眠）,鈍麻（反応の低下）,昏迷（かすかな反応しかない）,昏睡になる。覚醒度の低下は,緊張病やせん妄でよくみられる。

　患者の気分とは,患者が語るものである。これに対して感情は,疎通性

を含めた非言語的な心の動きの身体的表現である．平板な感情は，機械的にみえる．不安定な感情は，急に変化する．いくつか感情を挙げると，喜び，怒り，悲しみ，困惑，疲弊，緊張，驚きがある．

　観察できる筋肉の運動と会話の仕方は，メランコリーとカタトニーの評価に重要である．創出，反応，反復は，思考と動作の表現における3つの異なる側面である．うつ病では，新たな思考と運動の発動がほとんどないかまったくなく，かろうじて反応だけがあるのが典型的である．これらはそれぞれ，思考の貧困，寡動と呼ばれている．わけもなく，すなわち刺激もないのに焦燥を示す患者も少数いる．寡動には，仮面様顔貌と鼻のすぐ上に隆起する筋肉も含まれる．後者は，ギリシャ文字のオメガの文字（Ω，ω）に似ているため，「オメガ徴候」と呼ばれる．

　身体の緊張性不安は，たいてい筋肉にあらわれる．それは交感神経系が亢進することを指し，緊急性がないのに敏感に恐怖感を起こさせる神経系である．緊張とは，貧乏ゆすり，震え，ガタガタ揺れること，イライラ，焦燥，怒り，大きく荒い声，おしゃべり，話の繰り返し，筋のこわばり，落ち着きのない不眠がそれにあたる．緊張性の不安は，それのみで存在するか，精神病性うつ病のようなある状態によって生じる．周囲からみてわかる緊張は，痛みのような不愉快なものである．この種の緊張をもつ患者には安息が必要で，患者は安息を得るために予期せぬまたは危険な行動に走るかもしれない．自殺しようとするたいていの患者は緊張が強い．

　基礎的な知的機能は，認知機能と呼ばれる．これには，姓名，場所，時間，現況を正確に言えること，すなわち見当識を含む．ミニメンタルステート検査（MMSE）は，知的機能だけに関わる検査で，時事的な出来事，基本的な計算，簡単な再生，物品呼称，簡単な指示に従うことが含まれている．MMSEは28〜30点で正常，教育をきちんと受けていない人では23〜27点でも十分な得点，23点以下は異常所見である．

　妄想と幻覚は，奇異な思考の表現である．妄想は，揺るぎない非現実的な言説で，患者は心からそれを信じているようにみえる．それはときに固定した誤った信念と呼ばれるが，現実の政策や現存する宗教には関係がな

い。妄想はいろいろ説得しても変わるようなものではない。幻覚は，何も存在していないのに感じる誤った感覚で，声や音が聞こえることが多く，ときにはないものを見たり感じたりする。幻覚のうち，あるものは精神病的ではない。たとえば，半覚醒のときに名前を呼ばれるのが聞こえたり，2晩寝ないでいると何かが見えたりする。顔や姿がゆがんで見えるのは，幻覚ではない。幻覚に確かな意味づけがなされると，それは妄想になると考えられる。患者が幻聴の要求に従うとすれば，患者は「命令幻覚」をもっていることになる。これは危険なほどに判断力低下を示す症状の典型である。

　精神科医は，奇異な妄想とそうでない妄想を区別する。奇異な妄想は，ふだんの通常の生活に関連していない。たとえば，緑色の肌の人が壁を抜けて自分を連れ去りにきた，という類のものである。警察やIRS（国税庁）が自分を探している，という妄想なら奇異ではない。そのような奇異でない妄想は，妄想性うつ病には一般的である。

　精神病性うつ病の患者のその他の思考の問題には，強迫観念（持続的に繰り返される観念），強迫行為（持続的に繰り返される行為），パラノイア（これは妄想である場合も単に不安が強い場合もある），話の脱線，過包摂言辞（話のわまりくどさ）がある。

　病識とは，患者が自分の病気と治療の必要性をわかっていることをさす。診察の他の要素にもいえるように，病識にもさまざまなレベルがある。自分は病気だと認めても，よく眠ることさえできれば元気になると言い張る精神病性うつ病の患者は，自分の状態が病気であることを否定しているのである。

精神医学的診断

　疾患は症状を引き起こすものだが，医師が治療するのは症状ではなく疾患である。疾患が寛解に至れば，症状は消失するものだ。疾患が治療に反応せず，寛解に至らなければ，症状は減ったとしても続いてしまう。標準的な方法で各診断を記述しようとしたAPAの出版物が，DSMである。現

在のバージョンは第4版でDSM-Ⅳと呼ばれる。診断が正しいものとなるには，一連の診断基準を満たす必要がある。たいていの診断基準は，いくつかの点が合致すればよいことになっている。DSM診断は，いくつかの委員会によってつくられたもので，エビデンスに基礎を置いておらず，カタトニー，また認知症のような神経学的状態を除けば，厳格な所見も必要としていない。

　精神医学の多くの診断は，現代科学の基礎となる歴史に記録された確固としたものをもっている。多くは，二面をもつコインのようなもので，心理学的側面と身体的側面がある。たとえば，カタトニーはこの2つの側面で表すことができる。身体的には，困惑や狼狽の感情，放心状態または傾眠，強い筋強剛，断続的に起きる一点凝視，しかめ顔または彫像のような姿勢常同，反響言語や一時的な無言といった特徴を示す。心理学的に共通してこれらが有しているものは何か。それは，せん妄でもみられるような，注意力の顕著な障害である。カタトニーのほとんどはうつ病とともに生じるが，身体的疾患（たとえば脳外傷）や統合失調症でも起きることがある。

　メランコリーは，思考産出力と体動の顕著な鈍化を伴う重症のうつ病である。患者は，疲弊し固まったようになっており，周囲が世話することもできない。メランコリーの患者は通常，嬉しい知らせを聞いても気持ちが動くことはない。

　統合失調症は，100年前にできた診断である。少なくとも1ヵ月（ときには少なくとも6ヵ月）続いて，他の原因やうつ病など気分障害で説明できない精神病状態をさす。統合失調症が意味するのは，患者が精神病状態にあるということだけであり，なぜそうなるのかはわからない。したがって，統合失調症に治療というものはなく，単に抗精神病性鎮静薬によって和らげるのみである。患者が精神病性うつ病である可能性が少しでもあるなら，統合失調症を考えるべきではない。

　統合失調様障害は，特徴が統合失調症に似ている診断であるが，統合失調症ほど長く症状が続かなくてよい。精神病性気分障害（たとえば精神病性うつ病）と統合失調様障害や統合失調症を正確に識別することは，事実

上不可能なのである。その理由の根本は，その区別が患者本人の症状の訴えに基づいてなされることにある。しかし，症状を完全かつ正確に述べる患者の能力は，疾患と薬剤，おそらくは不完全な病識によって障害されている。この状況では，精神病性気分障害ではなく統合失調様障害や統合失調症の診断を当てはめることは，患者に不利益な結果になる可能性が高い。

　統合失調感情障害は，信頼性のない診断である。その意味づけは，DSMの改訂のたびに変わり続けている。この状態の正しい診断には，向精神薬の作用のないところで患者を観察することが必要になるが，これを現実に行うのは無理である。もし患者に精神病性うつ病である可能性があるなら，この診断を持ち出してはいけない。統合失調感情障害とされた患者は，精神病性うつ病ではないという証拠がない限りは，精神病性うつ病として治療される方がよい。

精神科における臨床検査

　MRIもCTも，脳の解剖学的な画像を作りだす装置である。MRIは，脳の断面の白黒写真のようにみえる。CTは，レントゲン写真に似ているが，実際にそうである。これらの画像は，錯乱や抑うつ状態を生じかねない脳の異常，たとえば脳内の血液や他の脊髄液の集積，卒中，浮腫，萎縮や増殖などを明らかにしてくれる。精神病性うつ病と他の重症の精神科疾患では，MRIではいくつかの特色を除いては異常を見出すことができないのが通常である。その特色は，脳室周囲の白質にみられる高輝度の白い斑点である。CTでもこれはみられることがある。この斑点は，1980年代の中盤以来知られており，脳に血流を運ぶ小動脈（細動脈）壁の変化を示していると考えられている。MRIでこの斑点がみられても精神疾患はない人もいるが，この斑点は精神科疾患と関連していて，それは喫煙と心臓病の関係と同じようなものである。脳を顕微鏡的に調べても，MRI上のこの高輝度の斑点に相当する目に見える変化はみつかっていない。その解剖学的な特性は謎のままであるが，その存在は確かである。

　脳波は，脳の電気的活動を研究する手法である。てんかんやせん妄では，

脳波はほとんど常に異常となる。メランコリー性やカタトニー性のうつ病を含めて精神科疾患では，通常脳波は正常である。精神病性うつ病の患者が異常な脳波を呈していたら，身体的な原因を特定し治療する必要がある。

　いくつかの血液検査は，精神科的問題を生じる身体疾患を特定する際に重要である。甲状腺機能低下症は精神病性うつ病を引き起こすことがある。甲状腺機能低下が補正されると，うつ病は改善することもあるし，変わらず続くこともある。梅毒，エイズ，ループス，低ナトリウム血症，高ナトリウム血症，糖尿病は，錯乱（せん妄）やうつ病の原因となりかねない身体状態であるが，血液検査でわかるものである。

　デキサメサゾン抑制試験（DST）の結果は，精神病性うつ病の患者の半数で異常となる。この異常は，少ないが明白な体内のコルチゾールの過剰分泌量（典型的には10％）を反映している。

付録 2 | 向精神薬と治療のサマリーガイド

　ここでは，精神病性うつ病の治療または管理のために使用される向精神薬の概略を説明する。薬の一般名を先に挙げる。一般名だけを用いることで患者のみに焦点を合わせ，薬の宣伝を排除する。商品名に言及することにより，ここでの提案が高価になることを避けるためである。下記で高価とされている薬の価格は，ジェネリック薬が出ることによりすぐに下がるものもあるはずである。

抗精神病性鎮静薬

　「抗精神病薬」という薬の分類名は誤っている。抗精神病薬はすべて，服用した患者全員の思考過程に強力に影響を及ぼす。それは，思考を正常にするものではなく，特異的に精神病症状を治す薬ではない。どちらかというと，一般に思考の複雑さや量を低下させるものである。服用者の大部分は抗精神病薬を中断するが，それはおそらく，人生における喜びや何かを達成したとき（それには薬を正しく服用したことも含まれるが）の報われた気持ちが減るからであろう。その他の副作用には個人差がある。たとえば，意識がもうろうとする患者もいればそうでない患者もいる。特許薬であれば，一般的にジェネリック薬の何倍も高い。

　元来の抗精神病薬は神経遮断薬と呼ばれていた（最も一般的なのはフェノチアジン系である）。これらの薬は神経伝達物質であるドパミンの作用を遮断し，ドパミンを欠乏させる。ドパミン遮断は水道の流れが減った蛇口のように，脳の前頭前野からの神経細胞の活動の流出を減じる。前頭前

野は，人間の脳の複雑な思考に深く関連している。ドパミンの欠乏はパーキンソン病の原因である。神経遮断薬の一般的な副作用はパーキンソン病に似ている。つまり動作，思考，感情表現の低下，筋の固縮，振戦，不随意運動，平衡と歩行と嚥下の障害，さらに最終的には不安，抑うつ，意欲低下といった症状にもつながる。最初の神経遮断薬であるクロルプロマジンは1954年に発売された。効果についてはその後の薬（クロザピンを除く）と大差ないが，まれにある毒性を生じる作用のため望ましい薬ではない。

　1990年以降に市販された抗精神病薬は「非定型」または「第二世代」と呼ばれているが，これらの用語は限定または統一された医学用語ではなく，製薬会社が広く販売促進している流行りの，そして高価な特許薬を指して使われる。最近の抗精神病薬にはドパミン遮断作用が強力なもの，中等度のもの，そしてほとんど遮断しないものがある。ドパミンを直接遮断しない抗精神病薬は，前頭前野の機能を部分的にだけ抑制する。ドパミンを中等度遮断し，前頭前野を中等度に抑制する抗精神病薬もある。効果を説明する生理的な証拠がない抗精神病薬もあり，そのメカニズムについては仮説を立てるしかない。薬の副作用はメカニズムに対応するので，メカニズムごとに薬を分類することとする。

ドパミン遮断薬

　これらの薬は，主に基底核と呼ばれる脳の深部中心部におけるドパミン（神経伝達物質）の働きを遮断する。この脳の部分は，蛇口の弁のような動きをし，神経の伝達を切り替えて，前頭前野から筋肉や脳における論理的思考や意識の部位に行くよう調整する。精神病性うつ病の症状を消失させるほど大量のドパミン遮断薬を投与すると，明らかな副作用とわずかな副作用の両方がたいてい起こる。副作用は高齢の患者においてより深刻で，かつ長く持続する。一般的な明らかな副作用は，(a)筋の固縮と自発的運動の欠如（いわゆるアキネジア），(b)静座不能（いわゆるアカシジア），そしてついには(c)不随意の身もだえるような動き（いわゆる遅発性ジスキネジア），(d)精神病，うつ病（遅発性精神病，遅発性うつ病）である。遅発性

精神病や遅発性うつ病に気づかない医者もいるし，それどころか知らずにこれらの症状が抗精神病薬ではなく精神症状に起因すると考える医者もある。限定的で願わくばまれな副作用には，(e)高熱や衰弱，昏迷を伴う神経遮断薬性悪性症候群（しばしば肺炎に間違えられる），(f)癌，特に乳癌がある。いくつかのドパミン遮断薬は，特にα1受容体やH1受容体など交感神経の作用を抑制するため意識がもうろうとする。その他のドパミン遮断薬は眠気を催さない。これらの薬はまた吐き気を抑える効果があるため，その効果のためにもっぱら使用されるものもある。

ほとんど眠気を催さないドパミン遮断薬

　アリピプラゾール（エビリファイ）：ドパミン遮断というよりドパミンの調整薬であるという宣伝文句は，その商品名もそうだが，この特許薬の利点が誇張され副作用が過小評価されている。この薬は高齢者に重篤な副作用を引き起こす。この驚くほど高価な価格に見合った効果はない。近い将来ジェネリックが出る予定もない。

　フルフェナジン（フルメジン），ハロペリドール（セレネース）：錠剤，液剤，注射薬，またはデポ剤として使用される。一般的には精神病性うつ病に必要な分より強力で長時間作用する。ジェネリックがある。

　モリンドン（Moban）：1錠の効果が続くのは1日程度で，他の薬との相互作用はほとんどない。そのため迅速な中止も含め，用量の調節が，簡単かつ迅速にできる。体重増加の原因にもならず，精神病性うつ病の管理に向いている。ジェネリックがある。

　ペルフェナジン（トリラホン）：忍容性が高く中等度の効果のあるドパミン遮断薬で，精神病性うつ病に適応がある。ジェネリックがある。

　ピモジド（オーラップ）：特に作用時間が長く強力であり，他の抗精神病薬と比較して長く，数週間にわたり蓄積し続ける。したがって，適応量を見つけるのに最も長時間かかり，最も困難である。過度な蓄積は徐脈を引き起こす。

　リスペリドン（リスパダール）：強力だが忍容性が高い。抗うつ効果はあ

るが躁病が悪化する患者もいる。精神病性うつ病には向いているが，価格に見合う効果はめったにない。

　チオチキセン（Navane）：錠剤,液剤,注射剤で使用される。ハロペリドールとほぼ同等に強力であるが，副作用が少ない。精神病性うつ病に向いている。ジェネリックがある。

　チエチルペラジン（Torecane）：嘔気に広く使用されるが強力な抗精神病作用がある。ジェネリックがある。

しばしば眠気を催すドパミン遮断薬

　これらの薬はたいてい緊張性不安を減弱させ，落ち着きを取り戻し衝動的な行動を減らす。クロルプロマジンとプロクロルペラジン以外は，上記の(a)～(e)の副作用はその他のドパミン遮断薬より少ないが，まったくないわけではない。これらの薬は体重増加を起こす。徐脈を起こし，ときに重症化するので，心電図でQTcの延長をチェックする必要がある。すべてジェネリックがある。過量服薬ではとりわけ致死的になる。

　アモキサピン（アモキサン）：これは抗精神病薬ではなく抗うつ薬とされていた。通常の用量である200 mg／日以上が，強力な抗精神病薬の用量であるハロペリドール13 mg／日に相当する。

　クロルプロマジン（コントミン，ウィンタミン）：効果と比較して副作用が大きい。高度の便秘になる。

　メトクロプラミド（プリンペラン）：胃腸に問題があるときに処方されるが，50歳以上の患者が2ヵ月間以上服用すると，精神病症状，不随意運動，抑うつ症状が服用中または服用中止後1，2日以内に出現することがある。

　プロクロルペラジン（ノバミン）：嘔気のために処方される。

　チオリダジン（メレリル）：数週間は800 mg／日まで，数ヵ月間は300 mg／日までと制限されている。より高用量で永久的な視覚障害を起こす。高い鎮静効果がある。男性のテストステロンを低下させ，性衝動や機能を低下させる。心臓の電気的伝導システムを低下させる可能性があるので，

QTc間隔と呼ばれるものを測定する必要がある。

前頭前野の抑制薬

　これらの薬はドパミン遮断薬の項で記載した副作用のうち(a)〜(d)はなく，(e)，(f)の副作用も影響は少ないであろう。この種類の薬は前頭前野の機能を低下させる。副作用には無気力，衰弱，意志の低下（無為），眠気，体重増加，問題解決能力の消失，想像力の欠如，子どものような無邪気などがある。これらの薬は，高齢者やパーキンソン病の患者に使用する場合には，ドパミン遮断薬よりは安全である。

　クエチアピン（セロクエル）：副作用が最も少ない，最も安全な抗精神病薬である。クロザピンのように白血球が減少することはない。本剤開始前に別の抗精神病薬を服用していない患者に，よく合っている。それは，少なくとも一般的な用量では，遅発性精神病などのドパミン遮断薬が誘発した長引く問題を十分には治療できないからである。この薬が原因の体重増加は平均5ポンド（約2.3 kg）だが，15ポンド（約6.8 kg）ということも多い。典型的な用量は200〜800 mg／日である。とても高価である。

　クロザピン（クロザリル）：オランザピンに似ているが，抗躁薬や抗うつ薬としてリチウムのように作用する。研究によると，これが最も効果のある抗精神病薬であり，その他の抗精神病薬で改善しない患者に作用する唯一の抗精神病薬である。それは，リチウム様の作用で一部説明がつく。クロザピンは遅発性精神病を軽減する。細菌と戦う白血球を，1〜2％の患者で生命を脅かすほどまで減少させるため，広くは使用されていない。これによる死の転帰を避けるため，服薬中は1，2週間ごとに必ず血液検査を行う。クロザピンは他の薬の副作用に加えて，著しいまたは極度の無気力や鎮静を引き起こす。しばしば30ポンド（約13.6 kg），平均して10ポンド（約4.5 kg）もの体重増加の原因となる。典型的な用量は100〜800 mg／日。ジェネリックであってもとても高価である。

ドパミン遮断と前頭前野抑制の混合薬

オランザピン（ジプレキサ）：思考の鎮静化に特に効果的である。ただし目立った無気力や身体の衰弱（無力），意志の減弱（無為），眠気（脱力），その他の前頭前野抑制性などの副作用を伴う。高齢者や高用量服用時には，ドパミン遮断の副作用も出現する。30ポンド（約13.5 kg）もの体重増加が頻繁に見られるが，平均は10ポンド（約4.5 kg）程度である。糖尿病という深刻な副作用も時に見られる。精神病性うつ病に対する典型的な用量は，15〜20 mg／日である。とても高価である。

ロキサピン（Loxitane）：ジェネリックがあり，このグループの他の薬と比較するとかなり安価である。筋の固縮はなく，高齢者にも低用量（10〜20 mg／日）で効果がある。典型的な上限は40 mg／日である。患者が特に危険や不穏でないのであれば，ロキサピンは安価で効果を得ることができる。ジェネリックがある。

ジプラシドン（Geodon）。効果は中等度で段階的で鎮静しない。ブスピロンのような抗強迫作用もある。ほとんど体重増加はない。緊急的な作用が必要である場合には不適当である。クエチアピンが効果がない場合，特に高齢者やパーキンソン病の患者には第二の選択肢となる。とても高価である。

抗メランコリー薬

このグループは，薬物療法が適当である精神病性うつ病への第一選択薬である。すべての抗メランコリー薬は過量服薬が致命的となる。三環系抗うつ薬は無呼吸（呼吸停止）になり，MAOIは低血圧や徐脈または頻脈を引き起こす。もちろんECTには過量服薬のリスクはない。すべてジェネリックが存在する。

アミトリプチリン（トリプタノール）：高い効果があるが，強い副作用がある。高齢者の顕著な混乱の原因となる過度な抗コリン作用がある。この作用は薬をやめると消失する。アミトリプチリンを服用した患者は20〜

30ポンド（約9〜13.5kg）もの体重増加があるため，ノルトリプチリンよりよい選択肢とはいえない。起立性低血圧や眠気も一般的である。典型的な用量は150〜300 mg／日である。眠前25〜50 mgの服用で，不眠の治療に広く用いられている。

ブプロピオン（Wellbutrin）：抗メランコリー薬であり，軽度の興奮剤である。てんかんの既往のある人，または最近テオフィリンを含めて強心興奮剤を使用している人にはけいれんを誘発する。けいれんのリスクのない40歳以上の男性には，第一選択の抗メランコリー薬である。効果は用量に比例しない。典型的な用量は高齢者は100 mg／日，その他の人は150mg／日である。高齢者は一般的に，その他の抗メランコリー薬よりブプロピオンの方が忍容性がある。ブプロピオンは高用量になるにつれ，血圧や脈を上げるので血圧を定期的にチェックする必要がある。

クロミプラミン（アナフラニール）：アミトリプチリンに似ているが，いろいろな面でより極端である。抗メランコリー薬の中で最も強力であるが，低血圧や鎮静は相当耐えがたいものがある。用量は100〜250 mg／日。抗うつ効果および抗強迫効果があり，緊張もいくらか緩和する。

デシプラミン，プロトリプチリン：患者を鎮静せずより落ち着きをなくさせるが，体重増加はない。それでも，精神病性うつ病の治療においてノルトリプチリンを超える利点はない。150〜300 mg／日。

ドキセピン（Sinequan）：アミトリプチリンと同様。

イミプラミン（トフラニール）：患者を鎮静させることもあれば，活性させることもあり，抗コリン作用があり，低血圧を引き起こすこともある。それでも効果は高い。著者にとっては，三環系抗うつ薬の中で第二選択の薬であり，そのため使用頻度は低い。用量は150〜300 mg／日。

イソカルボキサジド（Marplan）：フェネルジンとよく似ている。

ノルトリプチリン（ノリトレン）：効果が高く，一般に忍容性がよい。特にトリヨードサイロニンを加えるときは，女性に対する抗メランコリー薬で第一選択の薬である。用量はたいてい副作用より血中濃度によって決定される。血清ノルトリプチリン濃度は1週間後に50〜150 ng/mlがよい。

ノルトリプチリンは抗コリン作用があり，起立性低血圧や鎮静，体重増加などの原因になるので要注意である。典型的な用量は50〜125 mg/日である。

フェネルジン（Nardil）：これはMAOIである。特別な食事を続け，強心薬や充血除去薬，SSRIを避けなければならない。アミトリプチリンやノルトリプチリンまたはβブロッカーと併用できる。他の抗メランコリー薬より効果はほどほど劣るが，異なる患者に効くだろう。身体面のリスクが高いことと患者の25％しか寛解しないことから，ほとんど使用されない。ただ抗強迫作用はある。鎮静させず体重増加もない。典型的な用量は45〜60mg/日である。

ベンラファキシン（Effexor）：高齢者は150〜200 mg／日，成人は200〜300 mg／日で，ブピロピオンと同様の抗メランコリー効果があり，同様に血圧や脈拍を上げる。ジェネリックがあるが，維持または徐放剤がないので，吐き気が問題になる。嘔気は，7.5〜15 mg／日のジェネリックのミルタザピンで防ぐことができるかもしれない。ベンラファキシンもまた抗強迫作用がある。

ECT——特記すべき治療

ECTと同等に効果があるものはなく，合理的な代替方法がないため，広く使用されている。ECTを選択することは，最も高い質の結果を期待し，最も信頼のできる治療を望み，不安障害の発症や自傷の機会を最小限にする狙いがあることを意味する。ECTは，精神病性うつ病，非精神病性のメランコリー，カタトニー，ときには躁病の最も重要な治療である。これらの利点は，これまでの記述で立証されている。

抗強迫薬

これらの薬は不安，強迫観念，不快を減弱する。早期のSSRIであるフルボキサミン（ルボックス, デプロメール）はもともと強迫性障害（OCD）の治療として導入された。しかし，OCDは珍しい病気であったため，あ

まり売れなかった。しかし，不快や不安はとてもよくあることで，不快をうつ病と言い換えるとSSRIはよく売れ，その後のSSRIは抗うつ薬として販売された。不安障害の一部としての不快や不安に対しての使用は適当であるが，精神病性うつ病を治療はしない。不安を減らすことで寛解後の精神病性うつ病の再発を防ぐ可能性はあるが，それは仮説にすぎない。SSRI（ブスピロンは違うが）の副作用は，せん妄を生じる可能性がある低ナトリウム，過度な出血傾向（特に手術中において），嘔気である。癌の原因になることもある。過量服薬は危険である。

　ブスピロン（Buspar）：ジェネリックがある。SSRIではない。
　シタロプタム（Celexa）：SSRI。落ち着きのなさの原因となることがある。ジェネリックあり。
　デュロキセチン（サインバルタ）：とても高価。SSRIに加えSNRIとしての新たな効果を主張しているが，SNRI自体の有用な臨床効果ははっきりしない。
　エスシタロプラム（レクサプロ）：シタロプラムの高価版。
　フルオキセチン（プロザック）：SSRI。いくつか他の薬の代謝を妨げるため過去の薬となった。しばしば落ち着きのなさの原因となる。ジェネリックがある。
　フルボキサミン（ルボックス，デプロメール）：全体的に安全なSSRI。ジェネリックあり。クロザピン，テオフィリン，高用量のNSAID（イブプロフェンやナプロキセン）との併用を避ける。
　パロキセチン（パキシル）：SSRI。他のいくつかの薬の代謝を妨げるため過去の薬となった。明らかな退薬作用がある。癌の原因となるようである。
　セルトラリン（ジェイゾロフト）：SSRI。高価。
　ベンラファキシン（Effexor）：SSRI。安全。ジェネリックあり。高用量で血圧と脈を上げる。

その他種々の向精神薬

リチウム（リーマス）：遅発性精神病や躁病も治療する。カタトニーの治療になることもある。うつ病での基本的な使い方は，TCAの増強やECT後の再発の予防である。リチウムとトリヨードサイロニンの併用に利点があるという報告はないが，併用が作用を妨げるということもない。特に，患者が頻尿になり，注意しないと体重増加をきたすほどの口渇がある。これは，カリウム15 mEqの錠剤を1日1〜2回服用することでおさまるし，カリウムは振戦や筋の脱力，腎機能障害も軽減する。

トリヨードサイロニン（チロナミン）：これは甲状腺ホルモンの一種である。精神障害への唯一の使用は，メランコリーや精神病性うつ病の治療における三環系抗うつ薬の効果を上げることである。基本的な用量は$25\mu g$／日（mg／日でないことに注意）。

カルベジロール（Coreg）：遅発性ジスキネジア，遅発性嘔吐，遅発性吃逆を治療する。遅発性精神病も治療する可能性がある。

トラゾドン（デジレル，レスリン）：精神病性うつ病に対する効果は知られておらず期待もない。不眠の治療に広く出されているが，そのための研究はない。生殖器の血液凝固の原因となるため，どの症例も200 mg／日以上またはフルオキセチンやパロキセチンと併用時には50 mg／日以上は避けるべきである。

ミルタザピン（レメロン，リフレックス）：精神病性うつ病に対する効果は知られておらず，期待もできない。

ネファゾドン（Serzone）：精神病性うつ病に対する効果は知られておらず，期待もできない。

メチルフェニデート（リタリン）：中枢刺激薬であり，ときに抗うつ薬にもなりうる。脳卒中後のうつ病や脳外傷後のうつ病を治療し，高齢者に対し他の抗うつ薬の作用をよりよくすることがある。カフェインやニコチンなどの刺激薬と同様に集中を高めるが，落ち着きのなさや不穏といった緊張性不安を悪化させかねない。

抗パーキンソン病薬

　これらの薬はドパミン遮断薬の副作用を減らす。ここに挙げたものがすべてではない。

　Lドーパ（ドパストン）：脳内のドパミンを増やし，筋固縮などのパーキンソン病の症状を治療する。大部分の抗精神病薬と反対の働きをする。不安や精神病症状の原因になることがある。

　アマンタジン（シンメトレル）：脳のドパミンを増やす。幻覚を起こすことがあるが，幻聴を起こすことは知られていない。

　ベンズトロピン（Cogentin）：抗コリン薬で筋固縮を軽減する薬である。他の多くの抗コリン薬と同様に，高齢者に著しい混乱を引き起こす可能性が高い。

　ビペリデン（アキネトン）：筋固縮を軽減する抗コリン薬である。

　ジフェンヒドラミン（レスタミン）：筋固縮を軽減する抗コリン薬である。

　トリヘキシフェニジル（アーテン）：筋固縮を軽減する抗コリン薬である。

緊張緩和薬（抗緊張薬）

　身体緊張性不安（不穏，落ち着きのなさ，イライラ，小さいことに動揺しやすいなど身体性不安）に最も安全で滑らかに効く薬は，脳に作用する長時間作用型の β ブロッカーと特定の抗うつ薬である。最近も生じている喘息，不整脈，低血圧，症候性うっ血性心不全，末梢性動脈障害がある患者は，一般的に β ブロッカーを避けるべきである。

　ベタキソロール（ケルロング）：脳に作用する平均半減期20時間の長時間作用型の β ブロッカーである。1日1回就寝前の服用で効果があるが，1日2回の方が効果が高い。5 〜 15 mg／日，平均10 mg／日。

　ビソプロロール（メインテート）：脳に作用する平均半減期10時間の中時間作用型の β ブロッカーである。1日2回の服用で効果があるが，1日3回の方が効果が高い。2.5 〜 5 mgを1日2 〜 3回服用。

　トピラマート（トピナ）：抗けいれん薬である。高齢者は25 mgの用量

を1日1〜2回，成人は最高で100 mgを1日3回。一般的に他の抗けいれん薬より安全である。副作用は脅威的なものではなく不快さを引き起こす程度である。

　ラモトリギン（ラミクタール）：双極性障害の治療薬として販売されている抗けいれん薬である。躁病を治療することはないし，メランコリー薬にもならないだろう。5〜10%の患者に対して問題のあるアレルギー性の発疹の原因になり，生命を脅かすこともある。発疹のリスクを最小限にするには，少ない用量で始めることとごくゆっくりと漸増することである。

　メトプロロール（セロケン，ロプレソール）：脳に作用する短時間作用型のβブロッカーである。この薬はふつうは，心臓発作を起こしたことのある人にもう一度起こすことがないよう処方する。この抗不安作用はたいてい最初の1ヵ月間は最も強力だが，その後はメトプロロールの徐放薬を12時間ごとに服用するのでなければ効果が保てない。本剤の効果は，ベタキソロールやビソプロロールのよう不変あるいは持続的なものではない。

　プロプラノロール（インデラル，インデラルLA）：迅速に脳内に作用する超短時間型のβブロッカーである。短い半減期と脳内への迅速な通過性により，長時間作用型のLAを12時間ごとに服用しなければ1ヵ月後にはその効果は維持できない。1週間以上の服用は勧められない。

抗躁薬

　これらの薬は躁うつ混合状態に有効である。すべてに，高価でないジェネリックと高価なもの（ブランド名の薬品）がある。

　バルプロ酸，ジバルプロエックス（デパケン）：ブランド名の薬の方がより忍容性が高いと宣伝しているが，大部分の患者は高価でないジェネリックで支障はない。よくみられる副作用は体重増加と振戦である。起こりうる副作用として，疲労，肝炎，膵炎，脱毛がある。脱毛は，処方箋の必要のない亜鉛25 mg／日とセレン100 μg／日の市販の錠剤で元に戻る。この薬は抗けいれん薬である。妊娠中の服用は避けるべきである。

リチウム（リーマス）：混合型の向精神薬の項を参照。

カルバマゼピン（テグレトール）：抗けいれん薬である。オキシカルバゼピン（Trileptal）は類似品である。危険な低ナトリウム血症または顆粒球減少症になる可能性がある。

ベンゾジアゼピン系薬

これらの薬は，学習，記憶，注意，調整を含む脳の機能を減弱させる。高用量になると，より脳の機能や意識を減弱させる。これらの薬は高齢者のせん妄や転倒の原因になる。服用後24時間は車の運転を避けるべきである。静脈内投与をしたりアルコールと一緒に服用したりすると，無呼吸（呼吸停止）を起こす可能性がある。

アルプラゾラム（ソラナックス）：最も依存性があるベンゾジアゼピン系薬である。罠のようなもので，一度始めるとやめることができない。服用間隔の途中に離脱症状を起こすからである。

クロナゼパム（リボトリール）：一時的にカタトニーを減弱させる。

ジアゼパム（セルシン，ホリゾン）：一時的にカタトニーを減弱させる。高い依存性がある。筋肉注射をすると，確実には吸収されず強い痛みと筋肉痛を生じることもある。

ロラゼパム（ワイパックス）：一時的にカタトニーを減弱させる。筋肉注射で確実に吸収される唯一のベンゾジアゼピン系向精神薬である。

オキサゼパム（Serax）：短時間作用型で代謝産物がないので，他のベンゾジアゼピン系薬よりは安全である。

テマゼパム（Restoril）：主に不眠に使用される。

トリアゾラム（ハルシオン）：主に不眠に使用される。一時的にカタトニーを減弱させる。服用後の出来事の記憶を含め学習・記憶の能力を強く障害する。

文　献

1) Aarsland, D., Larsen, J. P., Cummings, J. L., and Laake, K. 1999. Prevalence and clinical correlates of psychotic symptoms in Parkinson Disease. A community-based study. *Arch Neurol* 56: 595–601.
2) Abrams, R. 2002. *Electroconvulsive therapy*, 4th edn. New York: Oxford University Press.
3) Abrams, R. and Taylor, M. A. 1983. The importance of mood-incongruent psychotic symptoms in melancholia. *J Affect Disord* 5: 179–81.
4) Alexopoulos, G. S., Meyers, B. S., Young, R. C., et al. 1993. The course of geriatric depression with "reversible dementia": A controlled study. *Am J Psychiatry* 150: 1693–9.
5) American Psychiatric Association (APA) 1994. *Diagnostic and statistical manual of mental disorders*, 4th edn. Washington, DC: APA, pp. 348, 384–6.
6) Amsterdam, J. D. and Shults, J. 2005. Fluoxetine monotherapy of bipolar type II and bipolar NOS major depression: A double-blind, placebo-substitution, continuation study. *Int Clin Psychopharmacol* 20: 257–64.
7) Andreassen, O. A., Ferrante, R. J., Aamo, T. O., et al. 2003. Oral dyskinesias and histopathological alterations in substantia nigra after long-term haloperidol treatment of old rats. *Neuroscience* 122: 717–25.

8) Angst, F., Stassen, H. H., Clayton, P.J., and Angst, J. 2002. Mortality of patients with mood disorders: Follow-up over 34–38 years. *J Affect Disord* 68: 167–81.
9) Anton, R. F., Jr. and Burch, E. A., Jr. 1990. Amoxapine versus amitriptyline combined with perphenazine in the treatment of psychotic depression. *Am J Psychiatry* 147: 1203–8.
10) Anton, R. F., Jr. and Burch, E. A., Jr. 1993. Response of psychotic depression subtypes to pharmacotherapy. *J Affect Disord* 28: 125–31.
11) Aronson, T. A., Shukla, S., and Hoff, A. 1987. Continuation therapy after ECT for delusional depression: A naturalistic study of prophylactic treatments and relapse. *Convuls Ther* 3: 251–9.
12) Aronson, T. A., Shukla, S., Hoff, A., and Cook, B. 1988. Proposed delusional depression subtypes: Preliminary evidence from a retrospective study of phenomenology and treatment course. *J Affect Disord* 14: 69–74
13) Arroll, B., Macgillivray, S., Ogston, S., et al. 2005. Efficacy and tolerability of tricyclic antidepressants and SSRIs compared with placebo for treatment of depression in primary care: A meta-analysis. *Ann Family Med* 3: 449–56.
14) Associated Press. 2006. Woman not guilty in retrial in the deaths of her 5 children. *New York Times*, July 27, p. A18.
15) Avery, D. and Lubrano, A. 1979. Depression treated with imipramine and ECT: The DeCarolis study reconsidered. *Am J Psychiatry* 136: 559–62.
16) Avery, D. and Winokur, G. 1976. Mortality in depressed patients treated with electroconvulsive therapy and antidepressants. *Arch Gen Psychiatry* 33: 1029–37.
17) Bakish, D. 2001. New standard of depression treatment: Remission and full recovery. *J Clin Psychiatry* 62(Suppl 26): 5–9.
18) Banken, R. 2002. *The use of electroconvulsive therapy in Quebec. Agence d'valuation des technologies et des modes d'intervention en sant (AETMIS).* Montreal: AETMIS.
19) Bassett, S. S. 2005. Cognitive impairment in Parkinson's Disease. *Prim Psychiatry* 12: 50–55.
20) Bayley, J. 1881. Case of recurrent melancholia. *Lancet* 2: 1041–2.
21) Beck, A. T. 1967. *Depression: Clinical, experimental, and theoretical aspects.* New York: Harper & Row.
22) Belanoff, J. K., Rothschild, A. J., Cassidy, F., et al. 2002. An open label trial of C-1073 (mifepristone) for psychotic major depression. *Biol Psychiatry* 52: 386–92.
23) Bellini, L., Gatti, F., Gasperini, M., and Smeraldi, E. 1992. A comparison between delusional and non-delusional depressives. *J Affect Disord* 25: 129–38.

24) Benziger, B. F. 1969. *The prison of my mind.* New York: Walker.
25) Bergemann, N., Frick, A., Parzer, P., and Kopitz, J. 2004. Olanzapine plasma concentration, average daily dose, and interaction with co-medication in schizophrenic patients. *Pharmacopsychiatry* 37: 63–8.
26) Birkenhager, T. K. and Moleman, P. 1999. Two new antidepressants: Mirtazapine and venlafaxine. *Ned Tijdscr Geneeskd* 143: 934–7.
27) Birkenhager, T. K., Pluijms, E. M., and Lucius, S. A. 2003. ECT response in delusional versus non-delusional depressed inpatients. *J Affect Disord* 74: 191–5.
28) Black, D. W. and Winokur, G. 1989. Psychotic and nonpsychotic depression: Comparison of response to ECT. *J Clin Psychiatry* 50: 186.
29) Bonomo, V. and Fogliani, A. M. 2000. Citalopram and haloperidol for psychotic depression. *Am J Psychiatry* 157: 1706–7.
30) Bowers, M. B. and Swigar, M. E. 1988. Psychotic patients who become worse on neuroleptics. *J Clin Psychopharmacol* 8: 417–21.
31) Bremner, J. D., Vythinlingam, M., Ng, C. K., et al. 2003. Regional brain metabolic correlates of alpha-methylparatyrosine-induced depressive symptoms: Implications for the neural circuitry of depression. *JAMA* 289: 3125–34.
32) Breslau, N. and Meltzer, H. Y. 1988. Validity of subtyping psychotic depression: Examination of phenomenology and demographic characteristics. *Am J Psychiatry* 145: 35–40.
33) Brockington, I. F., Roper, A., Copas, J., et al. 1991. Schizophrenia, bipolar disorder and depression. A discriminant analysis, using "lifetime" psychopathology ratings. *Br J Psychiatry* 159: 485–94.
34) Brown, G. W., Ni Bhrolchain, M., and Harris, T. O. 1979. Psychotic and neurotic depression. Part 3. Aetiological and background factors. *J Affect Disord* 1: 195–211.
35) Brown, R. P., Frances, A., Kocsis, J. H., and Mann, J. J. 1982. Psychotic vs. nonpsychotic depression: Comparison of treatment response. *J Nerv Ment Dis* 170: 635–7
36) Brown, T. A., Campbell, L. A., Lehman, C. L., et al. 2001. Current and lifetime comorbidity of the DSM-IV anxiety and mood disorders in a large clinical sample. *J Abnorm Psychol* 110: 585–99.
37) Brujin, J. A., Moleman, P., Mulder, P. G., et al. 1996. A double-blind, fixed blood-level study comparing mirtazapine with imipramine in depressed in-patients. *Psychopharmacol (Berlin)* 237: 231–7.
38) Burch, E. A. and Goldschmidt, T. J. 1983. Loxapine in the treatment of psychotic-depressive disorders: Measurement of antidepressant metabolites. *South Med J* 76: 991–5.

39) Cade, J. F. J. 1949. Lithium salts in the treatment of psychotic excitement. *Med J Aust* 2: 349–52.
40) Calabrese, J. R., Keck, P. B., MacFadden, W., et al. 2005. A randomized double-blind placebo-controlled trial of quetiapine in the treatment of bipolar I or II depression. *Am J Psychiatry* 162: 1351–60.
41) Carpenter, W. T. and Buchanan, R. W. 1994. Schizophrenia. *N Engl J Med* 330: 681–90.
42) Carroll, B. J. 1981. Review of Harold I. Kaplan, et al. (eds) *Comprehensive textbook of psychiatry*, 3rd edn. *Am J Psychiatry* 138: 705–7.
43) Carroll, B. J. 1982. The dexamethasone suppression test for melancholia. *Br J Psychiatry* 140: 292–304.
44) Carroll, B. J. 1983. Neurobiologic dimensions of depression and mania. In Jules Angst (ed.) *The origins of depression: Current concepts and approaches.* Berlin: Springer.
45) Carroll, B. J., Curtis, G. C., and Mendels, J. 1976. Cerebrospinal fluid and plasma free cortisol concentrations in depression. *Psychol Med* 6: 235–44.
46) Carroll, B. T., Thomas, C., Jayanti, K., et al. 2005. Treating persistent catatonia when benzodiazepines fail. *Curr Psychiatry* 4: 56–64.
47) Casey, D. A. 1987. Electroconvulsive therapy in the neuroleptic malignant syndrome. *Convuls Ther* 3: 278–83.
48) Cerletti, U. 1940. L'Elettroshock. *Rivista Sperimentale di Freniatria* 64: 209–310.
49) Chan, C. H., Janicak, P. G., Davis, J. M., et al. 1987. Response of psychotic and nonpsychotic depressed patients to tricyclic antidepressants. *J Clin Psychiatry* 48: 197–200.
50) Chelminski, I., Zimmerman, M., and Mattia, J. I. 2000. Diagnosing melancholia. *J Clin Psychiatry* 61: 874–5.
51) Chouinard, G. and Steinberg, S. 1984. New clinical concepts on neuroleptic-induced supersensitivity disorders: Tardive dyskinesia and supersensitivity psychosis. In H. C. Stancer, P. E. Garfinkel, and V. M. Rakoff (eds) *Guidelines for the use of psychotropic drugs.* New York: Spectrum, pp. 205–27.
52) Corcept Therapeutics, Inc. 2006. Corcept Therapeutics announces negative results from the first of three phase 3 studies evaluating CORLUX(R) for treating the psychotic features of psychotic major depression. *PR Newswire*, August 25, accessed September 13, 2006 at http://biz.yahoo.com/prnews/060825/lafo18.html?.v=61
53) Cotard, J. 1880. Du délire des négations. *Archives de neurologie* 4: 152–70.
54) Coryell, W. and Tsuang, M. T. 1982. Primary unipolar depression and the prognostic importance of delusions. *Arch Gen Psychiatry* 39: 1181–4.

55) Coryell, W., Pfohl, B., and Zimmerman, M. 1984. The clinical and neuroendocrine features of pscyhotic depression. *J Nerv Ment Dis* 172: 521–8.
56) Coryell, W., Zimmerman, M., and Pfohl, B. 1986. Outcome at discharge and six months in major depression. The significance of psychotic features. *J Nerv Ment Dis* 174: 92–6
57) Cullen, M., Mitchell, P., Brodaty, H., et al. 1991. Carbamazepine for treatment-resistant melancholia. *J Clin Psychiatry* 52: 472–6.
58) Davidson, J., McLeod, M., Law-Yone, B., and Linnoila, M. 1978. A comparison of electroconvulsive therapy and combined phenelzine-amitriptyline in refractory depression. *Arch Gen Psychiatry* 35: 639–42.
59) DeBattista, C., Belanoff, J., Glass, S., et al. 2006. Mifeprisone versus placebo in the treatment of psychosis in patients with psychotic major depression. *Biol Psychiatry* 60: 1343–9.
60) De Montigny, C., Grunberg, F., Mayer, A., et al. 1981. Lithium induces rapid relief of depression in tricyclic antidepressant drug non-responders. *Br J Psychiatry* 138: 252–6.
61) DelBello, M. P., Carlson, G. A., Tohen, M., et al. 2003. Rates and predictors of developing a manic or hypomanic episode 1 to 2 years following a first hospitalization for major depression with psychotic features. *J Child Adolesc Psychopharmacol* 13: 173–85.
62) Denber, H. C. B. 1957. Treatment of chlorpromazine-diethazine in depression. *Dis Nerv Syst* 17: 76–9.
63) Denno, D. W. 2003. Who is Andrea Yates? A short story about insanity. *Duke J Gend Law Policy* 10: 1–139.
64) Dietrich, D. E., Godecke-Koch, T., Richter-Witte, C., and Emrich, H. M. 2004. Lamotrigine in the treatment of confusion psychosis, a case report. *Pharmacopsychiatry* 37: 88–90.
65) Donlon, P. T., Biertuemphel, H., and Willenbring, M. 1981. Amoxapine and amitriptyline in the outpatient treatment of endogenous depression. *J Clin Psychiatry* 42: 11–15.
66) Downs, J. M., Akiskal, H. G., and Rosenthal, T. L. 1993. Neuroleptic-induced pseudoschizoaffective disorder (abstract 146). *Proc Am Psychiatric Assoc Annual Meet*, p. 153 (full program on audiotape).
67) Dubovsky, S. L. and Thomas, M. 1992. Psychotic depression: Advances in conceptualization and treatment. *Hosp Comm Psychiatry* 43: 1189–98.
68) Eagles, J. M. 1983. Delusional depressive in-patients, 1892–1982. *Br J Psychiatry* 143: 558–63.
69) Erfurth, A., Walden, J., and Grunze, H. 1998. Lamotrigine in the treatment of schizoaffective disorder. *Neuropsychobiology* 38: 204–5.

70) Ernst K. 1983. Geisteskrankheit ohne institution: eine feldstudie im Kanton Fribourg aus dem jahr 1875. *Schweizer Archiv für Neurologie, Neurochirurgie und Psychiatrie* 133: 239–62.

71) Evans, D. L. and Nemeroff, C.B. 1987. The clinical use of the Dexamethasone Suppression Test in DSM-III affective disorders: Correlation with the severe depressive subtypes of melancholia and psychosis. *J Psychiatr Res* 21: 185–94.

72) Feighner, J. P., Robins, E., Guze, S. B., et al. 1972. Diagnostic criteria for use in psychiatric research. *Arch Gen Psychiatry* 26: 57–63.

73) Fenichel, O. 1945. *The psychoanalytic theory of neurosis*. New York: Norton.

74) Fink, M. 1979. A theory of convulsive therapy (chapter 14). In M. Fink (ed.) *Convulsive therapy: Theory and practice*. New York: Raven Press, p. 173.

75) Fink, M. and Taylor, M. A. 2003. *Catatonia: A clinician's guide to diagnosis and treatment*. New York: Cambridge University Press.

76) Fink, M., Klein, D. F., and Kramer, J. C. 1965. Clinical efficacy of chlorpromazine-procyclidine combination, imipramine and placebo in depressive disorders. *Psychopharmacologia* 7: 27–36.

77) Finlay-Jones, R. and Parker, G. 1993. A consensus conference on psychotic depression. *Aust NZ J Psychiatry* 27: 581–9.

78) Fish, F. 1964. Concluding observations. In E. Beresford Davies (ed.) *Depression: Proceedings of the symposium held at Cambridge 22 to 26 September 1959*. Cambridge, UK: Cambridge University Press, pp. 349–52.

79) Flint, A. J. and Rifat, S. L. 1998a. The treatment of psychotic depression in later life: A comparison of pharmacotherapy and ECT. *Int J Geriatr Psychiatry* 13: 23–8.

80) Flint, A. J. and Rifat, S. L. 1998b. Two-year outcome of psychotic depression in late life. *Am J Psychiatry* 155: 178–83.

81) Flor-Henry, P. 1983. Determinants of psychosis in epilepsy, laterality and forced normalization. *Biol Psychiatry* 18: 1045–57.

82) Freud, S. 1946. Trauer und melancholie (1916). In Freud (ed.) *Gesammelte Werke*, vol. 10. Frankfurt: M. Fischer, pp. 428–46.

83) Freyhan, F. A. 1959. Clinical effectiveness of tofranil in the treatment of depressive psychoses. *Can Psychiatr Assoc J* 4(Suppl): S86–S97.

84) Freyhan, F. A. 1961. The influence of specific and non-specific factors on the clinical effects of psychotropic drugs. *Neuropsychopharmacology* 2: 189–203.

85) Fricchione, G. L., Cassem, N. H., and Hooberman, D. 1983. Intravenous lorazepam in neuroleptic-induced catatonia. *J Clin Psychopharmacol* 3: 338–42.

86) Fritsch, J. 1882. Diagnostik und therapie der melancholischen krankheitsformen. *Zeitschrift für Diagnostik und Therapie* 1: 101–3.

87) Frueh, B. C., Knapp, R. G., Cusack, K. J., et al. 2005. Patients' reports of traumatic or harmful experience within the psychiatric setting. *Psychiatric Serv* 56: 1123–33.
88) Gatti, F., Bellini, L., Gasperini, M., et al. 1996. Fluvoxamine alone in the treatment of delusional depression. *Am J Psychiatry* 153: 414–6.
89) Gaupp, R. 1926. Krankheitseinheit und mischpsychosen. *Zeitschrift fur die gesamte Neurologie und Psychiatrie* 101: 1–15.
90) Ghaemi, S. N., Lenox, M. S., and Baldessarini, R. J. 2001. Effectiveness and safety of long-term antidepressant treatment in bipolar disorder. *J Clin Psychiatry* 62: 565–9.
91) Gillespie, R. D. 1926. Discussion comment. *BMJ* 2: 878.
92) Gimsa, U., Schreiber, U., Habel, B., et al. 2006. Matching geometry and stimulation parameters of electrodes for deep brain stimulation experiments – numerical considerations. *J Neurosci Meth* 150: 212–27.
93) Glassman, A. H. and Roose, S. P. 1981. Delusional depression: A distinct clinical entity? *Arch Gen Psychiatry* 38: 424–7.
94) Glassman, A. H., Kantor, S. J., and Shostak, M. 1975. Depression, delusions, and drug response. *Am J Psychiatry* 132: 716–19.
95) Glick, I. D., Murray, S. R., Vasudevan, P., et al. 2001. Treatment with atypical antipsychotics: New indications and new populations. *J Psychiatr Res* 35: 187–91.
96) Goldman, D. 1955. *The effect of chlorpromazine on severe mental and emotional disturbances.* In *Chlorpromazine and mental health: Proceedings of the symposium held under the auspices of Smith, Kline & French Laboratories, June 6, 1955.* Philadelphia: Lea & Febiger, pp. 19–40.
97) Goodwin, F. K., Prange, A. J., Post, R. M., Muscettola, G., and Lipton, M. A. 1982. Potentiation of antidepressant effects by L-triiodothyronine in tricyclic nonresponders. *Am J Psychiatry* 139: 34–8.
98) Goren, J. L. and Levin, G. M. 2000. Mania with bupropion: A dose-related phenomenon? *Ann Pharmacother* 34: 619–21.
99) Gournellis, R., Lykouras, L., Fortos, A., et al. 2001. Psychotic (delusional) major depression in late life: A clinical study. *Int J Geriatr Psychiatry* 16: 1085–91.
100) Grunhaus, L., Dannon, P. N., Schreiber, S., et al. 2000. Repetitive transcranial magnetic stimulation is as effective as electroconvulsive therapy in the treatment of nondelusional major depressive disorder: An open study. *Biol Psychiatry* 47: 314–24.
101) Grunze, H., Marcuse, A., Scharer, L. O., et al. 2002. Nefazodone in psychotic unipolar and bipolar depression: A retrospective chart analysis and open prospective study on its efficacy and safety versus combined treatment with amitriptyline and haloperidol. *Neuropsychobiology* 46(Suppl 1): 31–5.

102) Guze, S. B., Woodruff, R. A., Jr, and Clayton, P. J. 1975. The significance of psychotic affective disorders. *Arch Gen Psychiatry* 32: 1147–50.
103) Hamilton, M. 1989. Frequency of symptoms in melancholia (depressive illness). *Br J Psychiatry* 154: 201–6.
104) Hermann, R. C., Dorwart, R. A., Hoover, C. W., and Brody, J. 1995. Variation in ECT use in the United States. *Am J Psychiatry* 152: 869–75.
105) Hill, S. K., Keshavan, M. S., Thase, M. E., and Sweeney, J. A. 2004. Neuropsychological dysfunction in antipsychotic-naïve first-episode unipolar psychotic depression. *Am J Psychiatry* 161: 996–1003.
106) Hippius, H. and Jantz, H. 1959. Die heutige behandlung der depressionen. *Nervenarzt* 30: 466–73.
107) Hoch, A. and MacCurdy, J. T. 1922 The prognosis of involution melancholia. *Arch Neurol Psychiatry* 7: 1–37.
108) Hodgkiss, A. D., Malizia, A. L., Bartlett, J. R., and Bridges, P. K. 1995. Outcome after the psychosurgical operation of stereotactic subcaudate tractotomy, 1979–1991. *J Neuropsychiatry Clin Neurosci* 7: 230–4.
109) Hoff, H. 1959. Indications for electro-shock, tofranil and psychotherapy in the treatment of depressions. *Can Psychiatr Assoc J* 4(Suppl): S55–S68.
110) Hollister, L. E. and Overall, J. E. 1965. Reflections on the specificity of action of anti-depressants. *Psychosomatics* 6: 361–5.
111) Honoré, P., Moller, S. E., and Jorgensen, A. 1982. Lithium + l-tryptophan compared with amitriptyline in endogenous depression. *J Affect Disord* 4: 79–82.
112) Hordern, A., Holt, N. F., Burt, C. G., and Gordon, W. F. 1963. Amitriptyline in depressive states: Phenomenology and prognostic considerations. *Br J Psychiatry* 10: 815–25.
113) Jager, M., Bottlender, R., Strauss, A., and Moller, H. J. 2005. Fifteen-year follow-up of Diagnostic and Statistical Manual of Mental Disorders, Fourth Edition depressive disorders: The prognostic significance of psychotic features. *Compr Psychiatry* 46: 322–7.
114) Jain, V. and Swartz, C. M. 2002. Charcoal enhancement of treatment for tricyclic-induced mania. *Pharmacopsychiatry* 35: 197–9.
115) Janicak, P. G., Pandey, G. N., Davis, J. M., et al. 1988. Response of psychotic and nonpsychotic depression to phenelzine. *Am J Psychiatry* 145: 93–5.
116) Jaspers, K. 1913. *Allgemeine psychopathologie*. Berlin: Springer.
117) Jeste, D. V., Heaton, S. C., Paulsen, J. S., et al. 1996. Clinical and neuropsychological comparison of psychotic depression with nonpsychotic depression and schizophrenia. *Am J Psychiatry* 153: 490–6.
118) Joffe, R. T., MacQueen, G. M., Marriott, M., et al. 2002. Induction of mania and cycle acceleration in bipolar disorder: Effect of different classes of antidepressant. *Acta Psychiatr Scand* 105: 427–30.

119) Johnson, J., Horwath, E., and Weissman, M. M. 1991. The validity of major depression with psychotic features based on a community study. *Arch Gen Psychiatry* 48: 1075–81.
120) Joseph, K. S., Blais, L., Ernst, P., and Suissa, S. 1996. Increased morbidity and mortality related to asthma among asthmatic patients who use major tranquillisers. *BMJ* 312(7023): 79–82.
121) Judd, L. L., Akiskal, H. S., Schettler, P. J., et al. 2002. The long-term natural history of the weekly symptomatic status of bipolar I disorder. *Arch Gen Psychiatry* 59: 530–7.
122) Judd, L. L., Paulus, M. J., Schettler, P. J., et al. 2000. Does incomplete recovery from first lifetime major depressive episode herald a chronic course of illness? *Am J Psychiatry* 157: 1501–4.
123) Kahlbaum, K. 1863. *Die Gruppirung der Psychischen Krankheiten und die Eintheilung der Seelenstörungen.* Danzig: Kafemann.
124) Kalinowsky, L. B. 1941. The various forms of shock therapy in mental disorders and their practical importance. *NY State J Med* 41: 2210–15.
125) Kantor, S. J. and Glassman, A. H. 1977. Delusional depressions: Natural history and response to treatment. *Br J Psychiatry* 131: 351–60.
126) Kellner, C. H., Fink, M., Knapp, R., et al. 2005. Relief of expressed suicidal intent by ECT: A consortium for research in ECT study. *Am J Psychiatry* 162: 977–82.
127) Kendell, R. E., Chalmers, J. C., and Platz, C. 1987. Epidemiology of puerperal psychoses. *Br J Psychiatry* 150: 662–73.
128) Kielholz, P. 1954. Über die largactilwirkung bei depressiven zuständen und manien sowie bei der entziehung von morphin- und barbitursüchtigen. *Schweizer Archiv für Neurologie und Psychiatrie* 73: 291–309.
129) Kiloh, L. G. and Garside, R. F. 1963. The independence of neurotic depression and endogenous depression. *Br J Psychiatry* 109: 451–63.
130) Kiloh, L. G. and Garside, R. F. 1977. Depression: A multivariate study of Sir Aubrey Lewis's data on melancholia. *Aust NZ J Psychiatry* 11: 149–56.
131) Kinross-Wright, V. 1955. Chlorpromazine treatment of mental disorders. *Am J Psychiatry* 111: 907–12.
132) Kirk, S. A. and Kutchins, H. 1992. *The selling of DSM: The rhetoric of science in psychiatry.* New York: Aldine.
133) Kiser, S. 2004. An existential case study of madness: Encounters with divine affliction. *J Human Psychol* 44: 431–54.
134) Kivela, S. L. and Pahkala, K. 1989. Delusional depression in the elderly: A community study. *Zeitschrift für Gerontologie* 22: 236–41.
135) Klein, D. and Fink, M. 1962. Behavioral reaction patterns with phenothiazines. *Arch Gen Psychiatry* 7: 449–59.

136) Klein, D. F. 1976. Differential diagnosis and treatment of the dysphorias. In Donald M. Gallant (ed.) *Depression: Behavioral, biochemical, diagnostic and treatment concepts.* New York: Spectrum, pp. 127–54.
137) Klerman G. L. 1974. Unipolar and bipolar depressions. In Jules Angst (ed.) *Classification and prediction of outcome of depression.* Stuttgart: F. K. Schattauer, pp. 49–74.
138) Klerman, G. L. and Cole, J. O. 1965. Clinical pharmacology of imipramine and related antidepressant compounds. *Pharmacol Rev* 17: 101–41.
139) Kocsis, J. H., Croughan, J. L., Katz, M. M., et al. 1990. Response to treatment with antidepressants of patients with severe or moderate nonpsychotic depression and of patients with psychotic depression. *Am J Psychiatry* 147: 621–4.
140) Kostiukova, E. G. 1989. Comparative features of the preventive action of carbamazepine and lithium carbonate in affective and schizoaffective psychoses. *Zhurnal Nevropatologii I Psikhiatrii Imeni S-S-Korsakova* 89: 64–71.
141) Kraepelin, E. 1913. *Psychiatrie: Ein lehrbuch fur studierende und aerzte,* 8th edn, vol. 3(2). Leipzig: Barth; 6th edn, 1899.
142) Kramer, B. A. 1999. Use of ECT in California, revised: 1984–1994. *J ECT* 15: 245– 51.
143) Kranz, H. 1955. Das thema des wahns im wandel der zeit. *Fortschritte der Neurologie und Psychiatrie* 23: 58–72.
144) Kreye, A. 2005. *Hausfrauenreport aus Hollywood.* Sueddeutsche Zeitung, April 9, p. 22.
145) Kroessler, D. 1985. Relative efficacy rates for therapies of delusional depression. *Convuls Ther* 1: 173–82.
146) Kuhs, H. 1991. Depressive delusion. *Psychopathology* 24: 106– 14.
147) La Rue, A., Spar, J., and Hill, C. D. 1986. Cognitive impairment in late-life depression: Clinical correlates and treatment implications. *J Affect Disord* 11: 179–84
148) Lambert, M. V. and Robertson, M. M. 1999. Depression in epilepsy: Etiology, phenomenology, and treatment. *Epilepsia* 40(Suppl 10): S21–S47.
149) *Lancet,* 1940. Editorial: Primum non nocere. *Lancet* 1: 275.
150) Lee, P. E., Sykora, K., Gill, S. S., et al. 2005. Antipsychotic medications and drug-induced movement disorders other than parkinsonism: A population-based cohort study in older adults. *J Am Geriatr Soc* 53: 1374–9.
151) Lenz, H. 1967. Themenwandel in der psychopathologie. *Wiener Zeitschrift für Nervenheilkunde* 25: 286–96.
152) Leonhard, K. 1957. *Aufteilung der endogenen Psychosen.* Berlin: Akademie-Verlag, pp. 185–217.

153) Lesser, I. M., Miller, B. L., Boone, K. B., et al. 1991. Brain injury and cognitive function in late-onset psychotic depression. *J Neuropsychiatry Clin Neurosci* 3: 33–40.
154) Lesser, I. M., Rubin, R. T., Rifkin, A., et al. 1989. Secondary depression in panic disorder and agoraphobia. II. Dimensions of depressive symptomatology and their response to treatment. *J Affect Disord* 16: 49–58.
155) Lew, T. Y. and Tollefson, G. 1983. Chlorpromazine-induced neuroleptic malignant syndrome and its response to diazepam. *Biol Psychiatry* 18: 1441–6.
156) Lewis, A. 1971. "Endogenous" and "exogenous": A useful dichotomy? *Psychol Med* 1: 191–6.
157) Lewis, A. J. 1934. Melancholia: A clinical survey of depressive states. *J Ment Sci* 80: 277–378.
158) Lewis, D. A. and Smith, R. E. 1983. Steroid-induced psychiatric syndromes. A report of 14 cases and a review of the literature. *J Affect Disord* 5: 319–32.
159) Lieberman, J. A., Stroup, T. S., McEvoy, J. P., et al. 2005. Effectiveness of antipsychotic drugs in patients with chronic schizophrenia. *N Engl J Med* 242: 1209–23.
160) Liu, Z. X. and Wang, D. C. 1992. A clinical and follow-up study in 33 cases of rapid cyclic affective psychosis. *Zhonghua Shen Jing Jing Shen Ke Za Zhi* 25: 341–3.
161) Lu, M. L., Pan, J. J., Teng, H. W., et al. 2002. Metoclopramide-induced supersensitivity psychosis. *Ann Pharmacother* 36: 1387–90.
162) Lykouras, E., Malliaras, D., Christodoulou, G. N., et al. 1986a. Delusional depression: Phenomenology and response to treatment. *Psychopathology* 19: 157–64.
163) Lykouras, E., Malliaras, D., Christodoulou, G. N., et al. 1986b. Delusional depression: Phenomenology and response to treatment. A prospective study. *Acta Psychiatr Scand* 73: 324–9.
164) Maj, M., Pirozzi, R., and Di Caprio, E. L. 1990. Major depression with mood-congruent psychotic features: A distinct diagnostic entity or a more severe subtype of depression? *Acta Psychiatr Scand* 82: 439–44.
165) Malla, A. K., Norman, R. M., Manchanda, R., et al. 2002. One year outcome in first episode psychosis: Influence of DUP and other predictors. *Schizophr Res* 54: 231–42.
166) Margolese, H. C., Chouinard, G., Beauclair, L., and Belanger, M. C. 2002. Therapeutic tolerance and rebound psychosis during quetiapine maintenance monotherapy in patients with schizophrenia and schizoaffective disorder. *J Clin Psychopharmacol* 22: 347–52.

167) Markowitz, J., Brown, R., Sweeney, J., and Mann, J. J. 1987. Reduced length and cost of hospital stay for major depression in patients treated with ECT. *Am J Psychiatry* 144: 1025–9.
168) Marsh, L., Williams, J. R., Rocco, M., et al. 2004. Psychiatric comorbidities associated with psychosis in patients with Parkinson's disease. *Neurology* 63: 293–300.
169) Marshall, M., Lewis, S., Lockwood, A., et al. 2005. Association between duration of untreated psychosis and outcome in cohorts of first-episode patients. *Arch Gen Psychiatry* 62: 975–83.
170) Martin, J. L., Barbanoj, M. J., Schlaepfer, T. E., et al. 2002. Transcranial magnetic stimulation for treating depression. *Cochrane Database Syst Rev* 2: CD003493.
171) Mason, B. J., Kocsis, J. H., Frances, A. J., and Mann, J. J. 1990. Amoxapine versus amitriptyline for continuation therapy of depression. *J Clin Psychopharmacol* 10: 338–43.
172) Masters, K. M. and Wandless, D. 2005. Use of pulse oximetry during restraint episodes. *Psychiatr Serv* 56: 1313–14.
173) Maudsley, H. 1867. *The physiology and pathology of mind.* New York: Appleton.
174) Mayberg, H. S., Lozano, A. M., Voon, V., et al. 2005. Deep brain stimulation for treatment-resistant depression. *Neuron* 45: 651–60.
175) McDonald, C., Bullmore, E., Sham, P., et al. 2005. Regional volume deviations of brain structure in schizophrenia and psychotic bipolar disorder. *Br J Psychiatry* 18: 369–77.
176) McGrath, P. I., Stewart, J. W., Nunes, E. N., and Quitkin, F. M. 1994. Treatment response of depressed outpatients unresponsive to both a tricyclic and a monoamine oxidase inhibitor antidepressant. *J Clin Psychiatry* 55: 336–9.
177) McIntyre, R., Mancini, D. A., McCann, S., et al. 2002. Topiramate versus bupropion SR when added to mood stabilizer therapy for the depressive phase of bipolar disorder: A preliminary single-blind study. *Bipolar Disord* 4: 207–13.
178) Meyer, J. H., Kruger, S., Wilson, A. A., et al. 2001. Lower dopamine transporter binding potential in striatum during depression. *Neuroreport* 12: 4121–5.
179) Meyers, B. S., Klimstra, S. A., Gabriele, M., et al. 2001. Continuation treatment of delusional depression in older adults. *Am J Geriatr Psychiatry* 9: 415–22.
180) Mingazzini, G. 1926. Die modifikationen der klinischen symptome, die einige psychosen in den letzten jahrzehnten erfahren haben. *Psychiatrisch-Neurologische Wochenschrift* 28: 68–72.

181) Mirza, N. R., Bright, J. L., Stanhope, K. J., et al. 2005. Lamotrigine has an anxiolytic-like profile in the rat conditioned emotional response test of anxiety: A potential role for sodium channels? *Psychopharmacol (Berlin)* 180: 159–68.
182) Mueser, K. T., Goodman, L. B., Trumbetta, S. L., et al. 1998. Trauma and posttraumatic stress disorder in severe mental illness. *J Consult Clin Psychol* 66: 493–9.
183) Muller-Siecheneder, F., Muller, M. J., Hillert, A., et al. 1998. Risperidone versus haloperidol and amitriptyline in the treatment of patients with a combined psychotic and depressive syndrome. *J Clin Psychopharmacol* 18: 111–20.
184) Mulsant, B. H., Haskett, R. F., Prudic, J., et al. 1997. Low use of neuroleptic drugs in the treatment of psychotic major depression. *Am J Psychiatry* 154: 559–61.
185) Mulsant, B. H., Sweet, R. A., Rosen, J., et al. 2001. A double-blind randomized comparison of nortriptyline plus perphenazine versus nortriptyline plus placebo in the treatment of psychotic depression in late life. *J Clin Psychiatry* 62: 597–604.
186) Munro, T. A. 1949. On depression. *Edinburgh Med J* 56: 530–43.
187) Musa, M. N. and Tripuraneni, B. R. 1993. Lithium-induced polyuria ameliorated by potassium supplementation. *Lithium* 4: 199–203.
188) Myers, B. S. and Greenberg, R. 1986. Late-life delusional depression. *J Affect Disord* 11: 133–7.
189) Naidu, P. S. and Kulkarni, S. K. 2001. Excitatory mechanisms in neuroleptic-induced vacuous chewing movements (VCMs): Possible involvement of calcium and nitric oxide. *Behav Pharmacol* 12: 209–16.
190) Naimark, D., Jackson, E., Rockwell, E., and Jeste, D. V. 1996. Psychotic symptoms in Parkinson's disease patients with dementia. *J Am Geriatr Soc* 44: 296–9.
191) Navarro, V., Gasto, C., Torres, X., et al. 2001. Citalopram versus nortriptyline in late-life depression: A 12-week randomized single-blind study. *Acta Psychiatr Scand* 103: 435–40.
192) Nelson, J. C. and Bowers, M. B., Jr. 1978. Delusional unipolar depression: Description and drug response. *Arch Gen Psychiatry* 35: 1321–8.
193) Nelson, J. C. and Charney, D. S. 1981. The symptoms of major depressive illness. *Am J Psychiatry* 138: 1–13.
194) Nelson, J. C. and Mazure, C. M. 1986. Lithium augmentation in psychotic depression refractory to combined drug treatment. *Am J Psychiatry* 143: 363–6.
195) Nelson, J. C., Charney, D. S., and Quinlan, D. M. 1981. Evaluation of the DSM-III criteria for melancholia. *Arch Gen Psychiatry* 38: 555–9.

196) Nelson, J. C., Price, L. H., Jatlow, P. I. 1986. Neuroleptic dose and desipramine concentrations during combined treatment of unipolar delusional depression. *Am J Psychiatry* 143: 1151–4.
197) Nelson, L. A. and Swartz, C. M. 2000. Melancholic symptoms from concurrent olanzapine and fluoxetine. *Ann Clin Psychiatry* 12: 167–70.
198) Niskanen, P. and Achte, K. A. 1972. Disease pictures of depressives psychoses in the decades 1880–89, 1900–09, 1930–39, and 1960–69. *Psychiatria Fennica* 95–100.
199) Olfson, M., Marcus, S., Sackeim, H. A., Thompson, J., and Pincus, H. A. 1998. Use of ECT for the inpatient treatment of recurrent major depression. *Am J Psychiatry* 155: 2–29.
200) Overall, J. E., Hollister, L. E., Johnson, M., and Pennington, V. 1966. Nosology of depression and differential response to drugs. *JAMA* 195: 946–8.
201) Overall, J. E., Hollister, L. E., Pokorny, A. D., et al. 1962. Drug therapy in depressions: Controlled evaluation of imipramine, isocarboxazide, dextroamphetamine-amobarbital, and placebo. *Clin Pharmacol Ther* 3: 16–22.
202) Pai, M., White, A. C., and Deane, A. G. 1986. Lithium augmentation in the treatment of delusional depression. *Br J Psychiatry* 148: 736–8.
203) Papakostas, G. I., Alpert, J. E., and Fava, M. 2003. S-adenosyl-methionine in depression: A comprehensive review of the literature. *Curr Psychiatry Rep* 5: 460–6.
204) Pare, C. M., Kline, N., Hallstrom, C., and Cooper, T. B. 1982. Will amitriptyline prevent the "cheese" reaction of monoamine oxidase inhibitors? *Lancet* 2(8291): 183–6.
205) Parker, G. 2000. Classifying depression: Should paradigms lost be regained? *Am J Psychiatry* 157: 1195–203.
206) Parker, G. 2004. Evaluating treatments for the mood disorders: Time for the evidence to get real. *Aust NZ J Psychiatry* 38: 408–14.
207) Parker, G., Hadzi-Pavlovic, D., Brodaty, H., et al. 1995. Sub-typing depression, II. Clinical distinction of psychotic depression and non-psychotic melancholia. *Psychol Med* 25: 825–32.
208) Parker, G., Hadzi-Pavlovic, D., Hickie, I., et al. 1991a. Distinguishing psychotic and non-psychotic melancholia. *J Affect Disord* 22: 135–48.
209) Parker, G., Hadzi-Pavlovic, D., Hickie, I., et al. 1991b. Psychotic depression: A review and clinical experience. *Aust NZ J Psychiatry* 25: 169–80.
210) Parker, G., Roussos, J., Mitchell, P., et al. 1997. Distinguishing psychotic depression from melancholia. *J Affect Disord* 42: 155–67.
211) Parker, G., Roy, K., Hadzi-Pavlovic, D., and Pedic, F. 1992. Psychotic (delusional) depression: A meta-analysis of physical treatments. *J Affect Disord* 24: 17–24.

212) Parvin, M. M., Swartz, C. M., and LaMontagne, B. 2004. Patient education by ECT experienced volunteer. *J ECT* 20: 127–9.
213) Perry, P. J., Morgan, D. E., Smith, R. E., and Tsuang, M. T. 1982. Treatment of unipolar depression accompanied by delusions. ECT versus tricyclic antidepressant – antipsychotic combinations. *J Affect Disord* 4: 195–200.
214) Petrides, G., Fink, M., Husain, M. M., et al. 2001. ECT remission rates in psychotic versus nonpsychotic depressed patients: A report from CORE. *J ECT* 17: 244–53.
215) Piasecki, S. D. and Jefferson, J. W. 2004. Psychiatric complications of deep brain stimulation for Parkinson's disease. *J Clin Psychiatry* 65: 845–9.
216) Placidi, G. F., Lenzi, A., Lzzerini, F., et al. 1986. The comparative efficacy and safety of carbamazepine versus lithium: A randomized, double-blind 3-year trial in 83 patients. *J Clin Psychiatry* 47: 490–4.
217) Plath, S. 1996. *The bell jar* (1971), 25th anniversary edn. New York: HarperCollins.
218) Pollak, P., Tison, F., Rascol, O., et al. 2004. Clozapine in drug induced psychosis in Parkinson's disease: A randomised, placebo controlled study with open follow up. *J Neurol Neurosurg Psychiatry* 75: 689–95.
219) Pope, H. G. and Katz, D. L. 1994. Psychiatric and medical effects of anabolic-androgenic steroid use. A controlled study of 160 athletes. *Arch Gen Psychiatry* 51: 375–82.
220) Popli, A. P., Fuller, M. A., and Jaskiw, G. E. 1997. Sertraline and psychotic symptoms: A case series. *Ann Clin Psychiatry* 9: 15–17.
221) Price, J. P. 1978. Chronic depressive illness. *BMJ* 1: 1200–1.
222) Price, L. H., Conwell, Y., and Nelson, J. C. 1983. Lithium augmentation of combined neuroleptic-tricyclic treatment in delusional depression. *Am J Psychiatry* 140: 318–22.
223) Prien, R. F., Kupfer, D. J., Mansky, P. A., et al. 1984. Drug therapy in the prevention of recurrences in unipolar and bipolar affective disorders. Report of the NIMH Collaborative Study Group comparing lithium carbonate, imipramine, and a lithium carbonate-imipramine combination. *Arch Gen Psychiatry* 41: 1096–104.
224) Quitkin, F., Klein, D. F., and Rifkin, A. 1978. Imipramine response in deluded depressive patients. *Am J Psychiatry* 7: 806–11
225) Rabheru, K. and Persad, E. 1997. A review of continuation and maintenance electroconvulsive therapy. *Can J Psychiatry* 42: 476–84.
226) Rabiner, E. A., Bhagwagar, Z., Gunn, R. N., et al. 2001. Pindolol augmentation of selective serotonin reuptake inhibitors: PET evidence that the dose used in clinical trials is too low. *Am J Psychiatry* 158: 2080–2.

227) Raja, M. and Azzoni, A. 2003. Oxcarbazepine vs. valproate in the treatment of mood and schizoaffective disorders. *Int J Neuropsychopharmacol* 6: 409–14.
228) Ranjan, R. and Meltzer, H. Y. 1996. Acute and long-term effectiveness of clozapine in treatment-resistant psychotic depression. *Biol Psychiatry* 40: 253–8.
229) Rapaport, M. H., Judd, L. L., Schettler, P. J., et al. 2002. A descriptive analysis of minor depression. *Am J Psychiatry* 159: 637–43.
230) Ries, R. and Bokan, J. 1979. Electroconvulsive therapy following pituitary surgery. *J Nerv Ment Dis* 167: 767–8.
231) Robinson, A. D. T. 1988. A century of delusions in south west Scotland. *Br J Psychiatry* 153: 163–7.
232) Roose, S. P., Glassman, A. H., Walsh, B. T., et al. 1983. Depression, delusions, and suicide. *Am J Psychiatry* 140: 1159–62.
233) Roose, S. P., Sackeim, H. A., Krisnan, K. R. R., et al. 2004. Antidepressant pharmacotherapy in the treatment of depression in the very old: A randomized, placebo-controlled trial. *Am J Psychiatry* 161: 2050–9.
234) Ropacki, S. A. and Jeste, D. V. 2005. Epidemiology of and risk factors for psychosis of Alzheimer's disease: A review of 55 studies published from 1990 to 2003. *Am J Psychiatry* 162: 2022–30.
235) Rothschild, A. J. and Duval, S. E. 2003. How long should patients with psychotic depression stay on the antipsychotic medication? *J Clin Psychiatry* 64: 390–6.
236) Rothschild, A. J. and Phillips, K. A. 1999. Selective serotonin inhibitors and delusional depression. *Am J Psychiatry* 156: 977–8.
237) Rothschild, A. J., Samson, J. A., Bessette, M. P., et al. 1993. Efficacy of the combination of fluoxetine and perphenazine in the treatment of psychotic depression. *J Clin Psychiatry* 54: 338–42.
238) Rothschild, A. J., Williamson, D. J., Tohen, M. F., et al. 2004. A double-blind, randomized study of olanzapine and olanzapine/fluoxetine combination for major depression with psychotic features. *J Clin Psychopharmacol* 24: 365–73.
239) Rush, A. J., Marangell, L. B., Sackeim, H. A., et al. 2005. Vagus nerve stimulation for treatment-resistant depression: A randomized, controlled acute phase trial. *Biol Psychiatry* 58: 347–54.
240) Ruskin, D. B. and Goldner, R. 1959. Treatment of depressions in private practice with imipramine. *Dis Nerv Syst* 20: 391–9.
241) Sackeim, H. A., Prudic, J., Devanand, D. P., et al. 1993. Effects of stimulus intensity and electrode placement on the efficacy and cognitive effects of electroconvulsive therapy. *N Engl J Med* 328: 839–46.

242) Sanchez-Ramos, J. R., Ortoll, R., and Paulson, G. W. 1996. Visual hallucinations associated with Parkinson disease. *Arch Neurol* 53: 1265–8.
243) Sands, J. R. and Harrow, M. 1995. Vulnerability to psychosis in unipolar major depression: Is premorbid functioning involved? *Am J Psychiatry* 152: 1009–15.
244) Santora, M. and Carey, B. 2005. Depressed? New York screens for people at risk. *New York Times*, April 13, p. 1, 16.
245) Sareen, J., Cox, B. J., Afifi, T. O., et al. 2005. Anxiety disorders and risk for suicidal ideation and suicide attempts. *Arch Gen Psychiatry* 62: 1249–57.
246) Schatzberg, A. F. and Rothschild, A. J. 1992. Psychotic (delusional) major depression: Should it be included as a distinct syndrome in DSM-IV? *Am J Psychiatry* 149: 733–45.
247) Schatzberg, A. F., Posener, J. A., DeBattista, C., et al. 2000. Neuropsychological deficits in psychotic versus nonpsychotic major depression and no mental illness. *Am J Psychiatry* 157: 1095–100.
248) Schildkraut, J. J. 1965. The catecholamine hypothesis of affective disorders: A review of supporting evidence. *Am J Psychiatry* 122: 509–22.
249) Schmauss, M., Kapfhammer, H. P., Meyr, P., and Hoff, P. 1988. Combined MAO-inhibitor and tri- (tetra) cyclic antidepressant treatment in therapy resistant depression. *Prog Neuropsychopharmacol Biol Psychiatry* 12: 523–32.
250) Schneider, K. 1920. Die schichtung des emotionalen lebens und der aufbau der depressionszustände. *Zeitschrift für die gesamte Neurologie und Psychiatrie* 59: 281–6.
251) Schneider, L. S., Dagerman, K. S., and Insel, P. 2005. Risk of death with atypical antipsychotic drug treatment for dementia. *JAMA* 294: 1934–43.
252) Schneider, L. S., Nelson, J. C., Clary, C. M., et al. 2003. An 8-week multicenter, parallel-group, double-blind, placebo-controlled study of sertraline in elderly outpatients with major depression. *Am J Psychiatry* 160: 1277–85.
253) Schneider, P. B. and Villa, J. L. 1961. Essai d'un nouveau médicament antidépressif: Le G 33040 [Opipramol]. *Praxis* 50: 1378–81.
254) Schulz, S. C. 1986. The use of low-dose neuroleptics in the treatment of "schizo-obsessive patients." *Am J Psychiatry* 143: 1318–19.
255) Schwartz, A. C., Bradley, R. L., Sexton, M., et al. 2005. Posttraumatic stress disorder among African Americans in an inner city mental health clinic. *Psychiatr Serv* 56: 212–15.
256) Seach, J. 2005. How dangerous are volcanoes? http://www.volcanolive.com/eruption3.html, accessed November 4, 2005.
257) Shepherd, M. 1959. Evaluation of drugs in the treatment of depression. *Can Psychiatr Assoc J* 4: 120–8.

258) Shiraishi, H., Koizumi, J., Hori, M., et al. 1992. A computerized tomographic study in patients with delusional and non-delusional depression. *Jap J Psychiatry Neurol* 46: 99–105.
259) Shorter, E. 1990. Private clinics in central Europe 1850–1933. *Soc Hist Med* 3: 159–95.
260) Shorter, E. 1997. *A history of psychiatry from the era of the asylum to the age of Prozac.* New York: John Wiley.
261) Shorter, E. 2005. *A historical dictionary of psychiatry.* New York: Oxford University Press.
262) Signer, S. F. and Billings, R. F. 1984. Amoxapine failure – a neuroleptic property? *Can J Psychiatry* 29: 510–2.
263) Sigwald, J. and Bouttier, D. 1953. L'utilisation des propriétés neuroplégiques du chlorhydrate chloro-3-(diméthylamino-3'-propyl)-10-phénothiazine en thérapeutique neuro-psychiatrique. *Presse Médicale* 61: 607–9.
264) Sigwald, J., Bouttier, D., and Nicolas-Charles, P. 1956. Ambulatory treatment with chlorpromazine. *J Clin Exp Psychopathol* 17: 57–69.
265) Simeon, D., Stanley, B., Frances, A., et al. 1992. Self-mutilation in personality disorders: Psychological and biological correlates. *Am J Psychiatry* 149: 221–6.
266) Simpson, G. M., El Sheshai, A., Rady, A., et al. 2003. Sertraline as monotherapy in the treatment of psychotic and nonpsychotic depression. *J Clin Psychiatry* 64: 959–65.
267) Simpson, S., Baldwin, R. C., Jackson, A., and Burns, A. 1999. The differentiation of DSM-III-R psychotic depression in later life from nonpsychotic depression: Comparisons of brain changes measured by multispectral analysis of magnetic resonance brain images, neuropsychological findings, and clinical features. *Biol Psychiatry* 45: 193–204.
268) Sims, J. 1799. Pathological remarks upon various kinds of alienation of mind. *Memoirs Med Soc Lond* 5: 372–406.
269) Slater, L. 2005. Who holds the clicker? *Mother Jones* (magazine), November, 30(6), pp. 62–7, 90, 92.
270) Solan, W. J., Khan, A., Avery, D. H., and Cohen, S. 1988. Psychotic and nonpsychotic depression: Comparison of response to ECT. *J Clin Psychiatry* 49: 97–9
271) Spiker, D. G., Dealy, R. S., Hanin, I., et al. 1986. Treating delusional depressives with amitriptyline. *J Clin Psychiatry* 47: 243–6.
272) Spiker, D. G., Stein, J., and Rich, C. L. 1985a. Delusional depression and electroconvulsive therapy: One year later. *Convuls Ther* 1: 167–72.
273) Spiker, D. G., Weiss, J. C., Dealy, R. S., et al. 1985b. The pharmacological treatment of delusional depression. *Am J Psychiatry* 142: 430–6.

274) Spitzer, R. L., Endicott, J., and Robins, E. 1978. Research diagnostic criteria: Rationale and reliability. *Arch Gen Psychiatry* 35: 773–82.
275) Spitzer, R. L., Endicott, J., Robins, E., et al. 1975. Preliminary report of the reliability of research diagnostic criteria applied to psychiatric case records. In Abraham Dusilovsky et al. (eds) *Predictability in psychopharmacology: Preclinical and clinical correlations.* New York: Raven, pp. 1–47.
276) Starkstein, S. E., Jorge, R., Mizrahi, R., and Robinson, R. G. 2005. The construct of minor and major depression in Alzheimer's Disease. *Am J Psychiatry* 162: 2086–93.
277) Stephens, J. H. and McHugh, P. R. 1991. Characteristics and long-term follow-up of patients hospitalized for mood disorders in the Phipps Clinic, 1913–1940. *J Nerv Ment Dis* 179: 64–73.
278) Stevinson, C. and Ernst, E. 2004. Can St. John's wort trigger psychosis? *Int J Clin Pharmacol Ther* 42: 473–80.
279) Stoll, A. L., Mayer, P. V., Kolbrener, M., et al. 1994. Antidepressant-associated mania: A controlled comparison with spontaneous mania. *Am J Psychiatry* 151: 1642–5.
280) Strakowski, S. M., Flaum, M., Amador, X., et al. 1996. Racial differences in the diagnosis of psychosis. *Schizophrenia Res* 21: 117–24.
281) Stueber, D. and Swartz, C. M. 2006. Carvedilol suppresses intractable hiccups. *J Am Board Fam Med* 19: 418–21.
282) Swartz, C. M. 1979. Depression with nonauditory hallucinations: Success with phenelzine. *Psychosomatics* 20: 286–7.
283) Swartz, C. M. 1982. Dependency of antidepressant efficacy on thyroid hormone potentiation: Case studies. *J Nerv Ment Dis* 170: 50–2.
284) Swartz, C. M. 1984. The justification for ECT. *Behav Brain Sci* 7: 37.
285) Swartz, C. M. 1989. Safety and ECT stimulus electrodes: I. Heat liberation at the electrode-to-skin interface. *Convuls Ther* 5: 171–5.
286) Swartz, C. M. 1995. Tardive psychopathology. *Neuropsychobiology* 32: 115–19.
287) Swartz, C. M. 2000. Physiological response to ECT stimulus dose. *Psychiatry Res* 97: 229–35.
288) Swartz, C. M. 2001a. Misdiagnosis of schizophrenia for a patient with epilepsy. *Psychiatr Serv* 52: 109.
289) Swartz, C. M. 2001b Olanzapine-lithium encephalopathy. *Psychosomatics* 42: 370.
290) Swartz, C. M. 2002. Olanzapine-induced depression. *J Pharm Technol* 18: 321–3.
291) Swartz, C. M. 2003a. Antipsychotics as thought simplifiers. *Psychiatric Times*, January, 20(1), pp. 12–14.

292) Swartz, C. M. 2003b. Simplicity as a complication: Antipsychotics. *Psychiatric Times*, February, 20(2): 44–6.
293) Swartz, C. M. 2003c. Pseudomania. *Psychiatric Times*, June, 20, pp. 23–5.
294) Swartz, C. M. 2004a. Antipsychotic psychosis. *Psychiatric Times*, October, 21 (11), pp. 17–20.
295) Swartz, C. M. 2004b. Iatrogenic cancer. *Psychiatric Times*, September, 21(10), pp. 21–4.
296) Swartz, C. M. 2005. Aspiration and postictal agitation after electroconvulsive therapy with propofol but no succinylcholine or atropinic agent. *J ECT* 21: 50–1.
297) Swartz, C. M. and Galang, R. L. 2001. Adverse outcome with delay in catatonia identification in elderly patients. *Am J Geriatric Psychiatry* 9: 78–80.
298) Swartz, C. M. and Guadagno, G. 1998. Melancholia with onset during treatment with SSRIs. *Ann Clin Psychiatry* 10: 177–9.
299) Swartz, C. M. and Manly, D. T. 2000. Efficiency of the stimulus characteristics of ECT. *Am J Psychiatry* 157: 1504–6.
300) Swartz, C. M. and Nelson, A. I. 2005. Rational electroconvulsive therapy electrode placement. *Psychiatry* 2: 37–43.
301) Swartz, C. M., Morrow, V., Surles, L., and James, J. F. 2001. Long-term outcome after ECT for catatonic depression. *J ECT* 17: 180–3.
302) Sweeney, D., Nelson, C., Bowers, M., et al. 1978. Delusional versus non-delusional depression: Neurochemical differences. *Lancet* 2: 100–1.
303) Taylor, M. A., Berenbaum, S. A., Jampala, V. C., and Cloninger, C. R. 1993. Are schizophrenia and affective disorder related? Preliminary data from a family study. *Am J Psychiatry* 150: 278–85.
304) Taylor, M. A. and Fink, M. 2006. *Melancholia: The diagnosis, pathophysiology, and treatment of depressive illness.* Cambridge, UK: Cambridge University Press.
305) Tsuang, D. and Coryell, W. 1993. An 8-year follow-up of patients with DSM-III-R psychotic depression, schizoaffective disorder, and schizophrenia. *Am J Psychiatry* 150: 1182–8.
306) Tsuang, M. T., Dempsey, M., and Rauscher, F. 1976. A study of atypical schizophrenia. *Arch Gen Psychiatry* 33: 1157–60.
307) Tsuang, M. T., Woolson, R. F., and Fleming, J. A. 1979. Long-term outcome of major psychoses. *Arch Gen Psychiatry* 36: 1295–304.
308) Tsuang, T., Woolson, R. F., and Fleming, J. A. 1979. Long-term outcome of major psychoses. *Arch Gen Psychiatry* 36: 1295–304.
309) Valenstein, E. S. 1987. *Great and desperate cures: The rise and decline of psychosurgery and other radical treatments for mental illness.* New York: Basic Books.

310) van den Broek, N.W., Birkenhager, T.K., Mulder, P.G., et al. 2006. Imipramine is effective in preventing relapse in electro convulsive therapy-responsive depressed inpatients with prior pharmacotheraphy treatment failure: a randomized, placebo-controlled trial. *J Clin Psychiatry* 67: 263–8.
311) Viguera, A.C., Baldessarini, R.J., Hegarty, J.D., et al. 1997. Clinical risk following abrupt and gradual withdrawal of maintenance neuroleptic treatment. *Arch Gen Psychiatry* 54: 49–55.
312) Von Orelli, A. 1954. Der Wandel des Inhaltes der depressiven Ideen bei der reinen Melancholie, unter besonderer Berücksichtigung des Inhaltes der Versündigungsideen. *Schweizer Archiv für Neurologie und Psychiatrie* 73: 217–87.
313) Vythilingam, M., Chen, J., Bremner, J.D., et al. 2003. Psychotic depression and mortality. *Am J Psychiatry* 160: 574–6.
314) Wada, H., Nakajoh, K., Satoh-Nakagawa, T., et al. 2001. Risk factors of aspiration pneumonia in Alzheimer's disease patients. *Gerontology* 47: 271–6.
315) Walen, S. 2002. It's a funny thing about suicide: A personal experience. *Br J Guid Couns* 30: 415–30.
316) Weiss, E., Hummer, M., Koller, D., et al. 2000. Off-label use of antipsychotic drugs. *J Clin Psychopharmacol* 20: 695–8.
317) Weissman, M.M., Prusoff, B.A., and Merikangas, K.R. 1984. Is delusional depression related to bipolar disorder? *Am J Psychiatry* 141: 892–3.
318) Wernicke, C. 1900. *Grundriss der Psychiatrie.* Leipzig: Thieme.
319) Wheatley, D. 1972. Potentiation of amitriptyline by thyroid hormone. *Arch Gen Psychiatry* 26: 229–33.
320) Whitty, P., Clarke, M., McTigue, O., et al. 2005. Diagnostic stability four years after a first episode of psychosis. *Psychiatr Serv* 56: 1084–8.
321) Wilcox, J.A., Ramirez, A.L., and Baida-Fragoso, N. 2000. The prognostic value of thought disorder in psychotic depression. *Ann Clin Psychiatry* 12: 1–4.
322) Wolkowitz, O.M., Reus, V.I., Chan, T., et al. 1999. Antiglucocorticoid treatment of depression: Double-blind ketoconazole. *Biol Psychiatry* 45: 1070–4.
323) World Health Organization (WHO) 1967. *Research in psychopharmacology: Report of a WHO Scientific Group.* WHO Technical Report Series No. 371. Geneva: WHO.
324) Yassa, R., Nastase, C., Dupont, D., and Thibeau, M. 1992. Tardive dyskinesia in elderly psychiatric patients: A 5-year study. *Am J Psychiatry* 149: 1206–11.

325) Zanardi, R., Franchini, L., Gasperini, M., et al. 1996. Double-blind controlled trial of sertraline versus paroxetine in the treatment of delusional depression. *Am J Psychiatry* 153: 1631–3.
326) Zanardi, R., Franchini, L., Gasperini, M., et al. 1997. Long-term treatment of psychotic (delusional) depression with fluvoxamine: An open pilot study. *Int Clin Psychopharmacol* 12: 195–7.
327) Zanardi, R., Franchini, L., Gasperini, M., et al. 1998. Faster onset of action of fluvoxamine in combination with pindolol in the treatment of delusional depression: A controlled study. *J Clin Psychopharmacol* 18: 441–6.
328) Zanardi, R., Franchini, L., Perez, J., et al. 1999. Dr. Zanardi and colleagues reply. *Am J Psychiatry* 156: 978.
329) Zanardi, R., Franchini, L., Serretti, A., et al. 2000. Venlafaxine versus fluvoxamine in the treatment of delusional depression: A pilot double-blind controlled study. *J Clin Psychiatry* 61: 26–9.
330) Zimmerman, M. and Spitzer, R. L. 1989. Melancholia: From DSM-III to DSM-III-R. *Am J Psychiatry* 146: 20–8.
331) Zimmerman, M., Chelminski, I., and McDermut, W. 2002. Major depressive disorder and axis I diagnostic comorbidity. *J Clin Psychiatry* 63: 187–93.
332) Zwanzger, P., Ella, R., Keck, M. E., Rupprecht, R., and Padberg, F. 2002. Occurrence of delusions during repetitive transcranial magnetic stimulation (rTMS) in major depression. *Biol Psychiatry* 51: 602–3.

病態別治療の画期的提唱
――訳者あとがきにかえて――

　精神病性うつ病あるいは妄想性うつ病は，いわば「日陰者」である。躁うつ病と統合失調症の二分法（dichotomy）のはざまにあって，国際的なDSM診断をはじめとする診断学のうえではうつ病の「添え物」扱いであり，内外の成書や論文でも症候や治療が詳しく論じられたものは非常に少ない。最近（2012年7月）発表された日本うつ病学会の「うつ病治療ガイドライン」では精神病性うつ病の項目が設けられたものの，内容的には従来の研究とエビデンスの少なさを際立たせるものであった。国内メディアも医学界の動きを反映する。うつ病の急増という社会的現象を受けて，2010年秋，朝日新聞夕刊に10回連載された「100万人のうつ」（ニッポン人脈記）には，精神病性うつ病の記載は1行もなかった。うつ病のなかで最も重篤で最も生命的危機に近いこの疾患が，うつ病概念の拡散によって，精神医学からも一般社会からもますます軽視される状況にあるのである。脇に追いやられたこの疾患の患者の苦しみは，さらに増幅しかねない。

　本書 "Psychotic Depression" は，DSMの本場である北米を拠点に活躍する著名な臨床精神科医と医学史家が，そのような実態に強く警鐘を鳴らし，精神病性うつ病の「復権」を目指したものだ。歴史的概念，病態と診断，治療が詳しく論じられている。

　最大の眼目と特徴は，①精神病性うつ病をうつ病の特殊な形としてではなく，一つの重要な疾患概念として取り上げることを主張していること，②その症候（精神病理）からいくつかのタイプに分類してタイプごとの治療論を展開したこと，の2点である。なかでも後者については，DSMが「精神病性の特徴」として単純化してしまった精神病病態をその症候から7つのタイプに分け，それぞれに適した治療を示している。著者らの長年の臨床から生まれた「経験的エビデンス」といまだ些少な「文献的エビデンス」

の両方に基づく，新たな評価法と治療論の提唱である。

　読者の利便も兼ねて，その主要な3つの治療論の基本となる部分だけをごく簡単に整理する。（詳細はぜひ本書第8章をご覧いただきたい。）

1. メランコリー型精神病性うつ病＝抑うつ症状が優勢の型
    ①「抗メランコリー薬」（三環系，なかでもノルトリプチリン）単独
     ・中高年以上では，ブプロピオン，ベンラファキシン（ともに本邦未上市）を推奨
     ・年齢，既往などによっては，リチウムを併用
     ・他のSSRIやSNRI，NaSSAは「抗メランコリー薬」ではなく推奨されない
    ②「抗メランコリー薬」とクエチアピンの併用
    ③クロザピン単独
    ④（急ぐ場合を含め）電気けいれん療法＝ECT
2. 精神病優位型精神病性うつ病＝精神病症状が優勢の型
    〈双極性混合状態型〉
    ①リチウムまたはバルプロ酸
    ②ECT
    〈脳機能低下型〉
    ①ECT
    ②（ECTが困難な場合）リチウムまたはバルプロ酸
3. カタトニー（緊張病）型精神病性うつ病＝カタトニーを呈する型
    ECT（維持療法はリチウム主体）

　精神病性うつ病といっても，その症候は単一ではないことは，臨床に携わる者なら誰でも感じることである。これまでの内外の治療アルゴリズムは，それを単一のものとして扱っていた。その意味で，このタイプ別治療論は画期的なものといってよい。
　ここでは精神病性うつ病と密接な関係をもつ病態として「メランコ

リー」という術語が使われている。これもいまやDSMでは、「精神病性」同様に大うつ病の特定用語（specifier）としてしか認められていないが、この術語を診断としてDSM-5に組み入れることを求める論説（Issues for DSM-5: whither melancholia? The case for its classification as a distinct mood disorder. Am J Psychiatry 167, 2010）が米国で展開されている。この論文の著者には，Parker, Healy, Akiskalらとともに本書の著者2人も名を連ねた。DSM-5 Draftを見る限り，その基本的枠組みは変わりそうにないが，メランコリーや精神病性うつ病を診断的概念として求める潮流は消えないだろう。

　本書がDSM診断のほかに徹底的に批判の的にするのは，抗精神病薬である。精神病症状があると安易に抗精神病薬が投与されてしまう現状を，著者らは厳しく問うている。抗精神病薬が思考や感情や行動を阻害し，うつ状態や精神病状態を引き起こす危険を繰り返し訴えている。本書で言及はないが，これは，かつてLader（1993）とLewander（1994）が提唱したNIDS（neuroleptic-induced deficit syndrome；抗精神病薬による欠陥症候群）を指すものである。気分障害にも抗精神病薬が頻用されるようになった現代において，著者らの問いかけはきわめて重要なものになる。

　ただ一方で，われわれの臨床実感にはそぐわない記述も若干ある。精神病優位型の脳機能低下型の症例のなかに，皮膚寄生虫妄想や遅発パラフレニー（現在のDSMでは，妄想性障害）にあたると思われるものが含まれている。これらを精神病性うつ病と見ることができるかどうかは議論が残る。

　さらには，精神病優位型うつ病と著者らがいうなかに，本邦の古茶らが提唱する「退行期メランコリー」（退行期メランコリーについて．精神神経誌，111, 2009）にあたるものがあるように思われる。古茶らは，Kraepelinの概念を再評価し，この病態を従来の気分障害としてではなく，内因性精神病の一類型としてとらえて独自の症候・治療論を提示している。この概念との整合も今後の検討課題となるだろう。

訳者らが本書の翻訳を思い立ったのは，現在の精神科医療のなかでこの病態と治療への注目が乏しいために，対応が手探り状態で十分に治療できないケースが多いと感じていたからである。電気けいれん療法の研究会にともに参加していた北里大学の精神科医・澤山恵波さんも同じ関心をもっていて，本書の共訳が実現した（1～3章を上田が，4～8章を澤山がそれぞれ担当した）。星和書店の石澤雄司社長のご理解と編集のみなさんのご助力に感謝したい。

　本書により，精神病性うつ病の症候がよりていねいに見立てられ，その病態に合った治療が行われることで，本疾患に苦しむ人々に福音となることを切に望んでいる。

　　2012年10月

　　　　　　　　　　　　　　　　　　　訳者を代表して　　上　田　諭

索引〈一般〉

DSM　45, 63, 184
ECT　1, 154, 168, 201
ICD-10　69
MAOI　163, 170, 230
PTSD　118, 126, 146, 177, 269
SSRI　12, 231
TCA　163
TMS　239

〈あ行〉

アカシジア　185, 278
アキネジア　278
悪性症候群　250, 279
アルコールの離脱症状　187
アルツハイマー病　112, 267
アングスト，ジュール　148
アンヘドニア　67
維持ECT　253, 261
ウェルニッケ，カール　19
うつ病評価尺度　190
オメガ徴候　30, 272

〈か行〉

カールバウム，カール　28
解離性現象　68, 118
ガウプ，ロバート　21
仮性認知症　106
カタトニー　154, 185, 248, 265, 268, 274
カタトニー（緊張病）型精神病性うつ病　96, 178, 210, 259
「カッコーの巣の上で」　162
カテコラミン仮説　5, 46
奇異な妄想　273
偽幻覚　68, 118
ギスラン，ジョセフ　25

偽精神病　117, 267
気分に一致したもの　65
気分に一致しないもの　65
気分変調症　28, 29, 48
急速交代型　83
強制正常化　266
虚無妄想　70, 74, 84, 143
クーン，ロランド　163, 174
グリージンガー，ヴィルヘルム　26
クレペリン，エミール　4, 10, 32
抗強迫薬　252, 257, 284
抗緊張薬　256, 287
甲状腺機能低下症　264
甲状腺ホルモン　77, 109
抗精神病性鎮静薬　76, 186, 223, 277
抗精神病薬　80, 120, 158, 180, 192, 222
抗精神病薬の身体的リスク　214
抗躁薬　288
抗パーキンソン病薬　287
抗メランコリー薬　157, 215, 282
誤嚥性肺炎　228
コタール，ジュール　143
コルチコステロイド　77, 109

〈さ行〉

再発予防　251, 258
残遺性うつ　270
三環系抗うつ薬　163, 216
自殺行動　75
疾病妄想　70, 84
シムズ，ジェイムズ　25
シュナイダー，クルト　3, 36, 65
小うつ病　130
焦燥性メランコリー　13
自律性うつ病　40

心因性うつ病　34
心気妄想　8, 74
神経症性　38, 41, 47
振戦せん妄　187
錐体外路症状　186
静座不能　185
精神外科　241
精神病等価うつ病　106, 261
精神病優位型うつ病　87, 178, 253
セロトニン再取り込み阻害薬　231
選択的セロトニン再取り込み阻害薬（SSRI）　12
前頭前野の抑制薬　281
せん妄　248, 261, 264, 265
双極Ⅰ型　217
双極Ⅱ型　217
双極性混合状態型　88, 253
操作的診断基準　67
躁転　216
早発痴呆　32
粗大脳疾患型精神病性うつ病　111

〈た行〉

大うつ病　12, 47, 50, 51
退行期パラフレニー　91
退行期メランコリー　34, 39
単一精神病　18, 24
致死性緊張病　224, 261
遅発性ジスキネジア　188, 222, 228, 278
遅発性精神病　186
遅発性精神病性うつ病　106, 262
鎮静プラン　245
ティリング, テオドール　29
デキサメサゾン抑制試験　6, 51, 123, 276
デュマ, ジョルジュ　30
てんかん性精神病性うつ病　265
転換性反応　68, 118
電気けいれん療法　1, 154, 201
統合失調感情障害　79, 275
統合失調症　274

ドパミン遮断薬　278

〈な行〉

内因性うつ病　3, 36, 48
難治性てんかん　114
脳機能低下型　90, 254
脳波　275
脳波の形状と振幅　206

〈は行〉

パーキンソン病　112, 180, 267
パーソナリティ障害　119, 206
ハミルトン, マックス　42
反応性うつ病　4, 41
反復経頭蓋磁気刺激法　239
非定型うつ病　9, 67, 217
皮膚寄生虫妄想　65
病院うつ病　3
病識　273
不安障害　83, 95, 126, 179, 188, 206, 255, 269
フィンク, マックス　6, 168
ふざけ症　81
ブリケ症候群　118
フロイト, ジグムント　38
ブロイラー, オイゲン　32
ベンゾジアゼピン　180, 185, 244
ベンゾジアゼピン系薬　206, 259, 289
発作後抑制　206

〈ま行〉

マポサー, エドワード　40
慢性症候潜在性うつ　269
ミニメンタルステート検査（MMSE）　272
メランコリー　5, 167, 274
メランコリー型精神病性うつ病　84, 178, 243, 251
妄想性障害　82
モーズレイ, ヘンリー　37
モノアミン酸化酵素阻害薬　163, 230

〈や行〉

薬剤性人格変化　224
薬剤誘発性精神病性うつ病　109, 264
薬物耐性　260

ヤスパース,カール　39, 66

〈ら行〉

レオンハルト,カール　88

索引〈薬品名〉

※付録 2　向精神薬と治療のサマリーガイドも参照。

βブロッカー　256
MAOI　249
MAO阻害薬　215
S-アデノシルメチオニン　233, 257
SRI　231
SSRI　231, 236, 249

〈あ行〉

アテノロール　256
アミトリプチリン　216
アモキサピン　228
アリピプラゾール　214
アルプラゾラム　244
イソカルボキサジド　230
イミプラミン　251
エスシタロプラム　215
塩化カリウム　247
オキシカルバゼピン　210
オランザピン　186, 234, 245, 255

〈か行〉

カフェイン　206
カルバマゼピン　210
カルベジロール　263
クエチアピン　244, 255, 261
クロザピン　186, 234, 249, 263
クロナゼパム　259
クロルプロマジン　157
ケトコナゾール　237
抗強迫薬　258
抗けいれん薬　266
抗コリン薬　261
抗コルチコイド薬　236
甲状腺末　216
抗精神病薬　186, 193, 222, 226, 236

抗メランコリー薬　215, 226

〈さ行〉

サクシニルコリン　196
三環系抗うつ薬　163, 215, 219, 259
ジアゼパム　180
ジスルフィラム　265
シタロプラム　232
ジプラシドン　188
シンビアックス　173, 235
ステロイド　203, 221
セルトラリン　232

〈た行〉

チオチキセン　226
チオリダジン　188
チロキシン　219, 246
テオフィリン　206
トピラマート　238, 257
トラニルシプロミン　230
トリアゾラム　259
トリアビル　172
トリヨードサイロニン　219, 245
ドロペリドール　245

〈な行〉

ナドロール　256
ネファゾドン　238
ノルトリプチリン　209, 216, 232, 246

〈は行〉

バルビツレート　180
バルプロ酸　253
パロキセチン　233
ハロペリドール　187, 226

ビソプロロール　256
ヒドロキシジン　245
ピンドロール　256
フェニトイン　265
フェネルジン　230, 249
フェノチアジン系抗精神病薬　158
フェノバルビタール　265
ブスピロン　249, 252, 270
ブプロピオン　215, 246
プリミドン　265
フルオキセチン　233
フルボキサミン　236, 252
プロプラノロール　256
ベタキソロール　221, 256
ペルフェナジン　181, 226
ベンゾジアゼピン　180, 185, 193, 206, 244, 259, 261

ベンラファキシン　215, 246, 252

〈ま行〉
ミフェプリストン　237
ミルタザピン　238
メトプロロール　256
メマンチン　260
モクロベミド　230
モノアミン酸化酵素阻害薬　230
モリンドン　245

〈ら行〉
ラモトリギン　231, 257, 260
リスペリドン　226
リチウム　209, 221, 229, 247, 251, 259, 262
ロキサピン　228, 250, 255
ロラゼパム　185, 206, 226, 244, 259

〈著者紹介〉

コンラッド・M・シュワルツ（Conrad M. Swartz）
米国・南イリノイ大学医学部精神医学部門教授。うつ病，不安障害の治療と精神病性うつ病および重症うつ病に対する電気けいれん療法に長年の臨床経験を有し，論文も数多い。

エドワード・ショーター（Edward Shorter）
カナダ・トロント大学歴史学部（Department of History）教授。医学史が専門で，家族や性の歴史も扱うが，精神医学と精神薬理学の歴史にとくに造詣が深い。多数の著作がある。

〈訳者略歴〉

上田　諭（うえだ　さとし）
京都府生まれ。関西学院大学社会学部卒。朝日新聞社編集局（記者）勤務。1996年，北海道大学医学部卒。東京医科歯科大学附属病院神経科精神科，東京都多摩老人医療センター内科・精神科，東京武蔵野病院精神科，東京都老人医療センター精神科に勤務。2007年，米国デューク大学メディカルセンター"Visiting Fellowship in ECT"を修了。同年，日本医科大学精神医学教室助教，2011年より講師。
　訳書：『電気けいれん療法：医師と患者のためのガイド』（共訳，新興医学出版社，2010）
　　　　『パルス波ECTハンドブック』（監訳，医学書院，2012）

澤山　恵波（さわやま　えなみ）
神奈川県生まれ。2002年，北里大学医学部卒。2008年北里大学大学院医療系研究科卒。北里大学東病院精神科，千葉県精神医療センター，相模原市精神保健福祉センターに勤務。
　著書：『精神科臨床ベストアドヴァイス』（分担執筆，診断と治療社，2010）

精神病性うつ病

2013年1月17日　初版第1刷発行

著　者　コンラッド・M・シュワルツ，エドワード・ショーター
訳　者　上田　諭，澤山恵波
発行者　石澤雄司
発行所　㈱星和書店
　　　　〒168-0074　東京都杉並区上高井戸1-2-5
　　　　電話　03（3329）0031（営業部）／03（3329）0033（編集部）
　　　　FAX　03（5374）7186（営業部）／03（5374）7185（編集部）
　　　　http://www.seiwa-pb.co.jp

Ⓒ 2013　星和書店　　Printed in Japan　　ISBN978-4-7911-0832-9

- 本書に掲載する著作物の複製権・翻訳権・上映権・譲渡権・公衆送信権（送信可能化権を含む）は㈱星和書店が保有します。
- JCOPY〈(社)出版者著作権管理機構 委託出版物〉
  本書の無断複写は著作権法上での例外を除き禁じられています。複写される場合は，そのつど事前に(社)出版者著作権管理機構（電話03-3513-6969，FAX 03-3513-6979，e-mail：info@jcopy.or.jp）の許諾を得てください。

抗うつ薬の真実

抗うつ薬を飲む人、出す人へのメッセージ

田島 治 著
四六判　320p　2,800円

臨床医としての長い経験と深い知識をもとに、急増するうつ病の実態、抗うつ薬による治療の現状や課題を鋭く解説し、新たな展望を解き明かす。

我々の内なる狂気

統合失調症は神経生物学的過程である

ロバート・フリードマン 著　鍋島俊隆 監訳
四六判　336p　2,600円

ビギナーにも理解しやすいシンプルな記述で脳と心の2つの面から、統合失調症の本質に迫る。

大うつ病性障害の検証型治療継続アルゴリズムSTAR*D
（Sequenced Treatment Alternatives to Relieve Depression）：
その臨床評価とエビデンス

稲田俊也 編著　山本暢朋、佐藤康一、藤澤大介、稲垣 中 著
A4判　80p　2,800円

米国の大規模臨床試験であるSTAR*Dプロジェクトから得られた豊富な知見を紹介。日本語版評価尺度を付録として掲載。

発行：星和書店　http://www.seiwa-pb.co.jp　価格は本体（税別）です

WFSBP（生物学的精神医学会世界連合）版
双極性障害の生物学的治療ガイドライン：躁病急性期の治療

Heinz Grunze 他著　山田和男 訳
B5判　80p　1,600円

躁病治療の基本をおさえEBMを実践するうえで、日常臨床に欠かせない一冊。WFSBPのガイドライン。

うつ病の完全な治療回復は可能か

Mike Briley 編　山田和夫 監訳
四六変形（188mm×112mm）　56p　1,600円

うつ病から完全に治療回復するためには、再燃・再発を防ぐための長期的薬物療法が必要であることを、EBMに基づいて検証する。

バイポーラー（双極性障害）ワークブック
気分の変動をコントロールする方法

M・R・バスコ 著　野村総一郎 監訳　佐藤美奈子、荒井まゆみ 訳
A5判　352p　2,800円

双極性障害による気分の変動を抑制する対処法を、認知療法的な手法を用いて、分かりやすく説明している。

発行：星和書店　http://www.seiwa-pb.co.jp　価格は本体（税別）です

ECTハンドブック

C.H.Kellner 他著　澤 温 監訳　扇谷嘉成 他訳
四六変形（188mm×120mm）　120p　2,400円

無けいれん性のECTについての実践的手引書。ECTの実践にとっては不可欠の一冊である。

電気けいれん療法の実践的倫理

J.O.Ottosson, M.Fink 著　中村 満 訳・監訳
A5判　180p　3,300円

電気けいれん療法（ECT）における倫理について書かれた世界で初めての書。

カタトニア
臨床医のための診断・治療ガイド

M.Fink, M.A.Taylor 著　鈴木一正 訳　A5判　312p　5,600円

カタトニアの最新情報を満載。脳構造・生理学・化学など様々な視点から解説し、豊富な症例を記載した本書は、臨床医だけでなく医療現場の人にとっても必携の書。

発行：星和書店　http://www.seiwa-pb.co.jp　価格は本体（税別）です